푸른이와 우성이의

# 性장일기

글 푸른아우성 | 감수 구성애 | 그림 O 수연

올리브 M&B

## 추천사

아이들은 마음보다 훨씬 앞서
자라는 몸 때문에 당황스럽습니다.

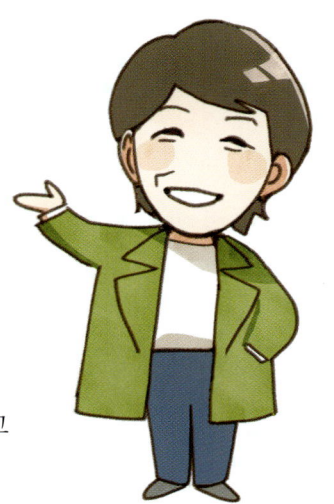

빨리 자라고 싶은 마음과 더디게 자라는 몸의 속도가
맞지 않아 힘들어하기도 하지요. 마음은 들쑥날쑥 울렁거리고
성적으로 성숙해지는 몸이 낯설기만 합니다.

부모님과 선생님은 성이 좋은 것이라고 가르치지만 일상 속에서 성은 상처와 수치, 침묵과 어색한 순간들로 채워집니다. 아이의 성에서 어른의 성으로 바뀌어 가고 있지만 아이들은 성적인 존재로 받아들여지지 못하는 사회에 서 있습니다. 아이들은 어느 때보다 많은 성적인 자극을 온몸으로 받아 내고 있습니다.

작은 몸과 마음이 감당할 수 있는 실수로 지나갈 수 있었던 일들이 디지털 세계에서는 아이들을 뒤흔들 만한 일이 되어 돌아옵니다. 성에 관련된 사건은, 교훈을 얻고 성장할 시간을 갖기도 전에 처벌의 영역으로 넘어갑니다. 어른들의 문제가 되어 아이들은 사라집니다.

성에 대한 지식만으로는 부족합니다. 성을 몸, 사람 사이의 관계, 디지털 세상에서 일어나는 일과 함께 알려 줘야 합니다. 성적 발달과 생명의 원리를 전해야 합니다. 아이들이 살고 있는 치열한 삶의 현장을 펼쳐 보이고, 실제 관계에서 부딪히는 성의 문제를 다루어 줘야 하죠. 어른과 아이의 경계가 사라진 디지털 세상의 성 또한 담아내야 합니다.

이 책에는 몸, 관계, 디지털 세상이 모두 충실히 담겨 있습니다. 책의 주인공인 푸른이와 우성이의 성 이야기는 정보와 경험, 감정과 어우러져 조화롭습니다.

어린이 독자분들이 책 속의 봄과 여름, 가을과 겨울을 읽으면서 달고 쓰고, 힘들고 좋기도 한 사춘기를 잘 지나실 수 있기를 바라 봅니다.

사단법인 푸른아우성 대표 **구성애**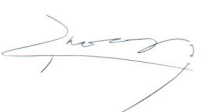

## 여는 말

**안녕, 애들아!**

우리 이름은 푸른이와 우성이야. 이란성 쌍둥이고 열두 살이지. 이 책은 1년 동안 사춘기를 보내면서 겪은 일들을 담고 있어. 이 시간 동안 우리가 경험하고, 느끼고, 배웠던 것들을 너희들에게 알려 주고 싶어서 쓴 이야기야.

솔직히 사춘기가 시작되었을 땐 기분이 별로였어. 이상한 데 털이 나고, 몸에서 냄새도 나고, 목소리도 변하잖아. 내가 다른 사람이 되는 것 같아서 당황스럽고 어색했어. 자꾸 화가 나고 짜증이 나서 엄마, 아빠랑 싸울 때도 많았거든. 우리가 겪은 사춘기는 학교에서 배운 것들이랑 다르기도 하고 같기도 했어.

성에 대해 알고 싶고, 궁금한 것도 많아졌어. 하루에도 질문이 몇 개씩 솟아나서 물어보고 싶은 게 잔뜩이야. 너희들도 그러니? 사실 처음엔 내가 나쁜 아이 같고, 이상해진 것 같아서 걱정했어. 그런데 성에 대해 더 알고 싶은 마음이 정상인 것 같아. 그게 당연하잖아.

소녀, 소년이 된다는 건 시간과 장소에 맞게 성을 표현하고 조절할 수 있는 거야. 성에 대한 감정을 잘 표현하면 즐겁고 행복한 일이지만, 잘못 표현하면 다른 사람을 속상하고 창피하게 만들 수 있어. 부끄러운 일은 아니지만 성은 나 혼자만의 일이기도 하거든. 솔직히 제일 어려운 건 내 성과 몸을 좋아하고 자랑스러워하는 일 같아.

우리도 아직 잘 모르는 게 많아. 실수도 엄청 많이 했어. 앞으로 또 잘못할 수도 있어. 하지만 조금씩 성장하고 있는 건 분명해. 이렇게 하루하루를 잘 보낸다면 진짜 멋진 사람이 될 수 있을 것만 같아.

이 모든 것들이 우리가 배우고 경험한 일들이야. 이 책을 보면서 너희들이 사춘기를 잘 보낼 수 있었으면 좋겠어. 말하기 힘들었던 성적 호기심도 풀고, 당황스럽고 힘든 마음도 털어놓고 말이야.

지금부터
우리들의 봄, 여름, 가을, 겨울 이야기를
시작할게.

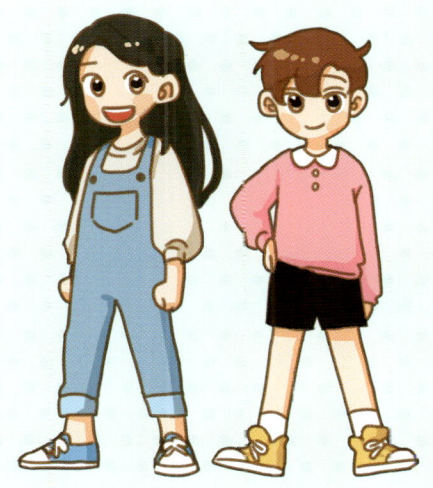

## 등장인물 소개

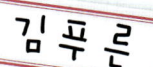

작년부터 키도 많이 크고
사춘기 변화도 시작했다.
친구들보다 언니 같다는 말을
들을 땐 속상하다.
엄마와 아빠를 제일 좋아하지만
요즘은 친구들과 노는 게
더 재밌다. 걸그룹 영상과
역사 강의 보는 걸 좋아한다.

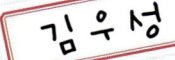

푸른이보다 10분 늦게
태어나 동생이 됐다.
다른 친구들보다 키가 작고
사춘기 변화도 없어서 고민이다.
제일 좋아하는 건 게임과 축구!
재밌는 장난으로 사람들을
웃기는 걸 좋아하지만
장난 때문에 실수를 할 때도
많다.

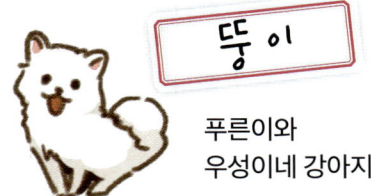

푸른이와
우성이네 강아지

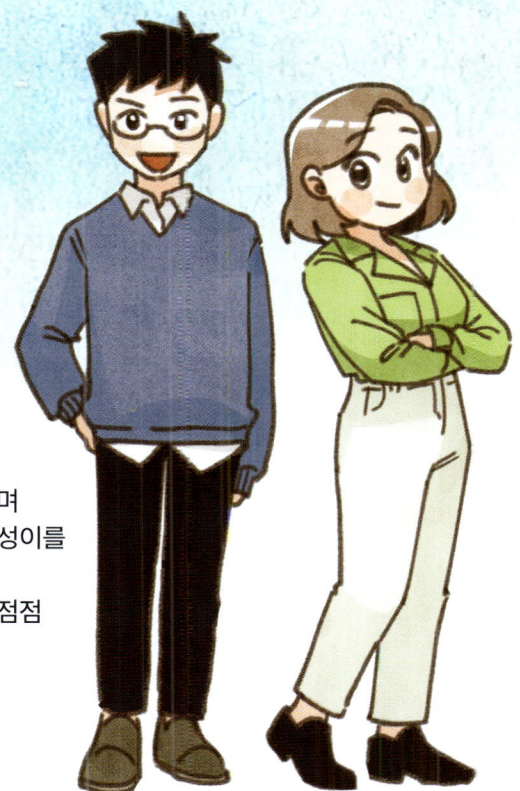

## 김태평

45살 S기업 차장.
회사일로 바쁘지만
아빠 역할도 최선을
다하려고 노력한다.
요즘 사춘기를 시작하며
달라지는 푸른이와 우성이를
보며 성장한 아이들이
기특하지만 아이들이 점점
멀어지는 것 같아
섭섭하기도 하다.

## 이지연

43살 L출판사 편집장.
회사에서는 편집장, 집에서는
엄마로 살아가고 있다.
쌍둥이의 성 질문이 많아지면서
어떻게 성을 잘 알려 줘야 할지
고민이다. 사춘기가 된 아이들
덕분에 사춘기 성교육 책도 보고
강의도 열심히 듣고 있다.
아빠와 함께 아이들에게
좋은 성의 모델이 되는 것이
최고의 성교육이라고 생각한다.

### 그 밖의 등장인물

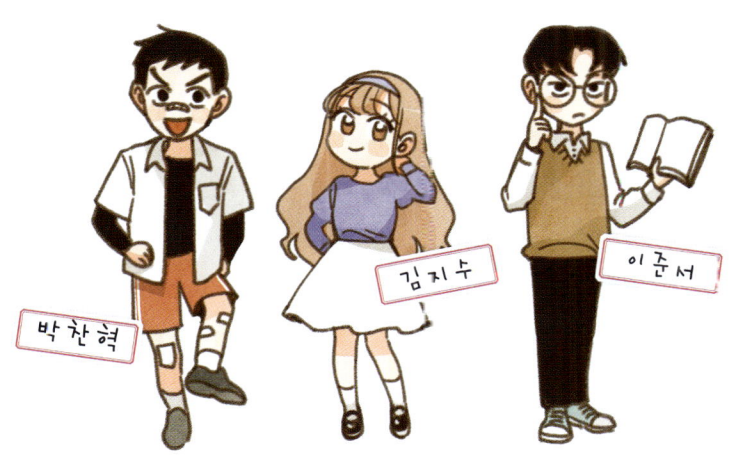

박찬혁 · 김지수 · 이준서
같은 반 친구들

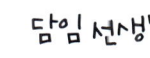

김소영
담임 선생님

차례

여는 말　　　　　　　　　　004

## 봄 사춘기의 성

| | |
|---|---|
| 푸른이의 첫 생리 \| 초경 | 012 |
| 내일 수영장에 가야 한다고! \| 생리 용품 | 018 |
| 생리하면 키가 안 큰대 \| 생리와 키 | 024 |
| 우리 집에 아기가 찾아왔어요 \| 여성 생식기 | 030 |
| 팬티가 사라졌다 \| 몽정 | 036 |
| 생식기를 스스로 관리해요 \| 포경 | 042 |
| 브래지어는 답답해! \| 가슴 | 048 |
| 내 목소리가 왜 이러지? \| 변성기 | 054 |
| 내 기분은 롤러코스터 \| 사춘기 일반 | 060 |
| 내 몸은 내 거야! \| 자위 | 066 |

## 여름 관계와 성

| | |
|---|---|
| 이건 그냥 장난이라고요 \| 성적 장난 | 074 |
| 아빠! 뽀뽀 그만! \| 스킨십 | 080 |
| 스킨십 매너를 지켜라 \| 스킨십 | 088 |
| 우성이의 사랑 고백 \| 좋아하는 마음 | 092 |
| 김우성 엉덩이 사건 \| 에티켓 | 098 |
| 푸른이, 친구와 다투다 \| 건강한 관계와 해로운 관계 | 104 |
| 선생님은 왜 여자 편만 들어요? \| 성평등 | 110 |
| 우리 집에도 성평등이 필요해 \| 성평등 | 118 |

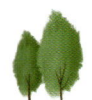 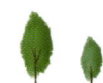

## 가을 생명과 성

| | |
|---|---|
| 난자와 정자는 어떻게 만날까? \| 성관계 | 126 |
| 우리들의 행복한 시간 1 \| 임신 1~5개월 | 132 |
| 우리들의 행복한 시간 2 \| 임신 5~10개월 | 138 |
| 우리가 태어나던 날 \| 출산 | 144 |
| 세상에서 가장 특별한 도장 \| 다양한 가족 | 152 |
| 만남과 이별 그 사이에서 \| 낙태와 피임 | 158 |

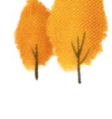

## 겨울 디지털과 성

| | |
|---|---|
| 이상하게 자꾸 생각나 \| 음란물 1 | 166 |
| 야동은 야! 똥! \| 음란물 2 | 172 |
| BJ를 따라 하는 우성이 \| 언어폭력 | 178 |
| 인터넷은 우리가 한 모든 일을 알고 있다 \| 디지털 발자국 | 184 |
| 푸른이와 어떤 오빠 \| 채팅 | 188 |
| 몸캠 피싱을 당했어요 \| 몸캠 피싱 | 194 |
| 스마트폰 사용 동의서를 쓰다 \| 디지털 안전 | 202 |

**맺는 말**     206

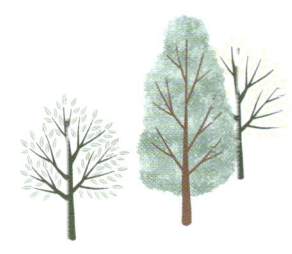

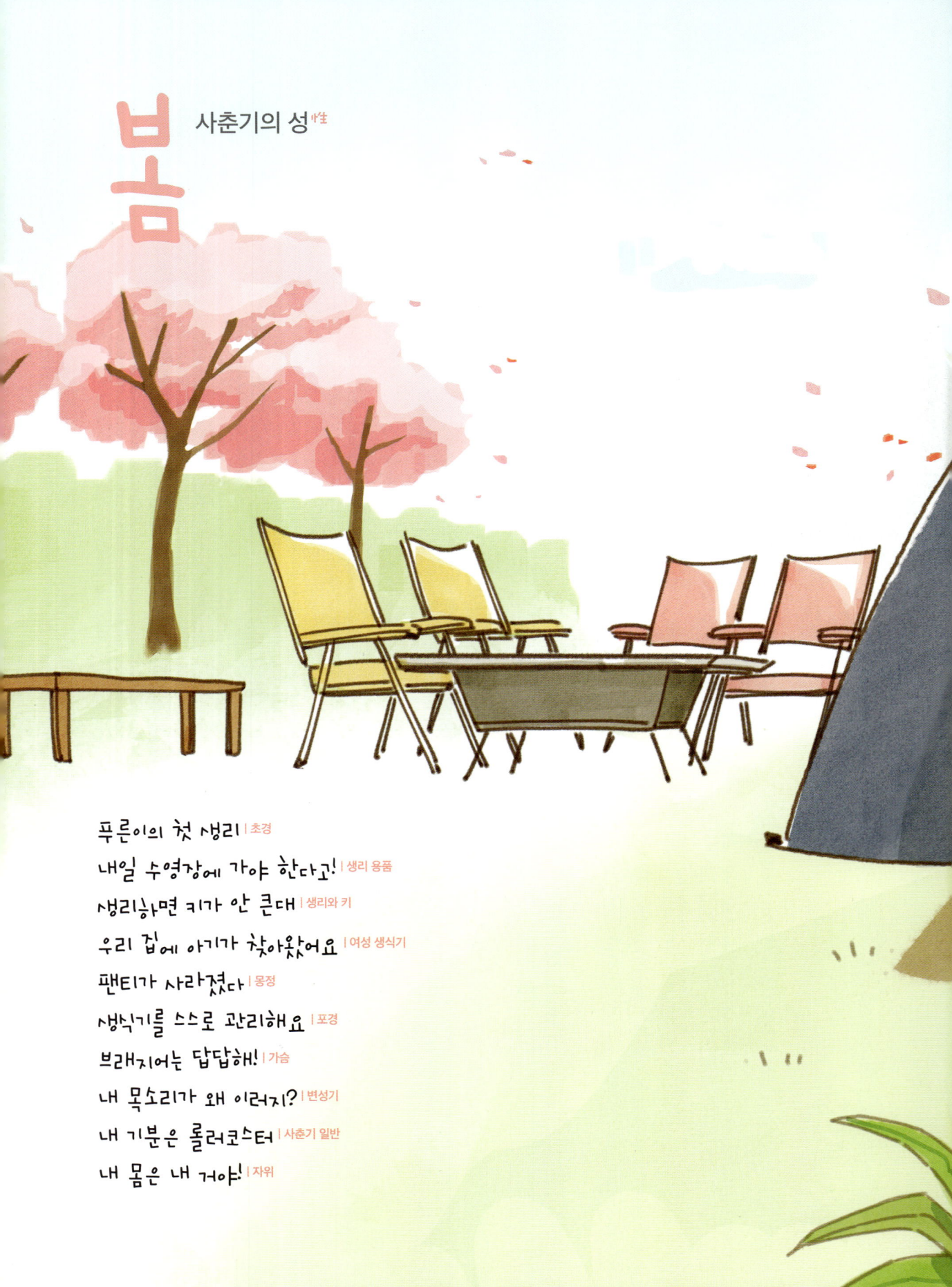

# 봄 사춘기의 성(性)

푸른이의 첫 생리 | 초경
내일 수영장에 가야 한다고! | 생리 용품
생리하면 키가 안 큰대 | 생리와 키
우리 집에 아기가 찾아왔어요 | 여성 생식기
팬티가 사라졌다 | 몽정
생식기를 스스로 관리해요 | 포경
브래지어는 답답해! | 가슴
내 목소리가 왜 이러지? | 변성기
내 기분은 롤러코스터 | 사춘기 일반
내 몸은 내 거야! | 자위

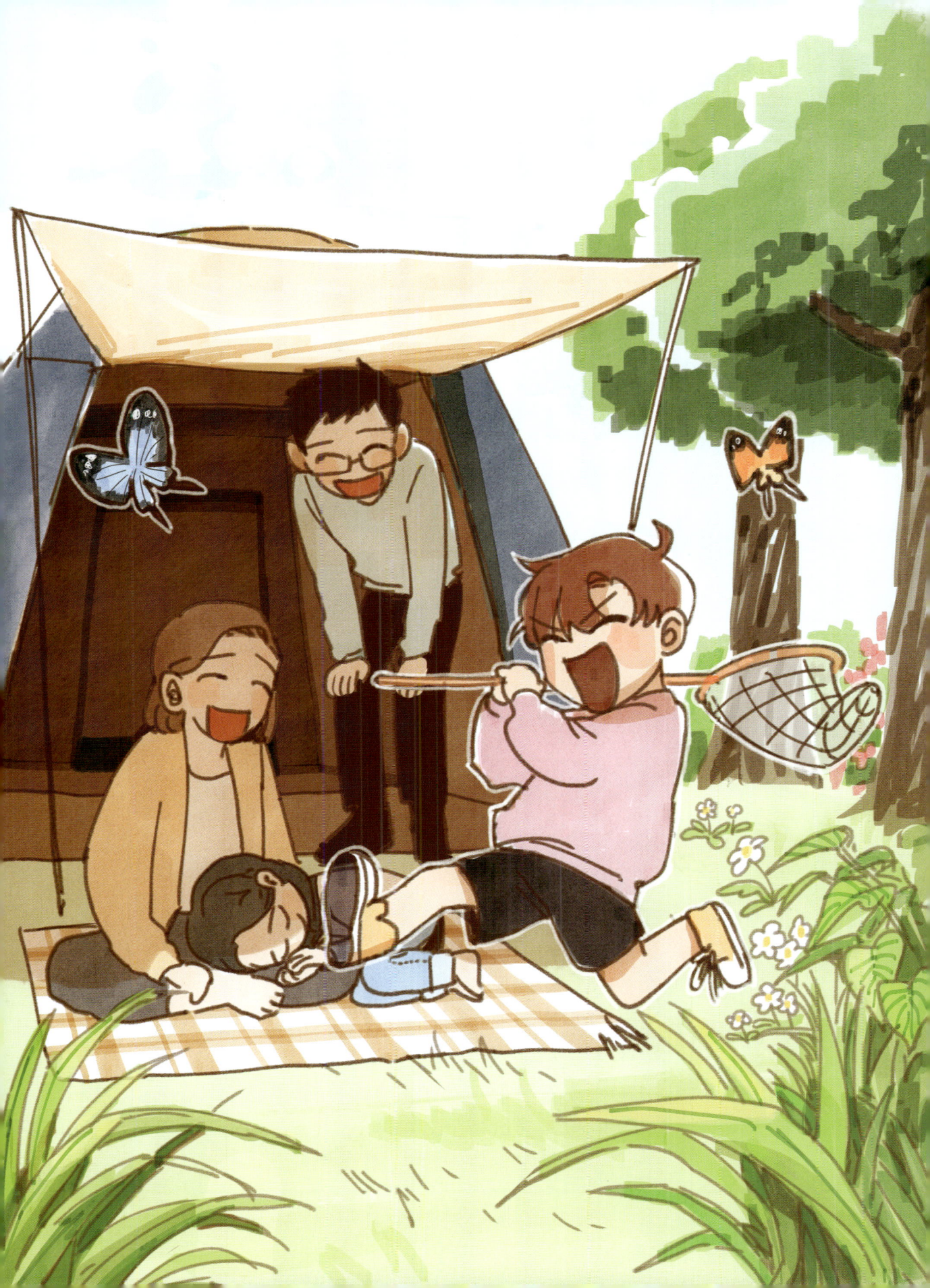

# 푸른이의 첫 생리

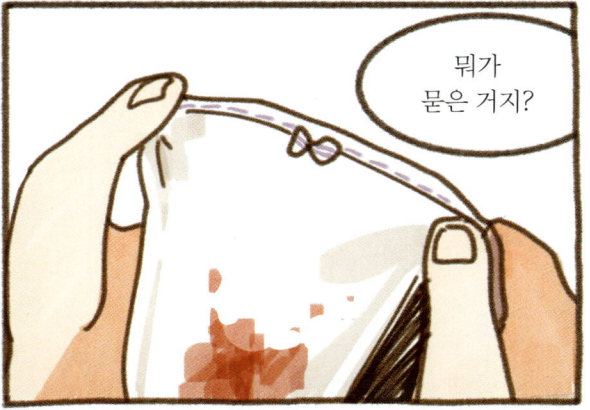
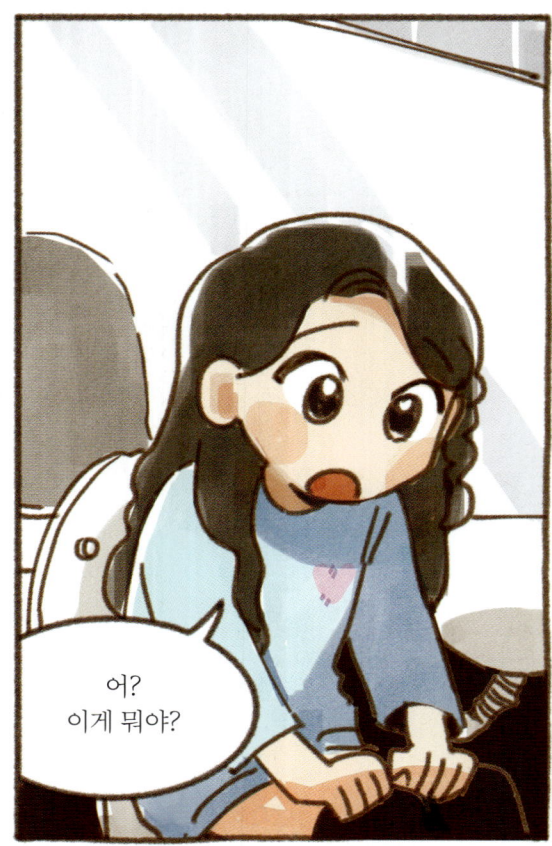
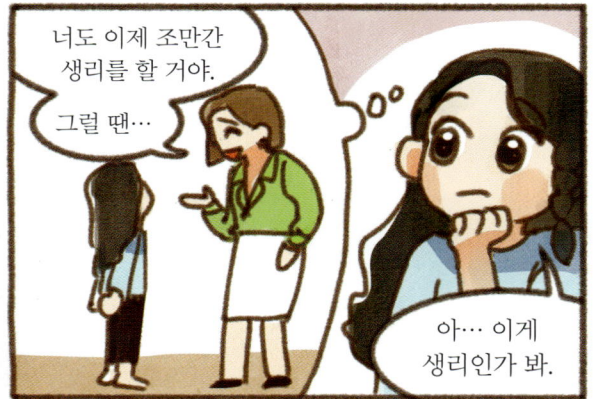
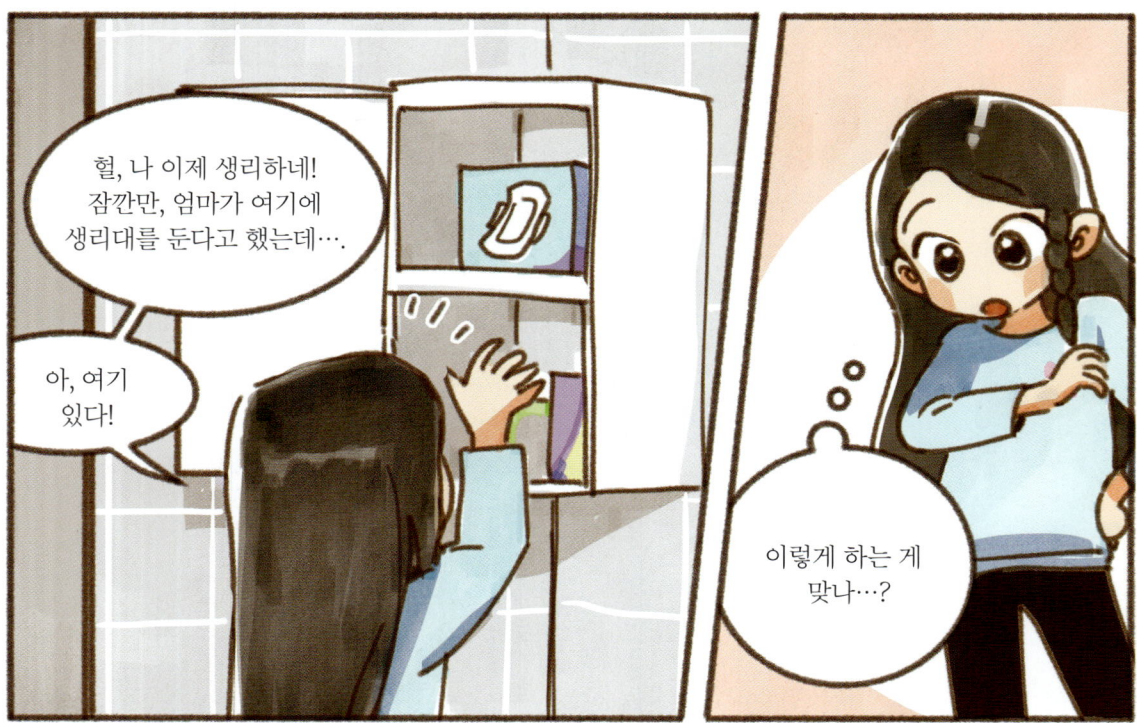

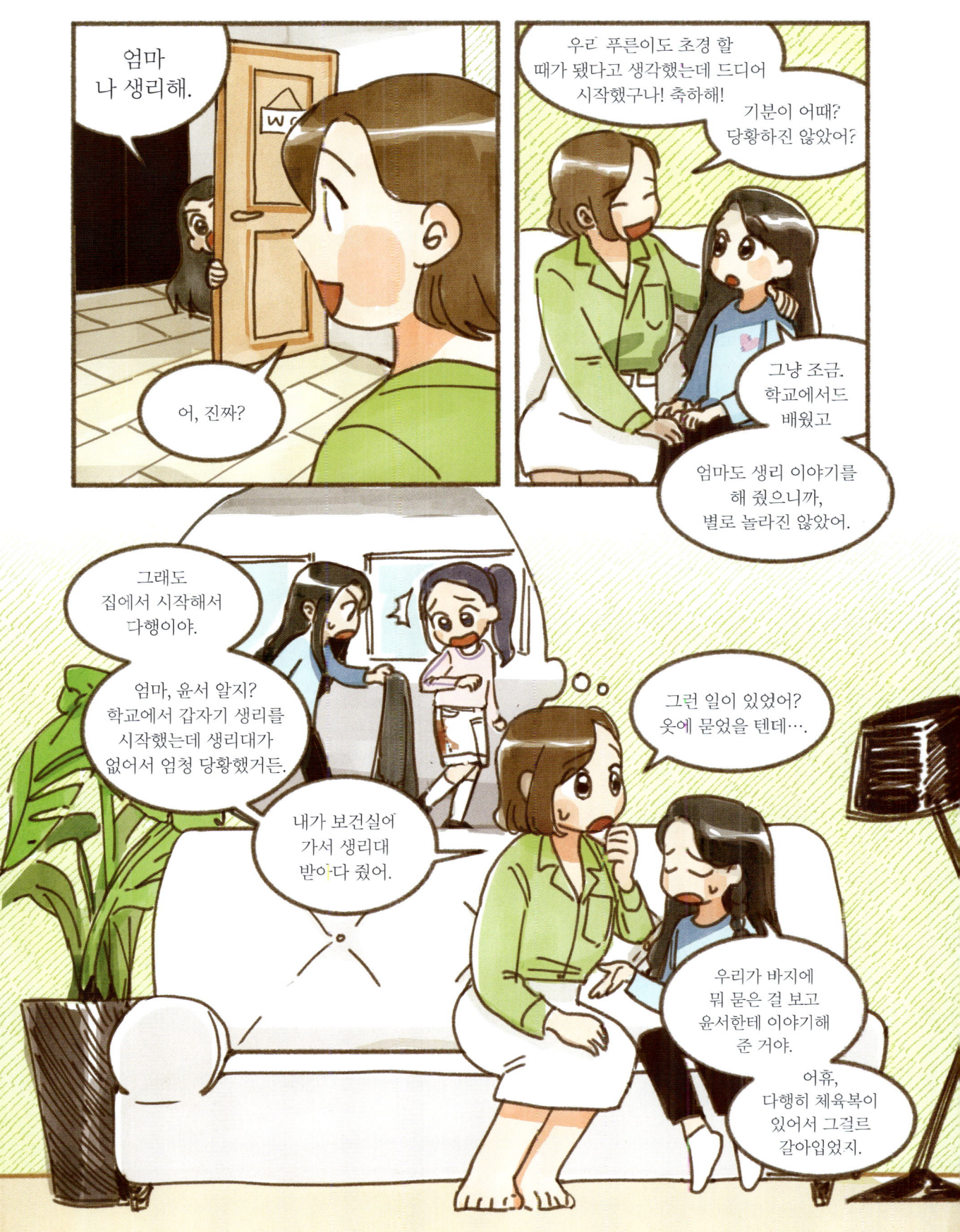

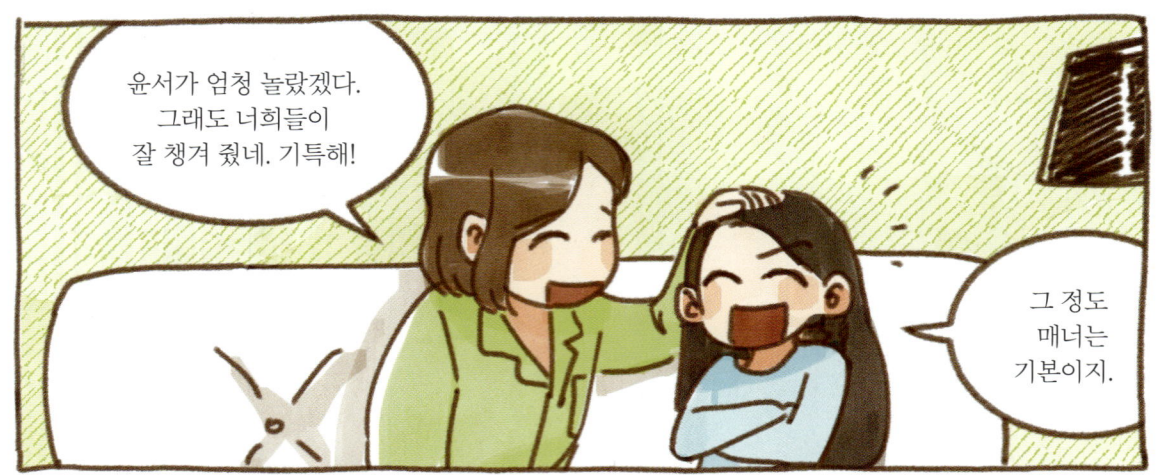
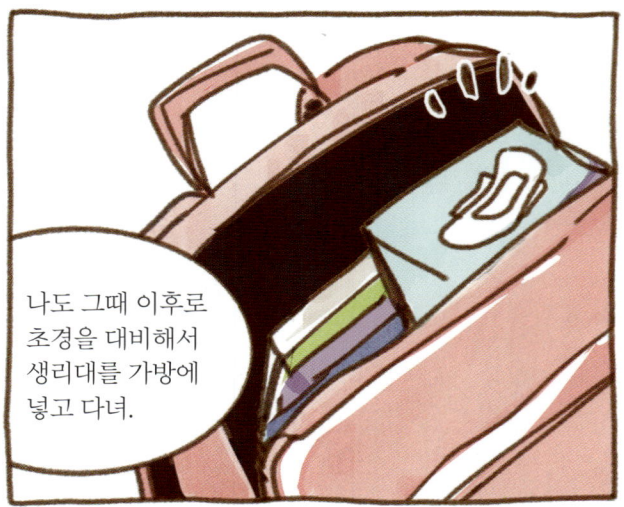
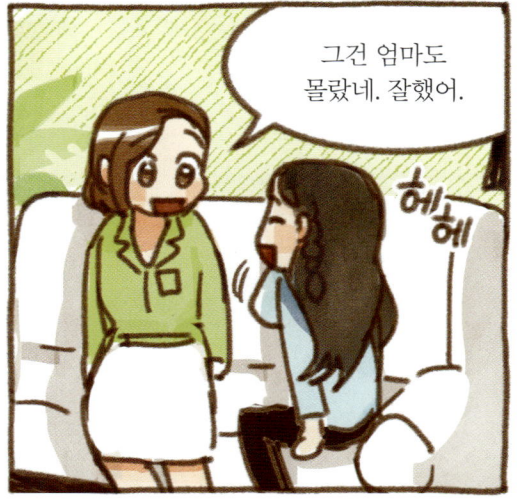
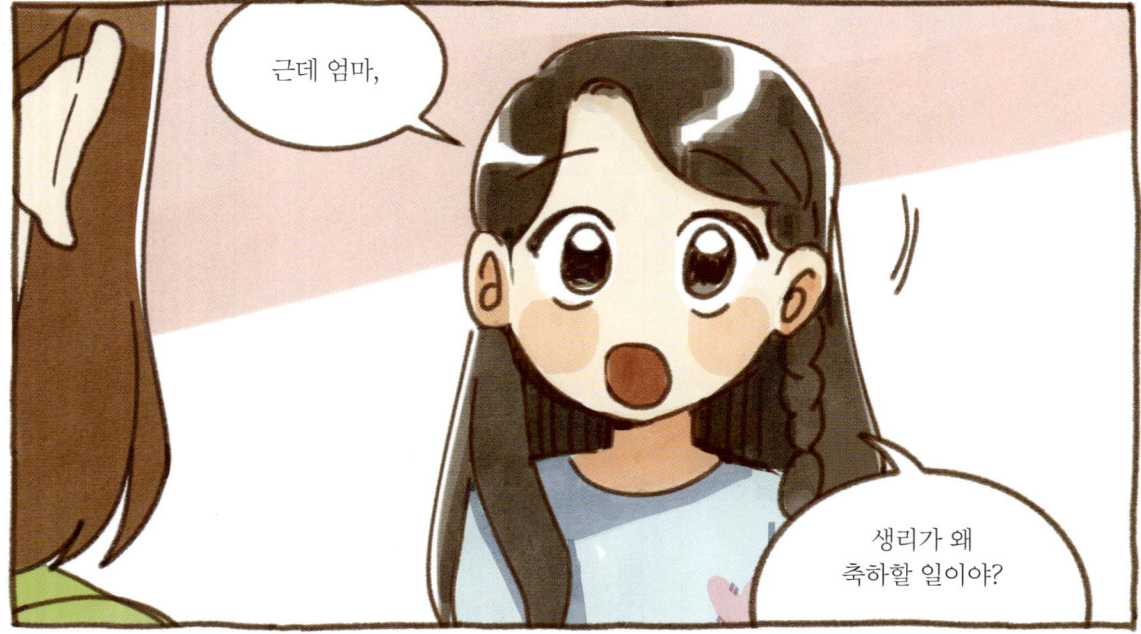

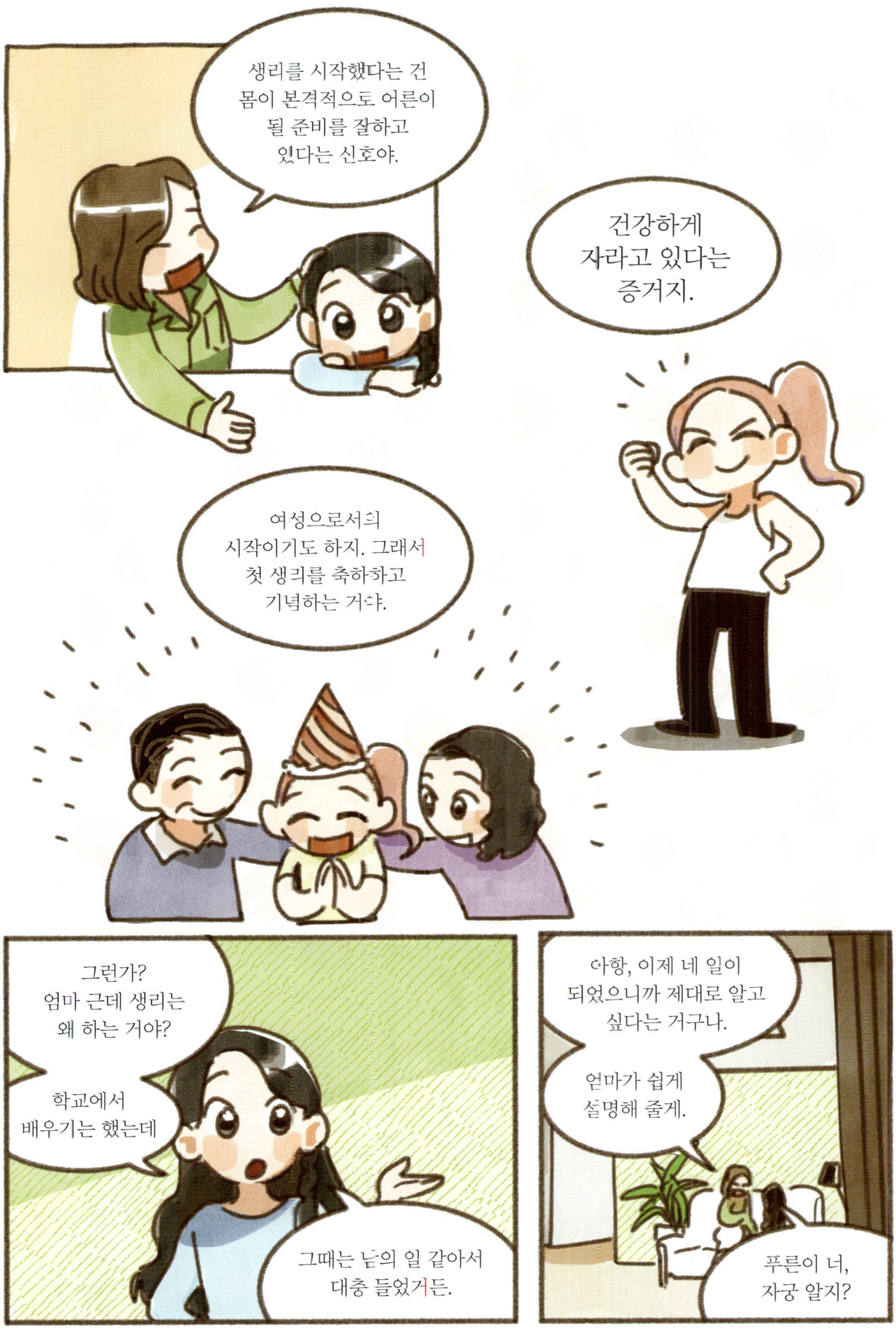

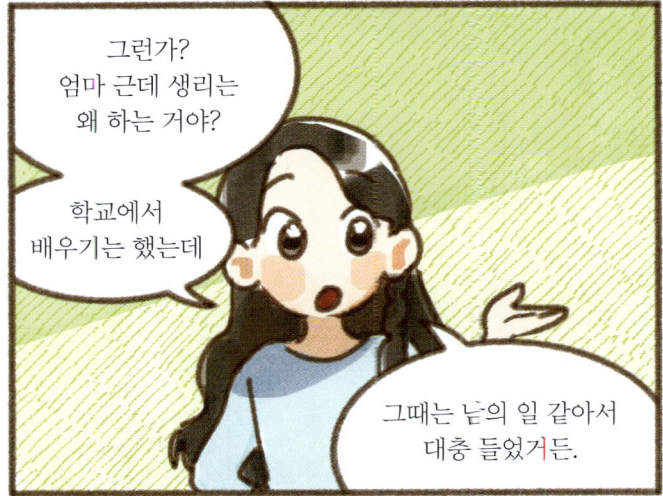
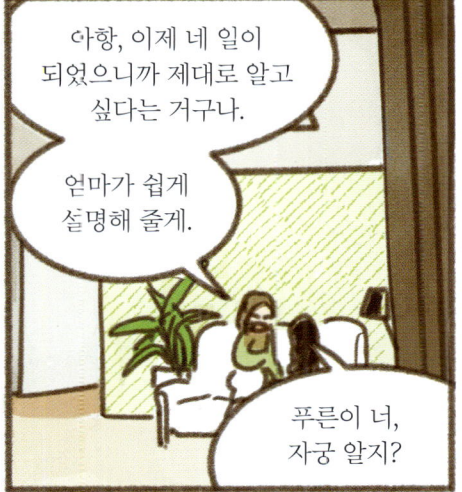

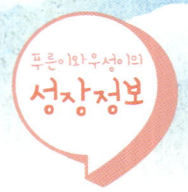

# 생리가 뭐예요?

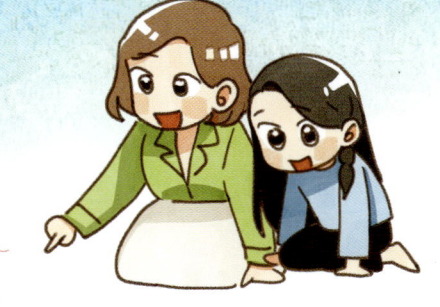

자궁은 여성이 임신을 하면 아기를 만들고 키우는 곳이에요.
사람은 모두 자궁이라는 같은 고향에서 태어나요. 자궁 양옆에는 난소가 있어요.
사춘기가 시작되면 소녀들은 매달 한 번씩 바로 이 난소에서 성숙한 난자를 내보내요.
이렇게 나온 난자는 자궁과 난소를 연결해 주는 나팔관에서 정자를 기다립니다.
이때 정자와 난자가 만나서 수정란이 되면 나팔관을 지나 자궁에 자리를 잡으면서
임신이 시작돼요.
만약 난자와 정자가 만나지 못하면 아기를 위해서 자궁 안에 준비해 두었던
혈액과 영양분이 질을 통해 몸 밖으로 나오게 돼요.
**이 현상을 '생리'라고 합니다.**
생리가 끝나면 난소는 다시 난자를 성숙시키고,
여성의 몸은 임신할 경우를 대비해서 자궁 안에 혈액과 영양분을 쌓기 시작합니다.
주기적으로 생리를 한다는 건 우리 몸에서 이 과정이 반복해서 일어난다는 뜻이에요.

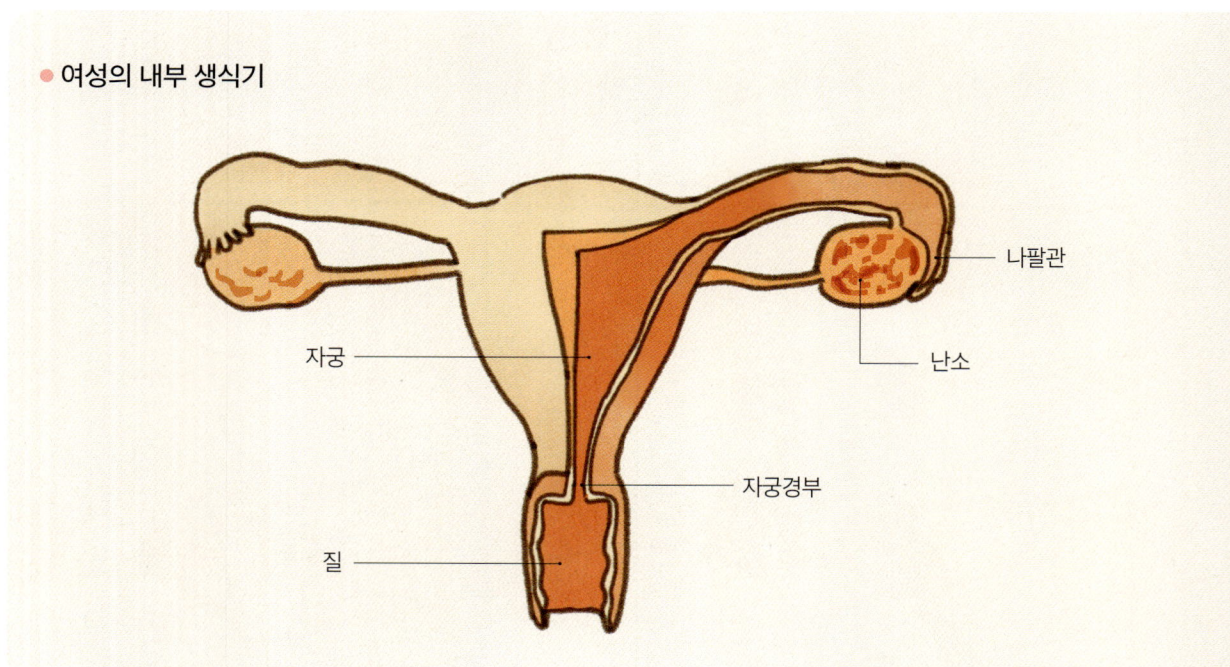

● 여성의 내부 생식기

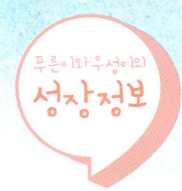

# 초경은 언제 할까요?

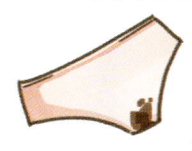

**첫 생리를 초경이라고 해요.**

생리를 시작하는 나이는 10세부터 15세까지 매우 다양해요. 가슴이 어느 정도 봉긋하게 나오고, 생식기에 털이 보이고, 키가 빠르게 자라고 있다면 초경을 할 수 있어요. 특히 팬티에 계란 흰자 같은 분비물이 묻었다면 그때부터 조금 더 세심하게 관찰할 필요가 있어요. 지금부터 생리 용품을 준비하고, 사용법을 연습해 보세요.
생리를 한다는 건 몸이 잘 자라서 제대로 일하고 있다는 뜻이에요.
내 몸과 성의 주인답게 선택하고 책임질 수 있는 멋진 어른으로 성장하라는 초대장이 도착한 거예요. 아이에서 어른으로 존재가 바뀌는 엄청난 사건이랍니다.
여러분이 그동안 얼마나 멋지게 성장했는지 칭찬하고 축하해 주세요.

### ● 생리의 원리

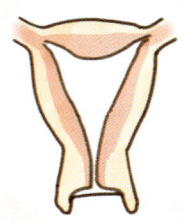  

**1**
난소가 난자를 성숙시키는 동안 수정란이 잘 자리 잡을 수 있도록 자궁 속 환경을 조성합니다.

**2**
수정란을 잘 보호하고 아기에게 필요한 영양분을 줄 수 있는 자궁내막이 쌓이면서 자궁 안이 두터워집니다.

**3**
난자와 정자가 수정되지 않으면 수정란을 위해서 준비했던 자궁내막이 질을 통해 몸 밖으로 나오게 됩니다.

# 내일 수영장에 가야 한다고!

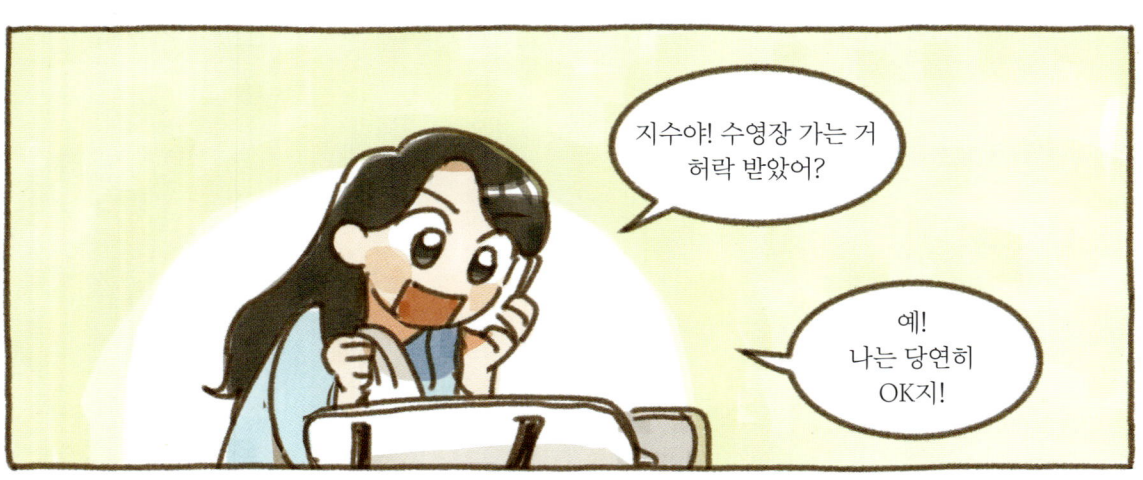
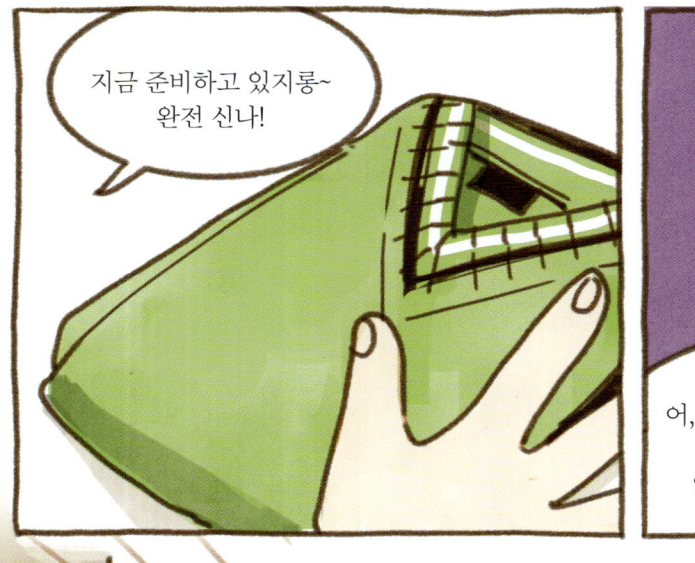
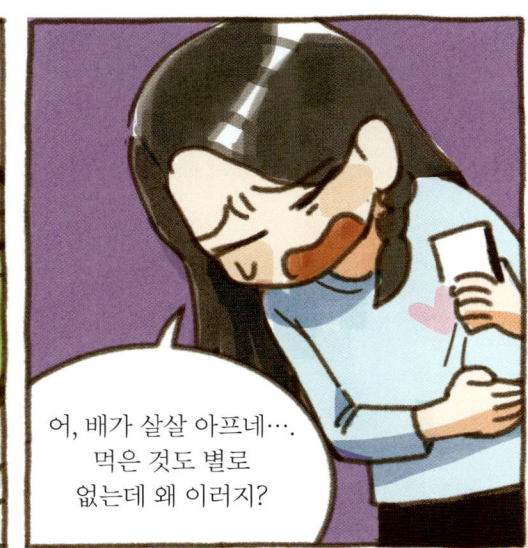
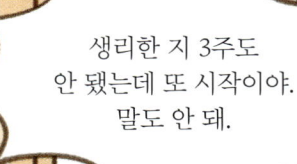

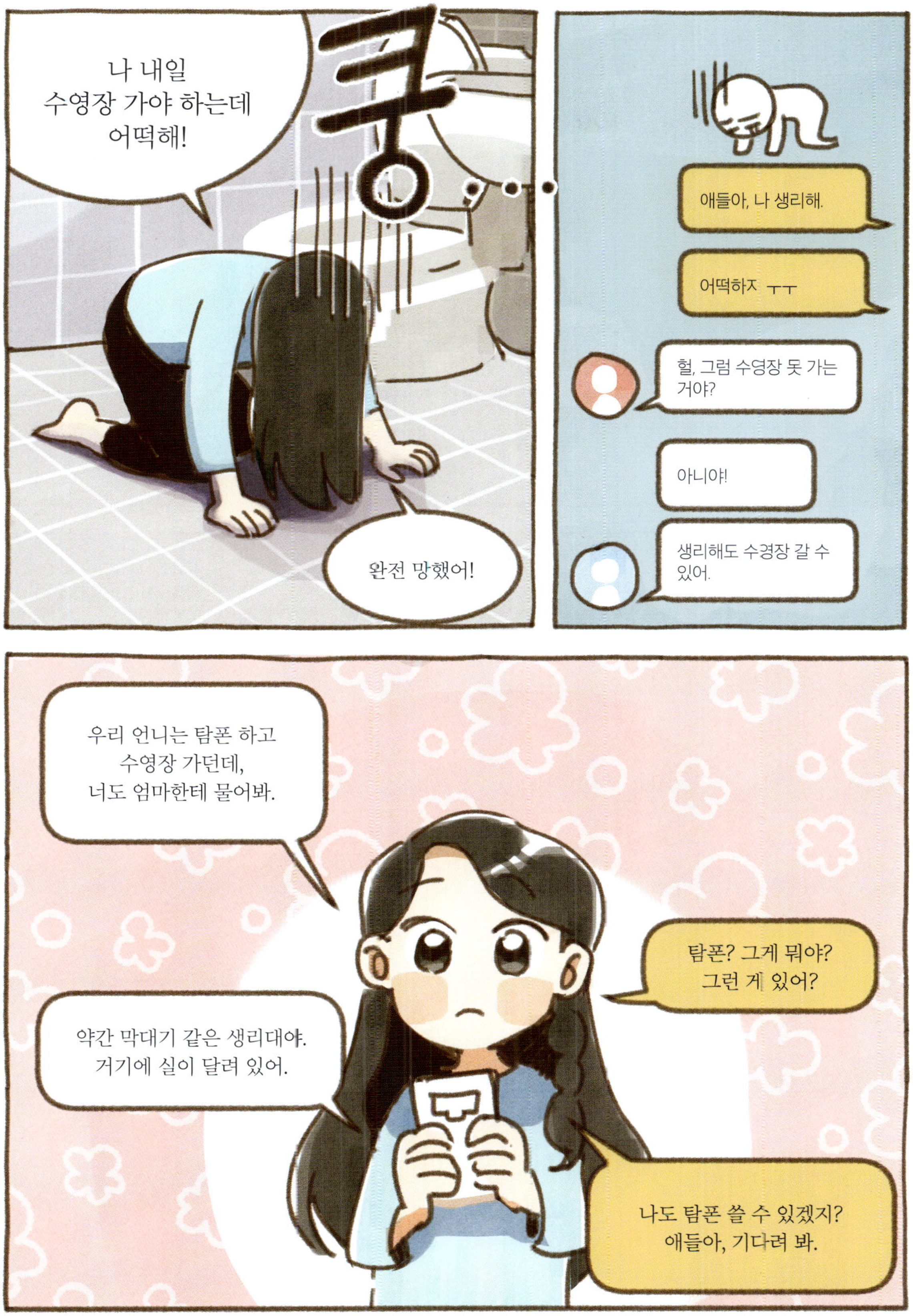

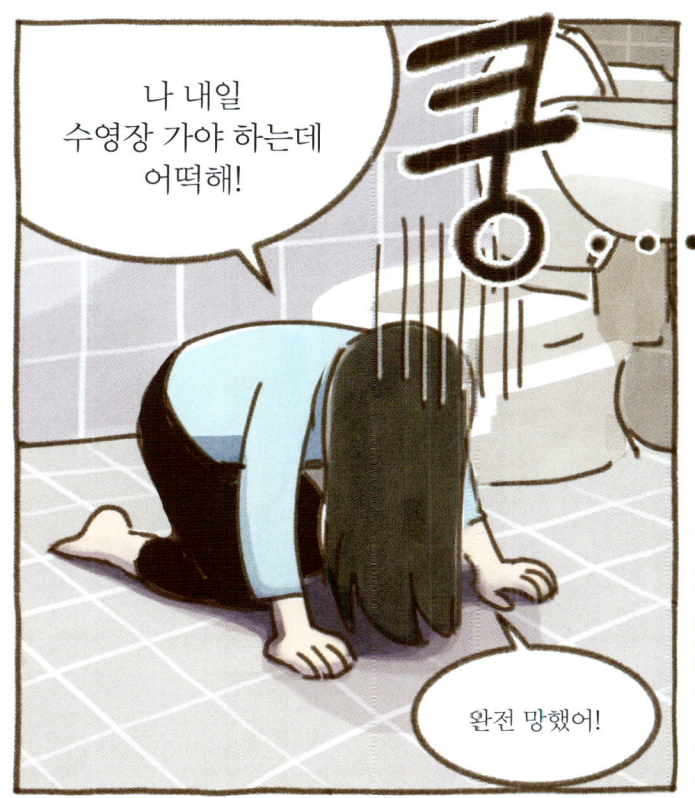
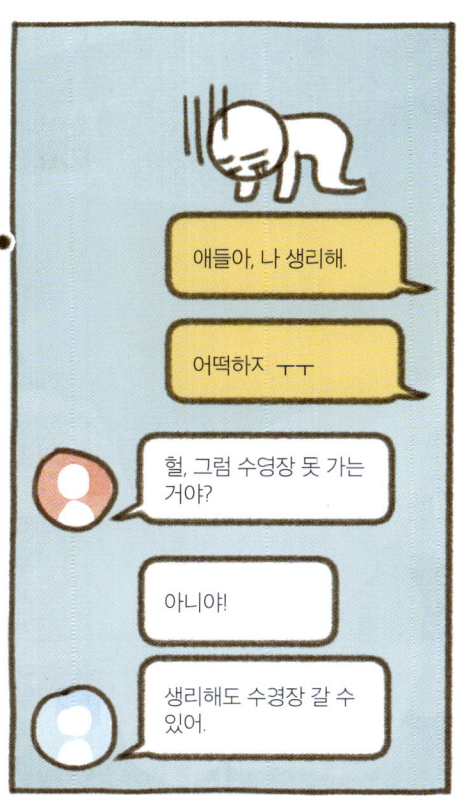

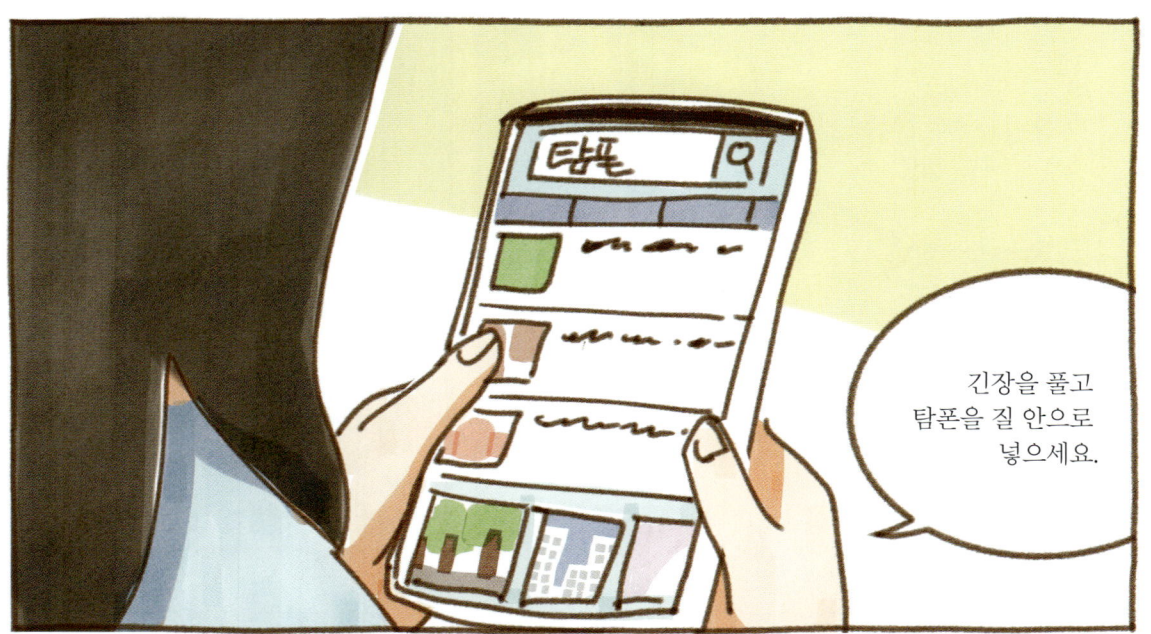
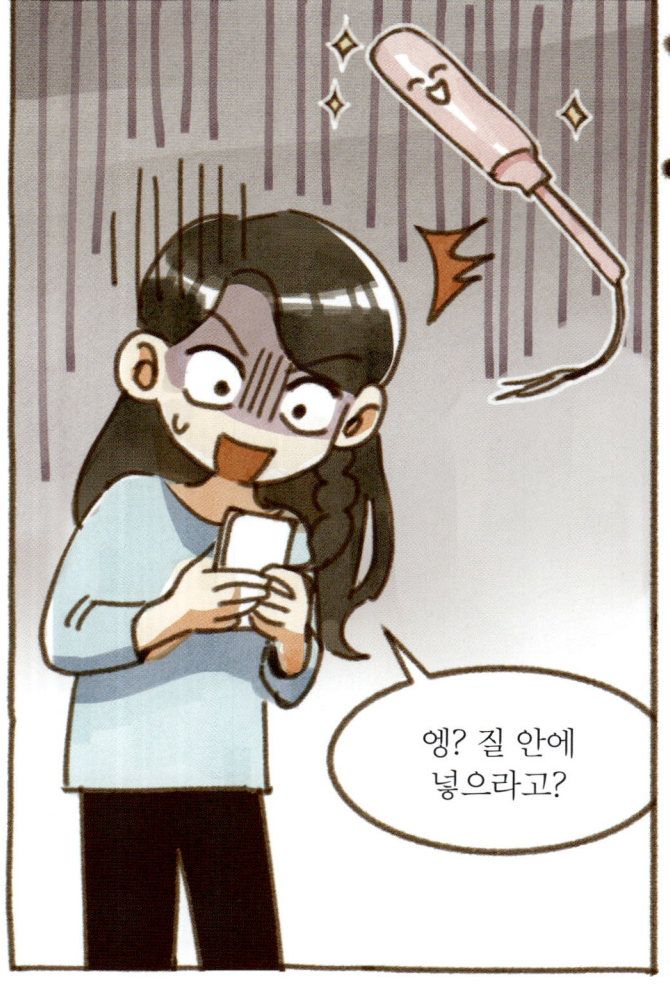
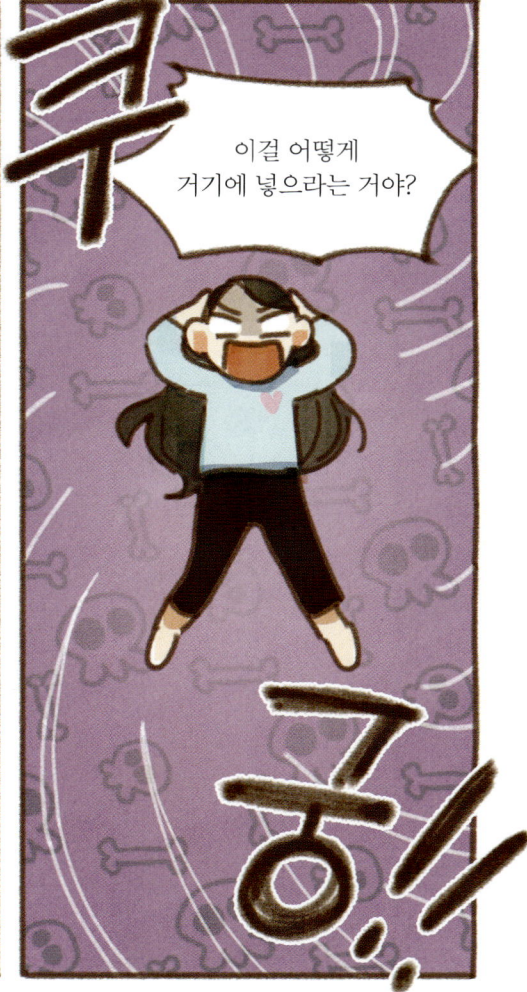

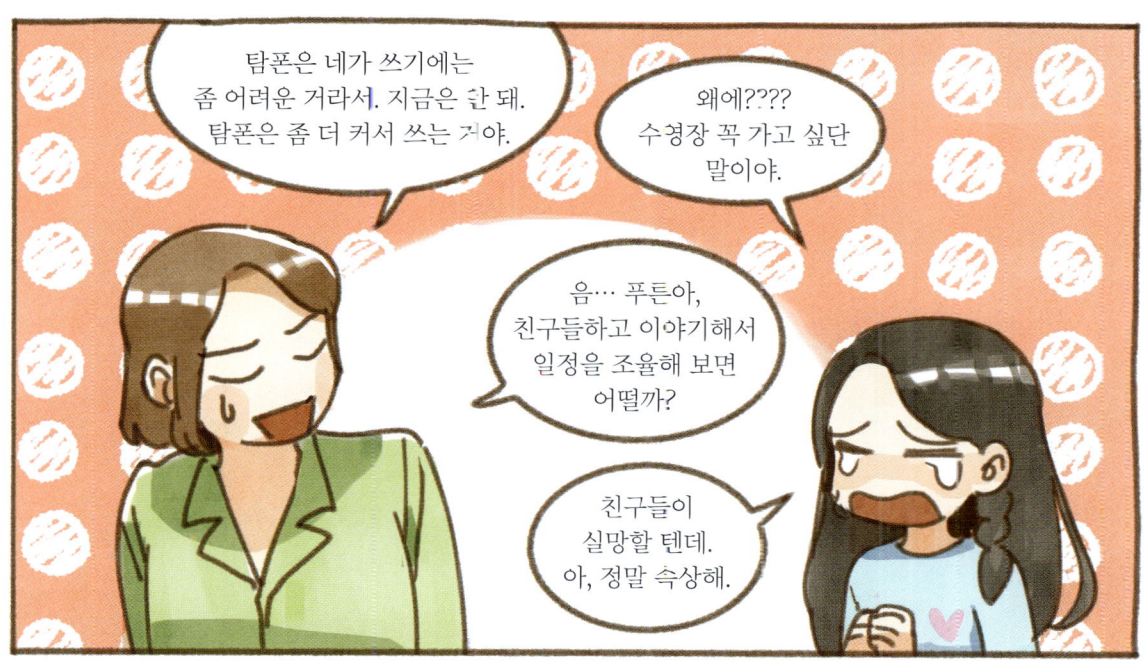

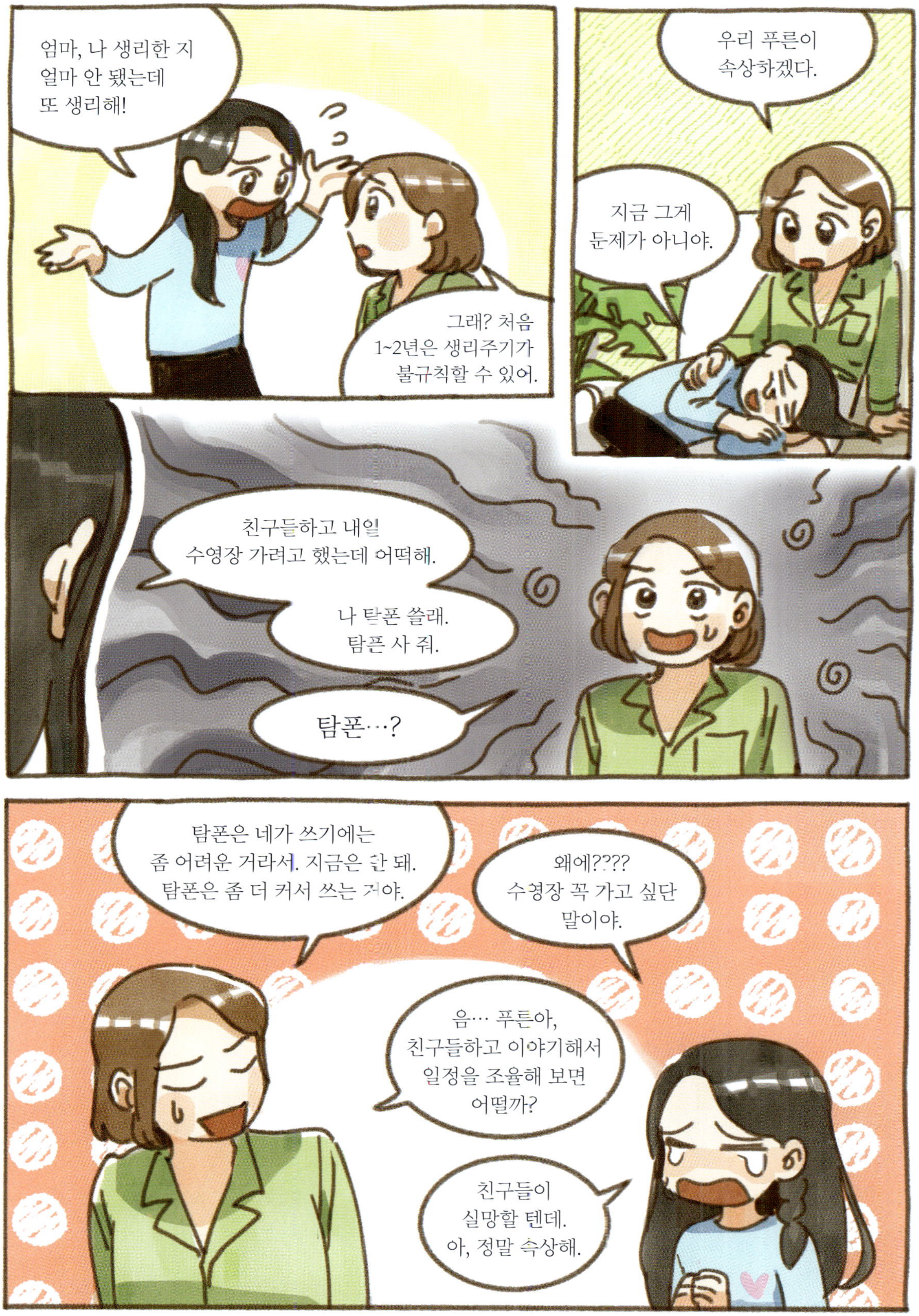

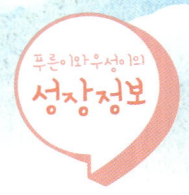

# 생리 용품 길라잡이

다양한 생리 용품을 살펴보면서 자신에게 가장 잘 맞는 도구를 선택해 보세요. 상황과 연령, 활용 능력에 맞게 선택하면 됩니다. 생리를 시작한 지 얼마 되지 않은 청소년들에게는 면 생리대나 유기농 재료로 만든 일회용 생리대를 추천해 주고 싶어요. 생식기 건강에 좋고, 착용하는 방법도 쉽거든요.
그럼 생리 용품별 특징과 장단점, 유의 사항을 알아볼까요?

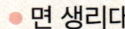 면 생리대

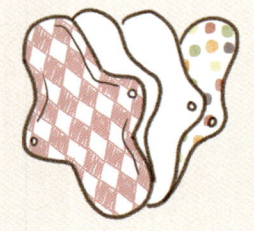

면 생리대는 순면으로 만들어져서 생리통을 줄여 주고, 일회용 생리대를 쓸 때 나는 냄새나 부작용도 적습니다. 피부에 닿는 촉감이 좋고, 생리혈을 잘 흡수합니다. 여러 번 사용할 수 있어서 자연 환경을 지키는 데도 효과적입니다.

• 일회용 생리대

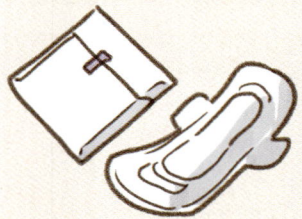

사용하고 버릴 수 있어서 간편합니다. 편의점, 지하철 화장실 자판기, 약국 등에서 쉽게 구입할 수 있습니다. 사람에 따라서 생리대에 사용된 화학 물질 때문에 생리통이 심해지고, 생리 주기가 짧아지거나 냄새가 날 수 있습니다.

• 탐폰, 생리컵

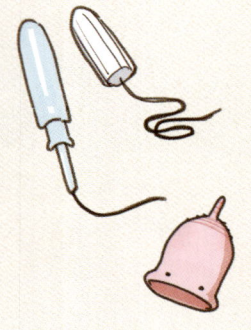

운동하거나 수영할 때, 화장실을 자주 이용할 수 없을 때 편리합니다. 생리컵과 탐폰은 사용법을 미리 알아보고 집에서 연습해 봐야 합니다. 생리컵이나 탐폰 같이 질 안에 넣는 삽입형 생리 용품은 질이 성숙해지는 15~16세부터 사용하는 것을 권장합니다. 생리 양이 적을 때는 탐폰보다 속옷에 붙이는 패드형 생리 용품이 질 건강에 좋습니다.

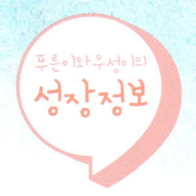

# 생리 기초 상식

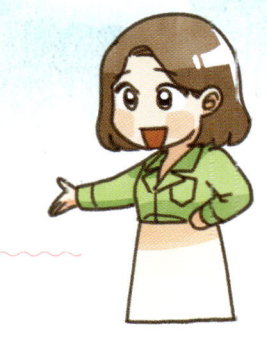

**처음 생리를 시작하고 1~2년은 생리 주기가 불규칙할 수 있어요.**
성장기에는 호르몬 변화 때문에 한 달에 한 번 생리를 하지 않는 친구들도 많답니다.
생리를 안 했다고 너무 불안해하거나 병이라고 걱정하지 않아도 돼요.
하지만 생리대를 한 시간마다 바꿔야 할 만큼 양이 많거나, 생리 전후로 배가 많이 아프다면
병원을 가 보는 것도 좋아요. 생리 주기를 기록하는 것도 중요해요.
생리를 시작한 날과 끝난 날을 적어 두면 생리 주기가 어떻게 달라지고 있는지 관찰할 수 있어요.

**생리 하면 빨간색이 떠오르죠?** 근데 막상 생리를 했는데
짙은 갈색의 분비물이 팬티에 묻어 있어서 놀란 친구들이 있을 거예요.
생리가 아니라고 생각할 수도 있고요.
피는 시간이 지나면 산소를 만나면서 갈색으로 변한답니다.
생리혈이 질에서 조금 오래 있다가 몸 밖으로 나오거나,
팬티에 묻어서 시간이 지나면 갈색으로 보일 거예요.

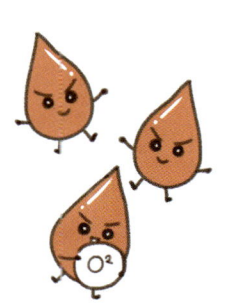

**생리는 날마다 나오는 양이 달라요.** 매일 똑같은 양의 생리가 나온다고 생각하거나,
첫 생리를 할 때 생리가 너무 많이 나올까 봐 걱정하는 친구들도 있을 거예요.
친구들 손가락을 볼까요? 엄지에서 검지, 중지로 가면서 길어졌다가
새끼손가락에서 다시 짧아지죠? 생리도 비슷해요.
생리를 시작할 때는 조금 나왔다가 2~3일째가 되면 생리가 제일 많이 나와요.
그리고 다시 점점 줄어들어요.

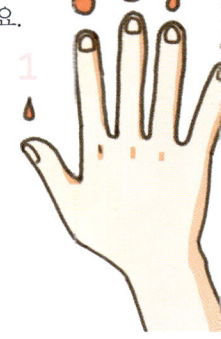

# 생리하면 키가 안 큰대

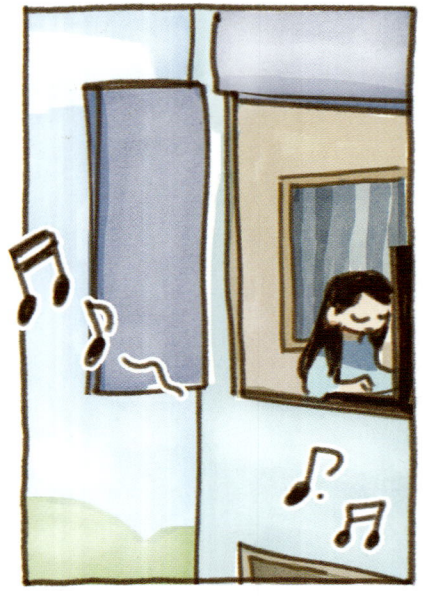
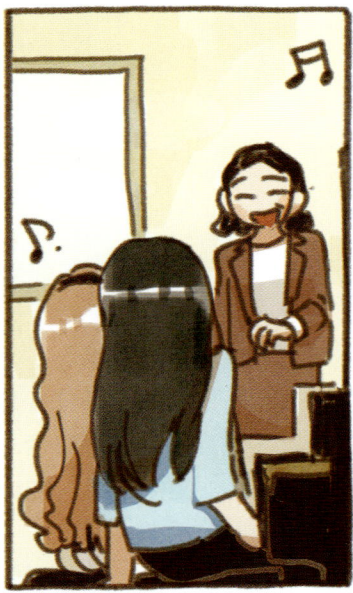
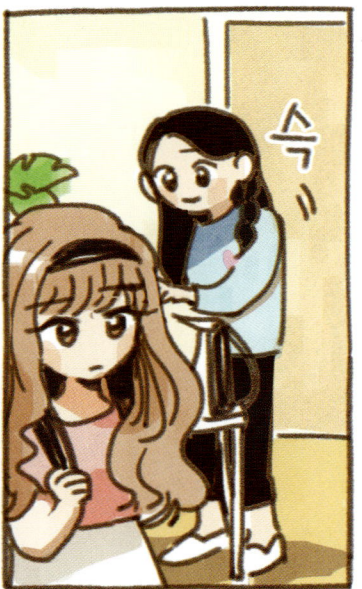
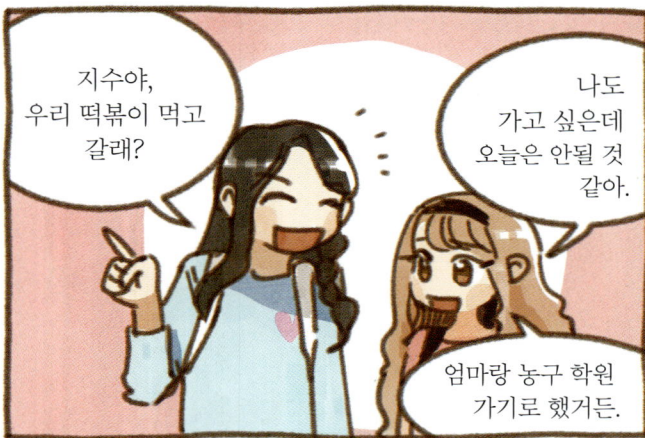
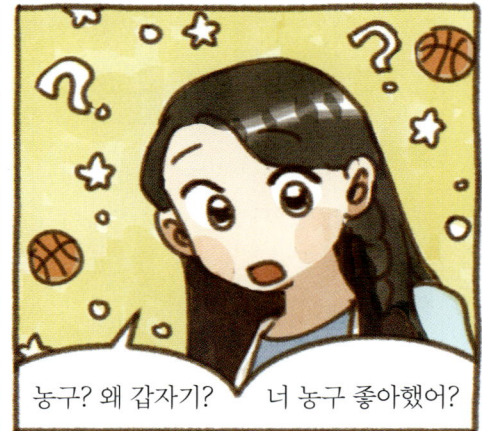
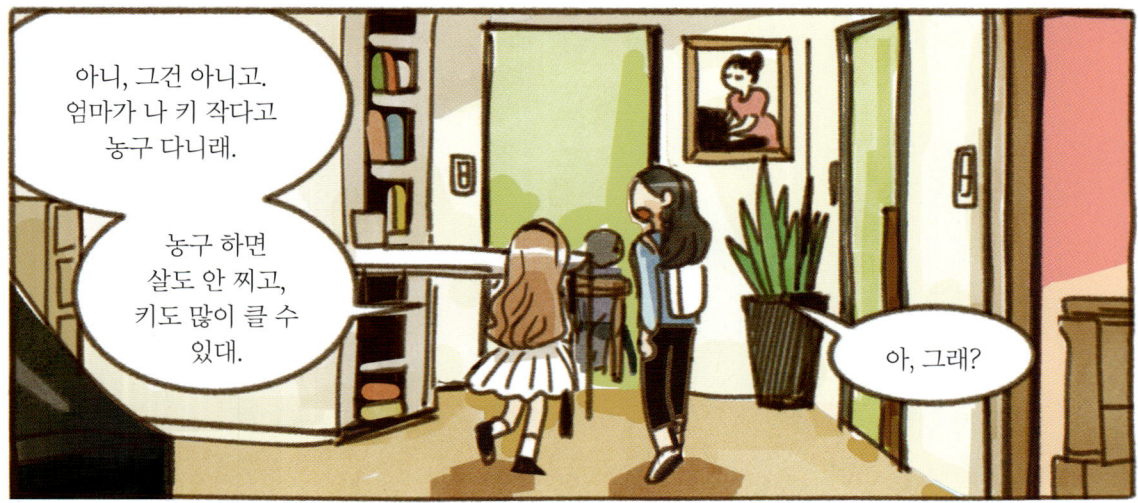

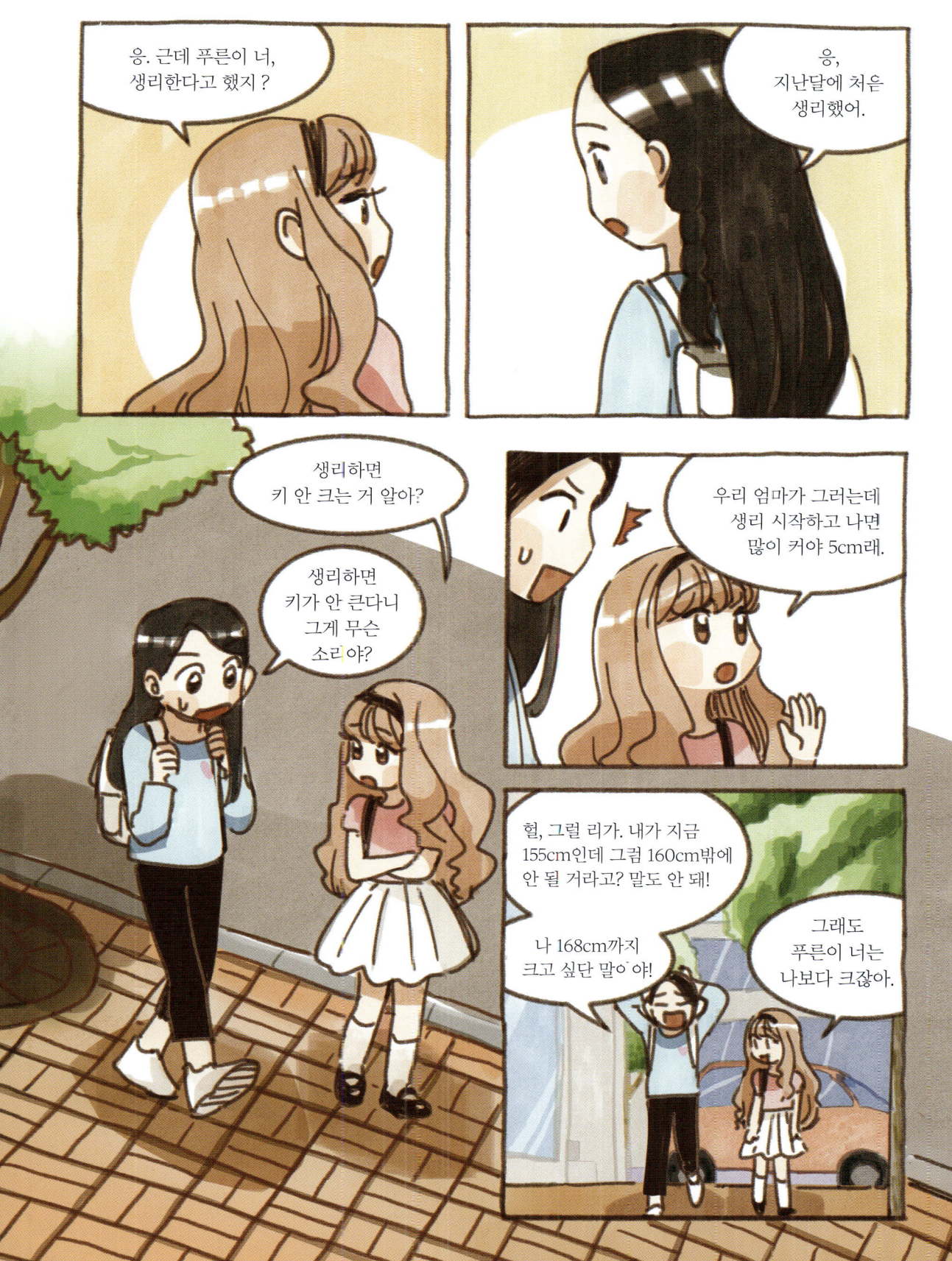

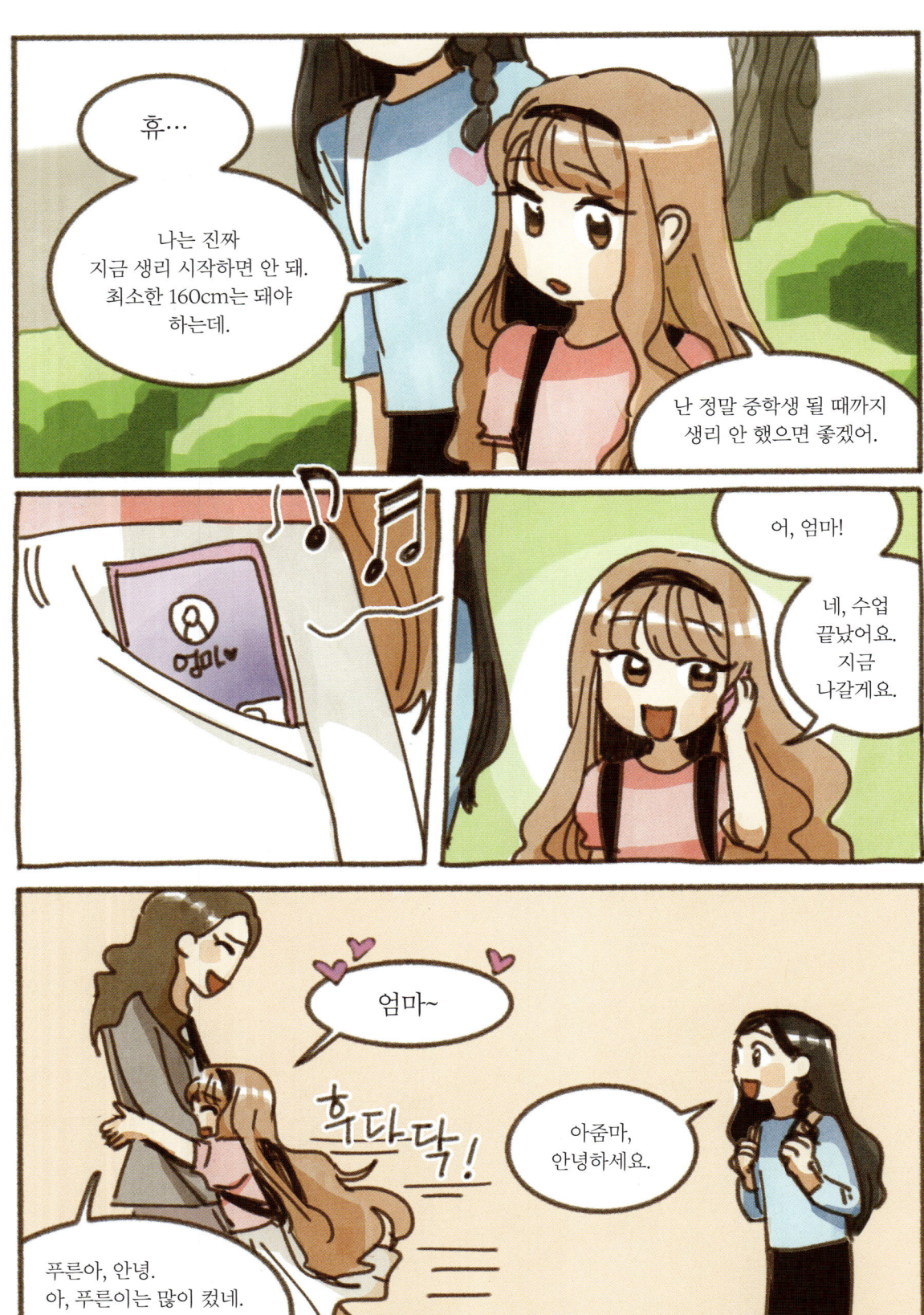

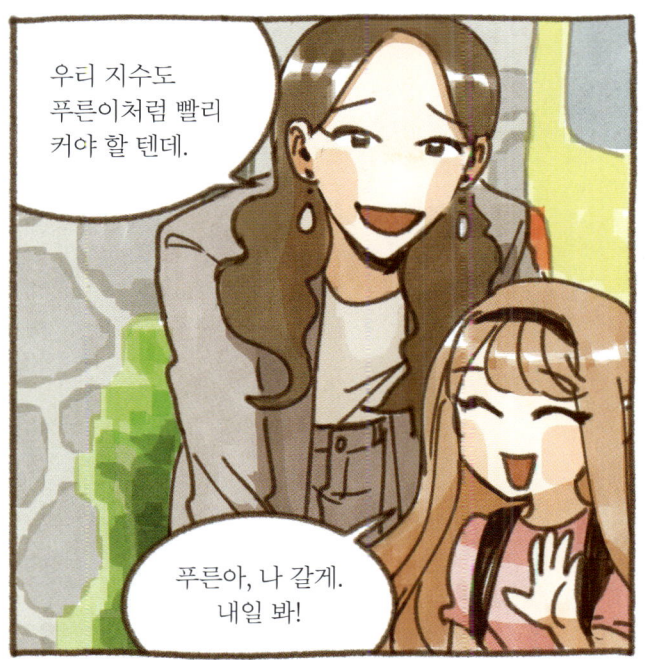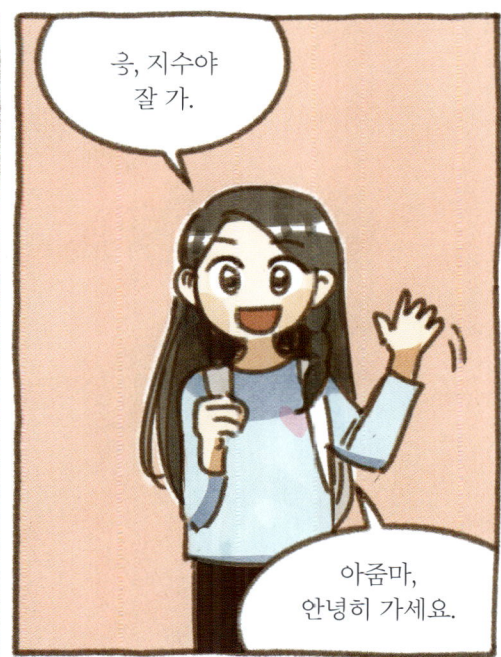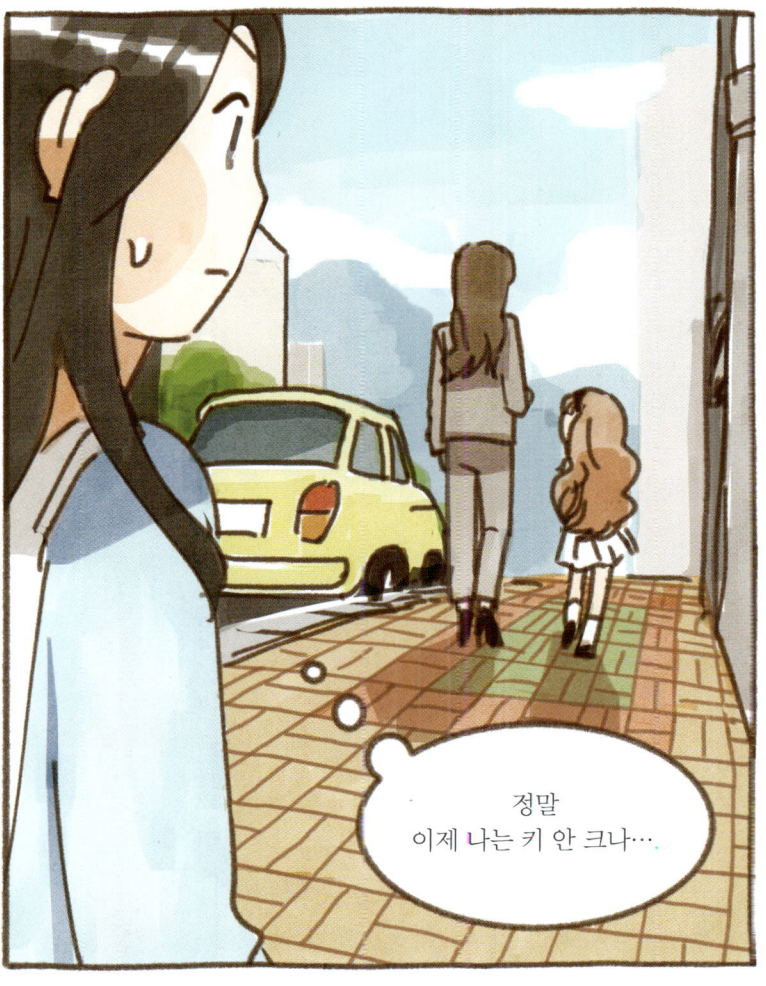

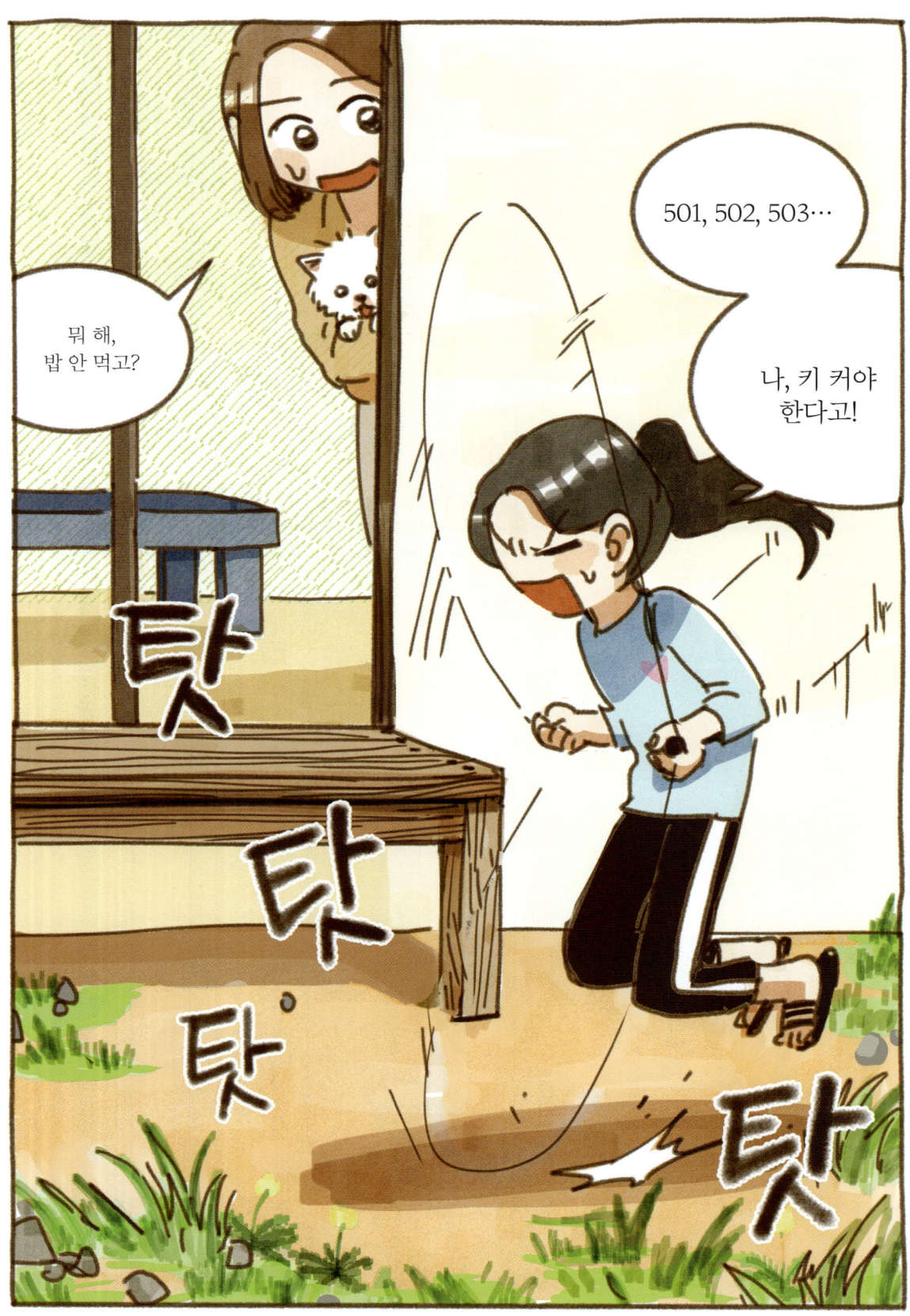

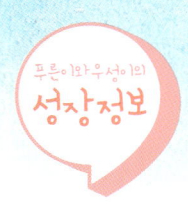

## 생리를 하면 키가 안 크나요?

키가 많이 자라는 것도 사춘기의 중요한 변화입니다. 보통 여자 친구들은 가슴이 나오고 생리를 할 때 키도 빠르게 자라는데요. 성호르몬이 나올 때 키를 자라게 하는 성장호르몬도 2배 이상 많아지기 때문입니다. 이런 변화 때문에 생리를 했더니 키가 덜 자란다고 느낄 수 있어요. 즉 초경을 하면 키 성장이 멈춘다는 건 틀린 말입니다. 초경을 하는 시기와 키가 쑥쑥 자라는 시기가 비슷해서 생긴 오해죠. 초경을 한 어린이들은 이미 키가 많이 자란 경우가 많고요. 초경 이후에도 대부분 더 자라서 부모님의 키를 기준으로 계산하는 예상 신장까지 크게 됩니다. 키 때문에 생리를 두려워하거나 미워할 필요는 없어요. 키가 너무 작은 것 같다면 골고루 영양분을 섭취하고, 충분히 자고, 좋아하는 운동을 만들어 보세요. 무엇보다 중요한 건 사람마다 성장 속도가 다르다는 사실을 기억하고, 다른 친구들과 자신을 비교하지 않는 마음이에요.

### 잠깐! 근데 키가 작으면 왜 안 돼요?

어느 나라나 외모 지상주의가 있지만 한국은 외모 평가, 외모에 대한 발언이나 차별이 심각합니다. 여러분들도 키가 작으면 안 된다, 살이 찌면 안 된다, 예쁘다, 못생겼다는 말을 듣고 있을 거예요. 여자 아이돌에 관한 기사나 댓글을 보면 노래, 춤, 실력, 가수가 되기 위한 노력보다는 외모에 대한 이야기가 많아요.

사람들이 원하는 외모가 아닌 연예인의 얼굴과 몸은 웃음거리로 이용돼요. 이런 외모 평가 때문에 키가 너무 작거나 클까 봐 걱정되는 거예요. 이런 말들이 여러분을 괴롭히지 않도록 자신을 지켜 주세요.

외모를 평가하는 친구들과 어른들에게 틀렸다고 말하세요. 그리고 여러분도 자신과 다른 사람의 외모에 대한 말은 하지 마세요. 외모가 아닌 상대방의 노력과 마음, 개성을 보려고 노력해요.

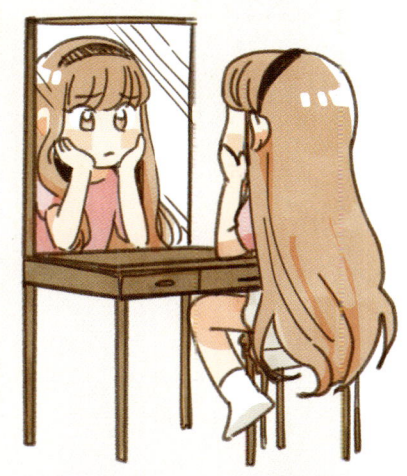

# 우리 집에 아기가 찾아왔어요

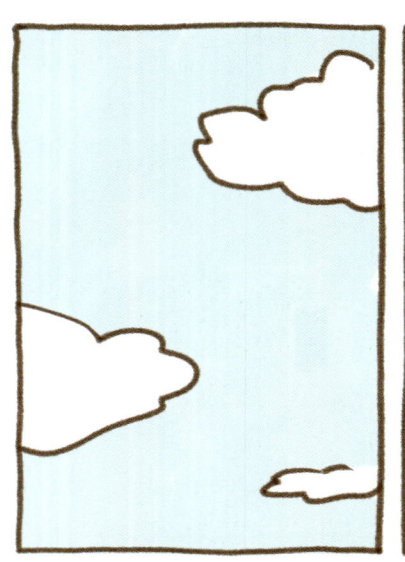
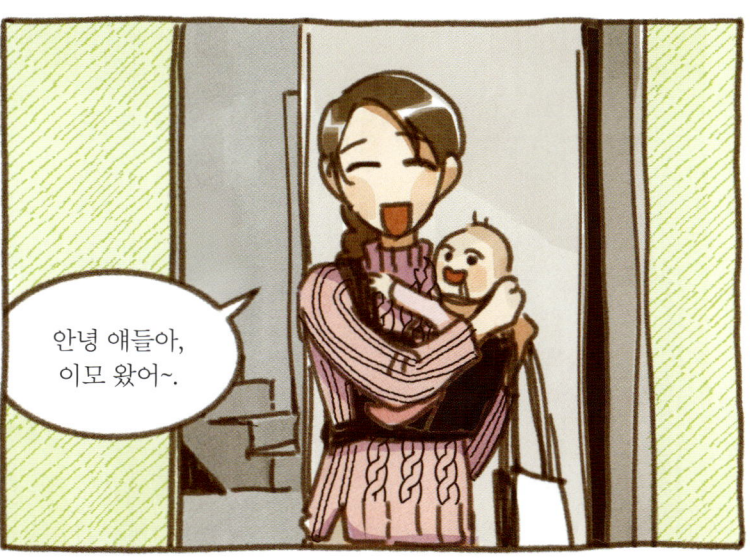
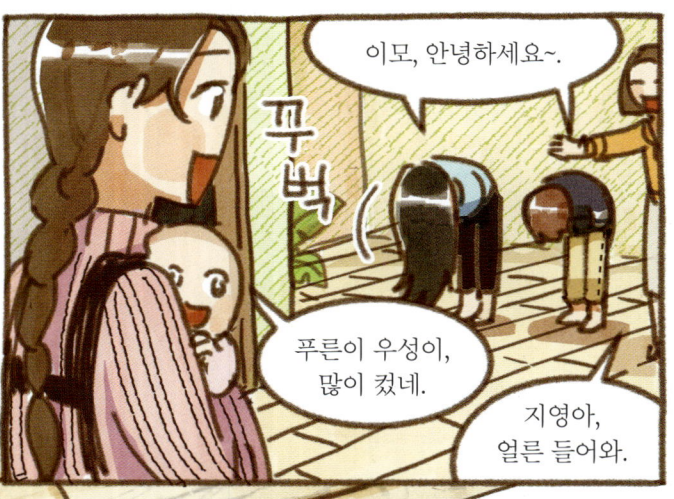
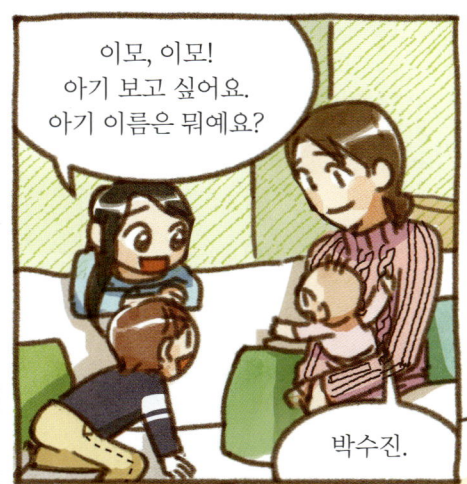
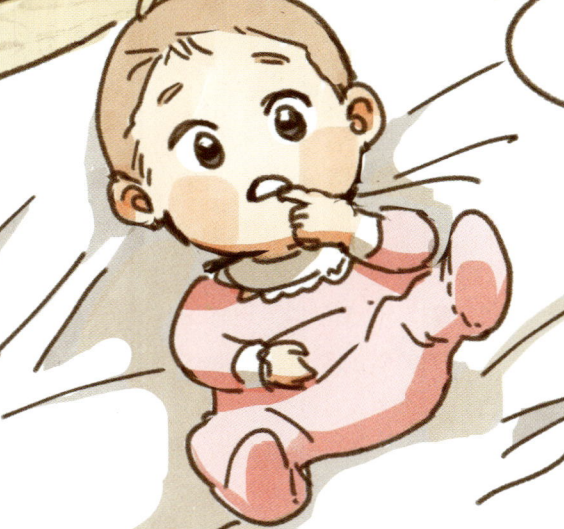

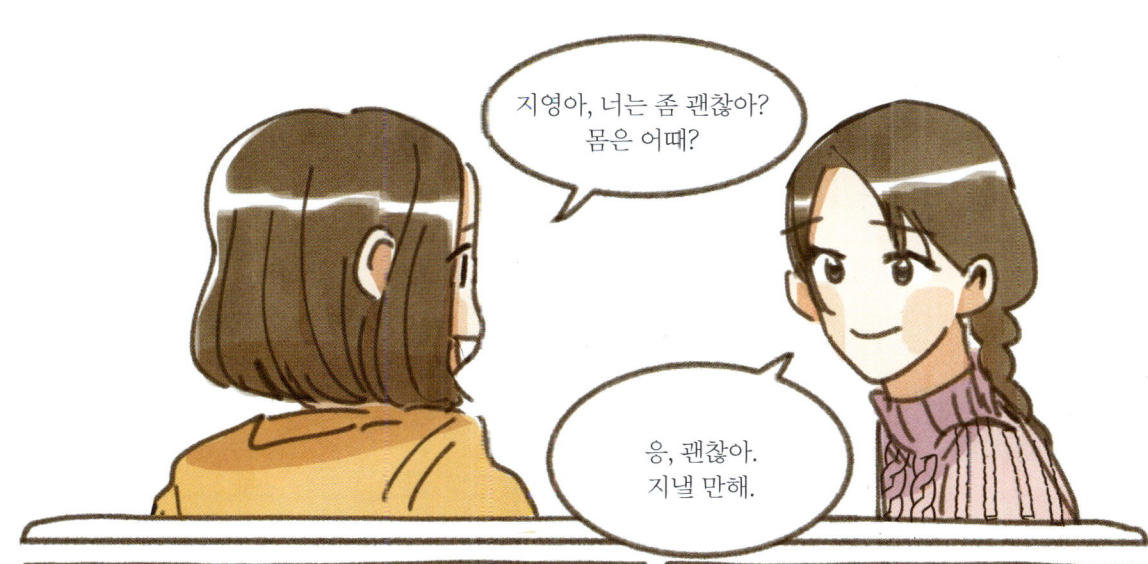
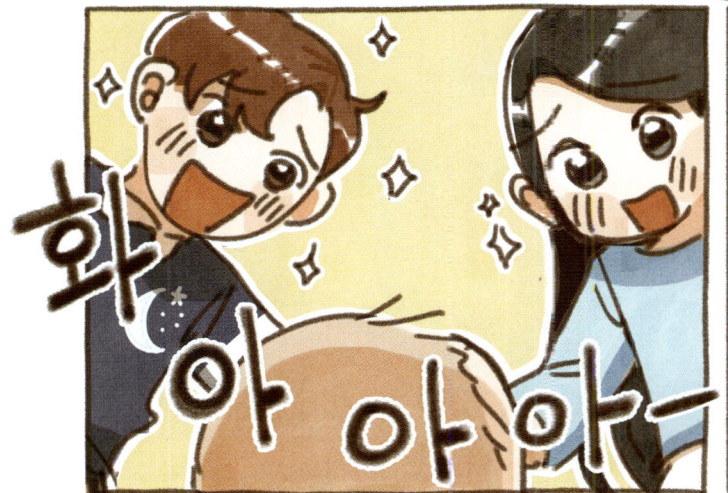
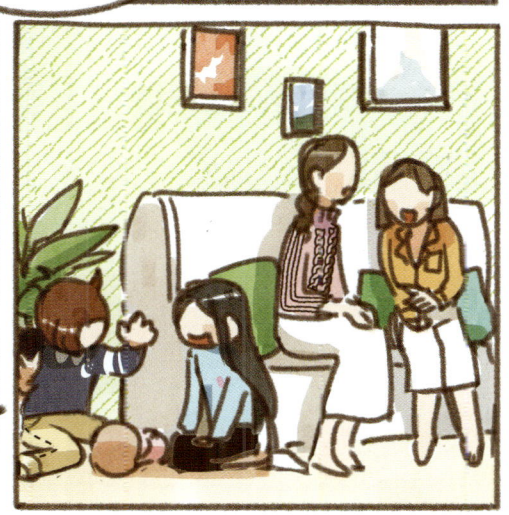
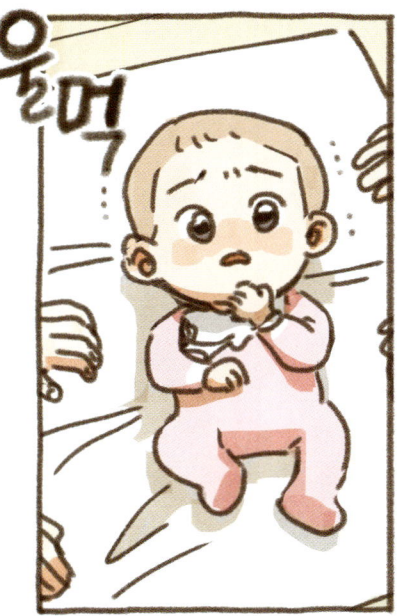
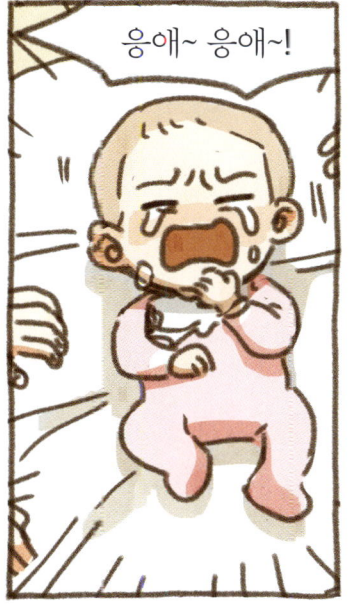
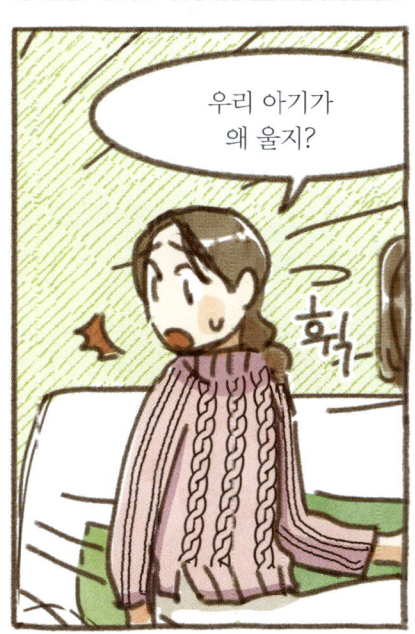

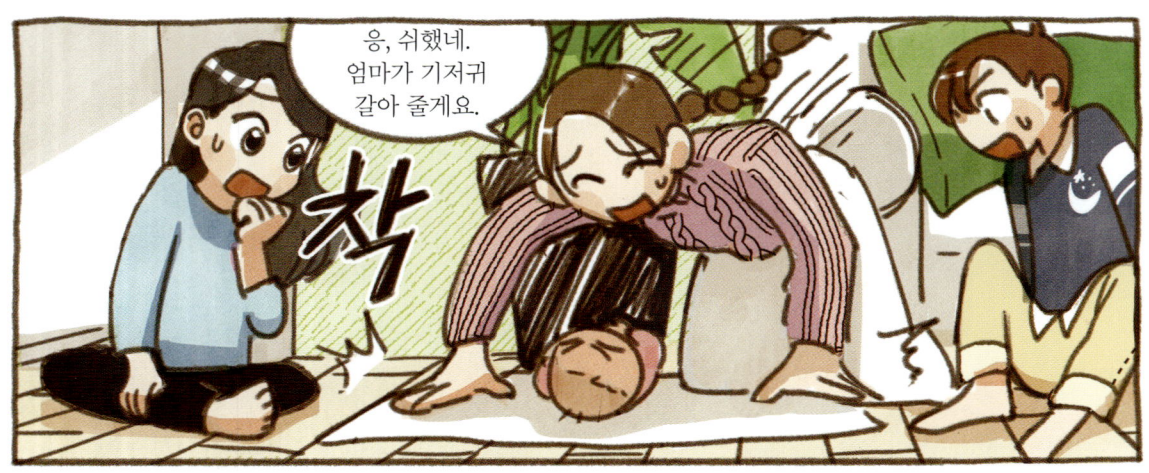
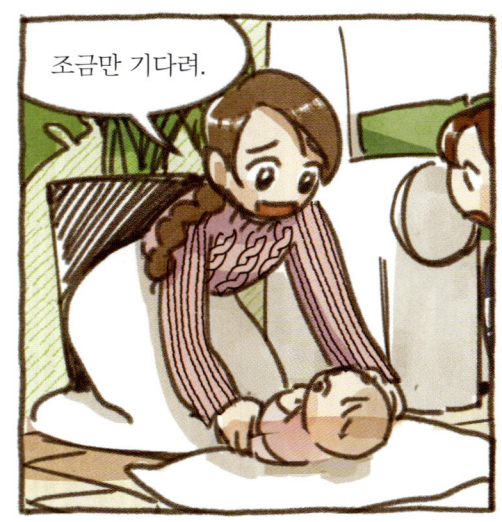
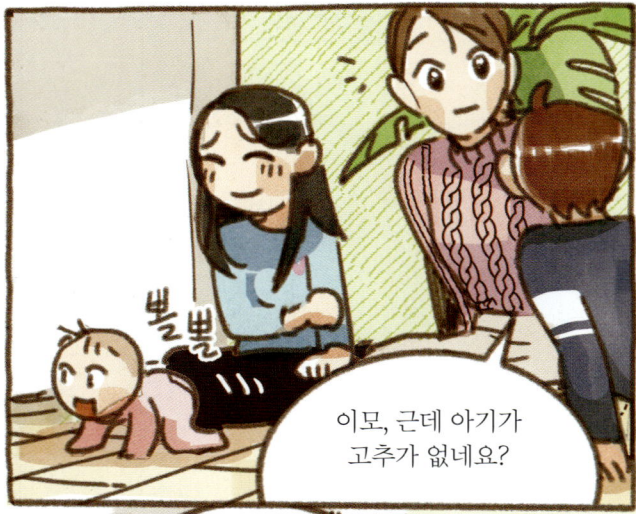
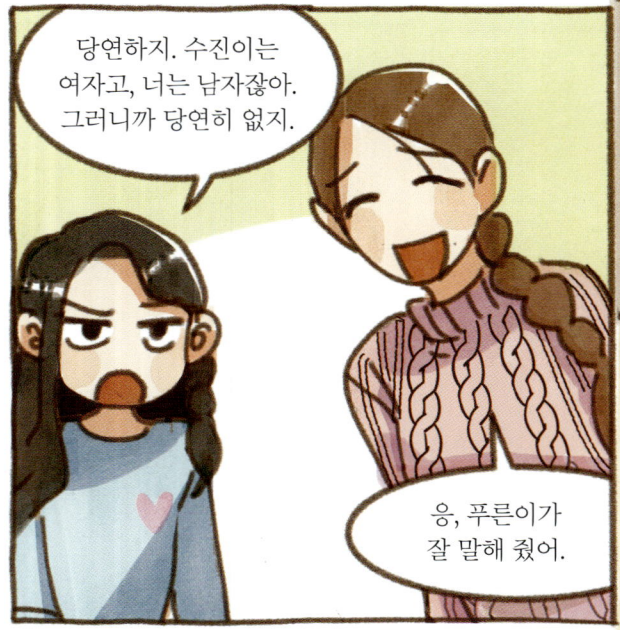
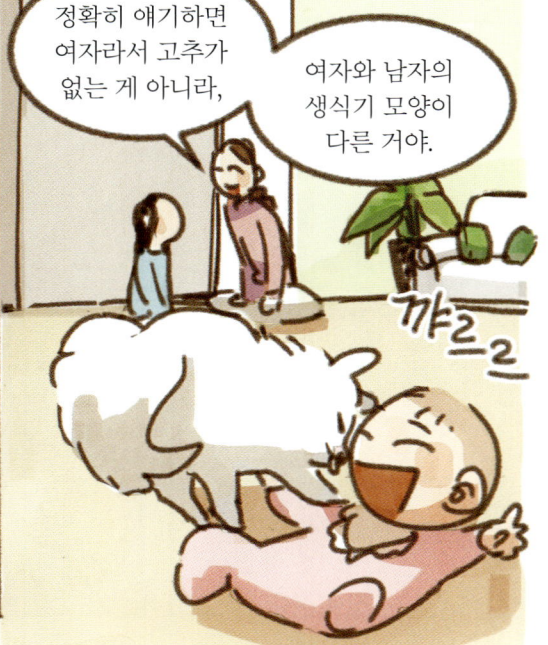

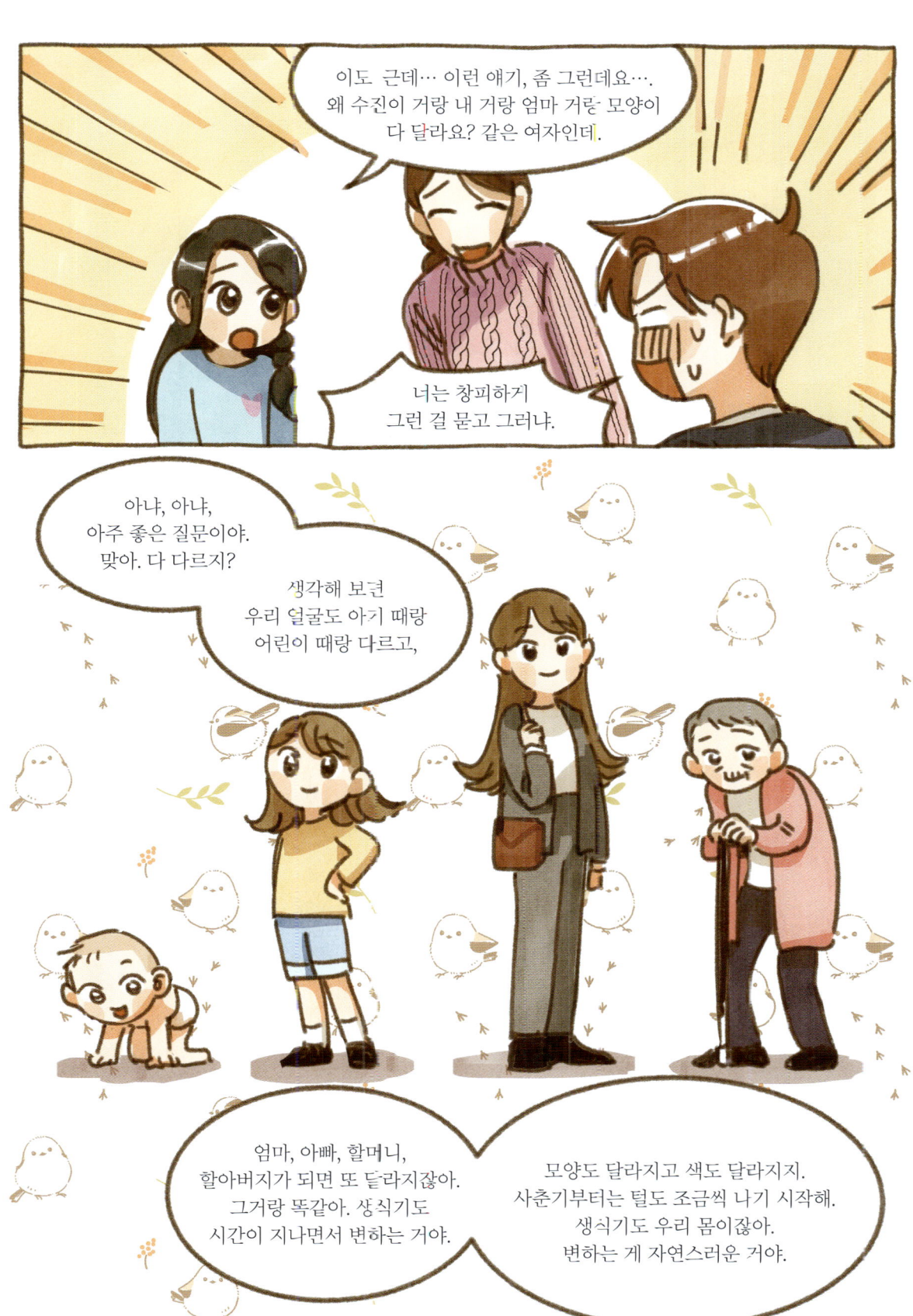

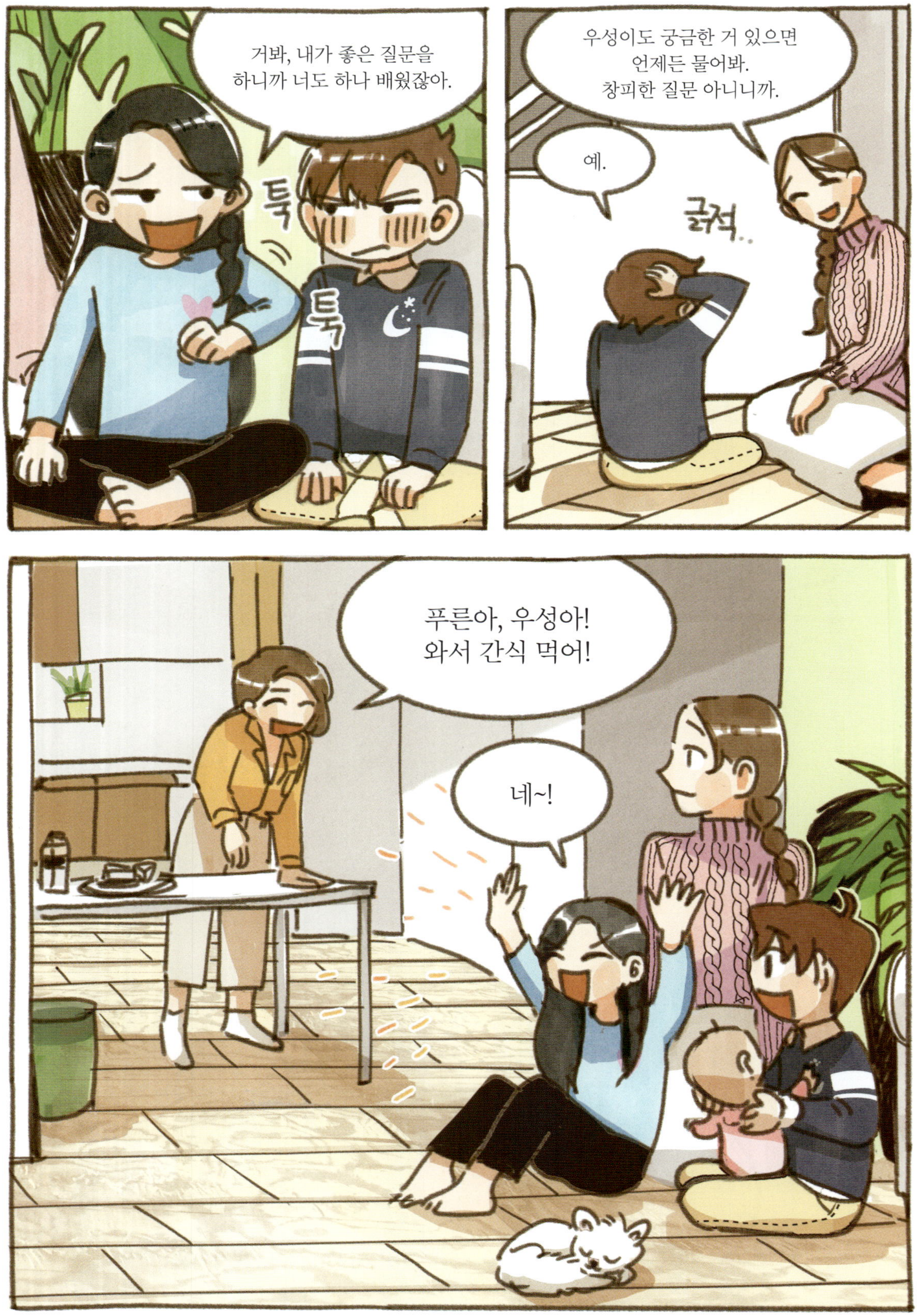

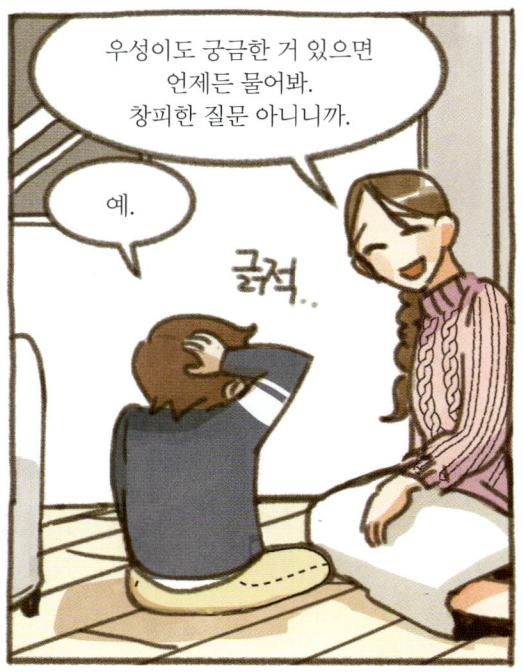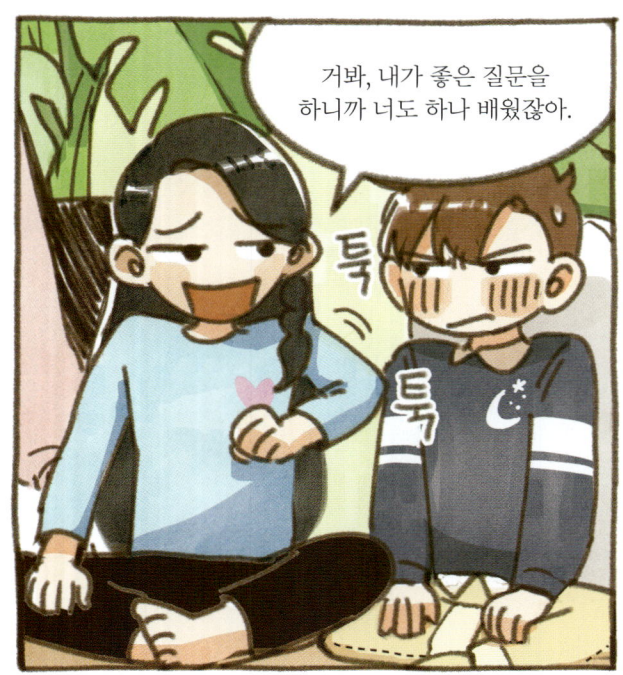

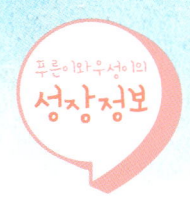

# 내 몸을 탐구해 볼까요?

여성 생식기는 겉으로 쉽게 볼 수 있는 구조가 아니에요.
일부러 관찰해야 볼 수 있어요. 청소년이 성을 알려고 하는 건 나쁘다는
생각 때문에 생식기가 궁금하고 생식기를 관찰하고 싶어도 그러지
못하는 친구들도 많을 거예요. 내 몸인데 말이죠!
내 몸이라는 건 내가 원하면 보고 만질 수 있다는 뜻이에요.
그리고 자기 몸을 잘 알고 있어야 스스로 몸과 성에 대한 결정을 잘 내릴 수 있고,
우리의 성을 이용하려는 사람들의 거짓말에 속지 않고 자신을 지킬 수 있어요.
생식기가 궁금한 친구들이 있다면 다른 사람에게 방해받지 않을 수 있는 시간과 장소에서
<u>거울을 이용해 생식기를 살펴보세요</u>
아래 그림을 보면서 생식기의 정확한 명칭도 익혀 보면 더욱 좋아요.

● **여성의 외부 생식기**

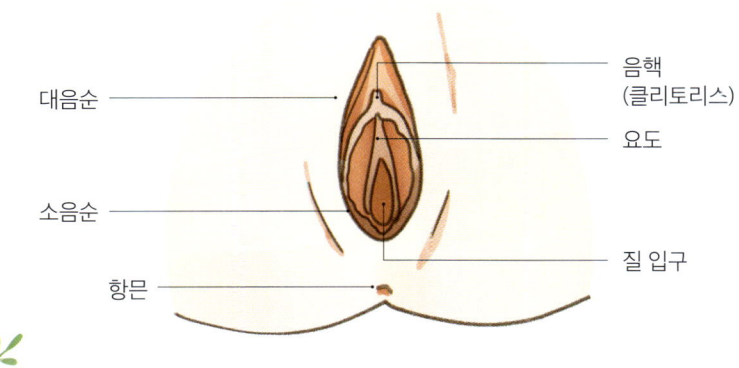

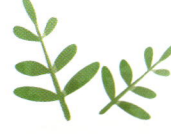

대음순과 소음순은 나쁜 물질이 몸 안으로 들어가지 않도록 막아 주는 역할을 합니다. 사춘기부터는 생식기가 성숙해지면서 소음순과 대음순의 색과 모양이 달라집니다. 성호르몬 때문에 생식기가 점점 짙어지면서 검붉은 색이 될 거예요! 소음순과 대음순이 모이는 부분에 음핵이 있어요. 이 기관은 인간의 몸에서 유일하게 성적인 느낌만을 위해서 존재하는 곳이에요. 많은 신경이 모여 있어서 감각을 잘 느낄 수 있어요. 우리 몸은 정말 신기하고 대단해요!

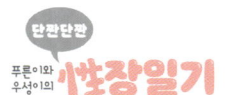# 팬티가 사라졌다

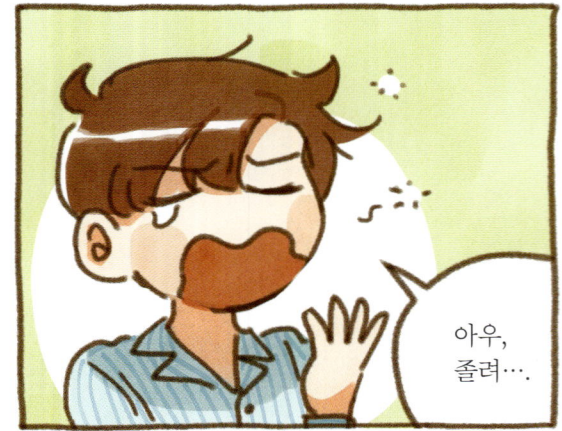
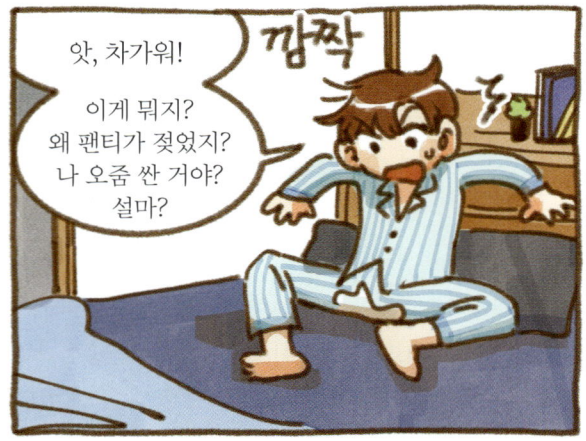
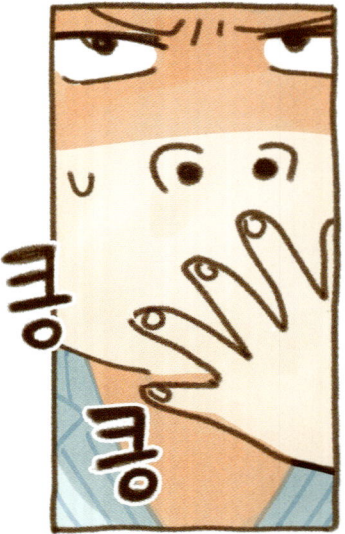
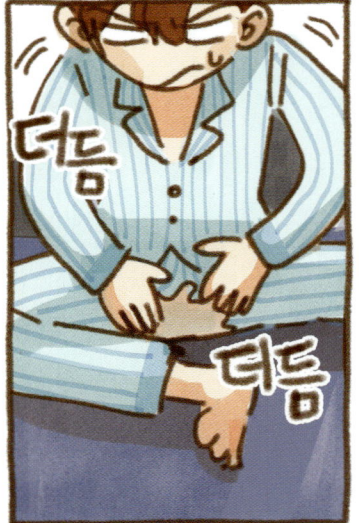
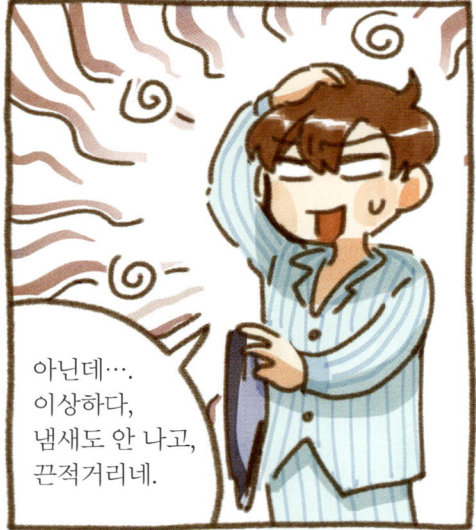
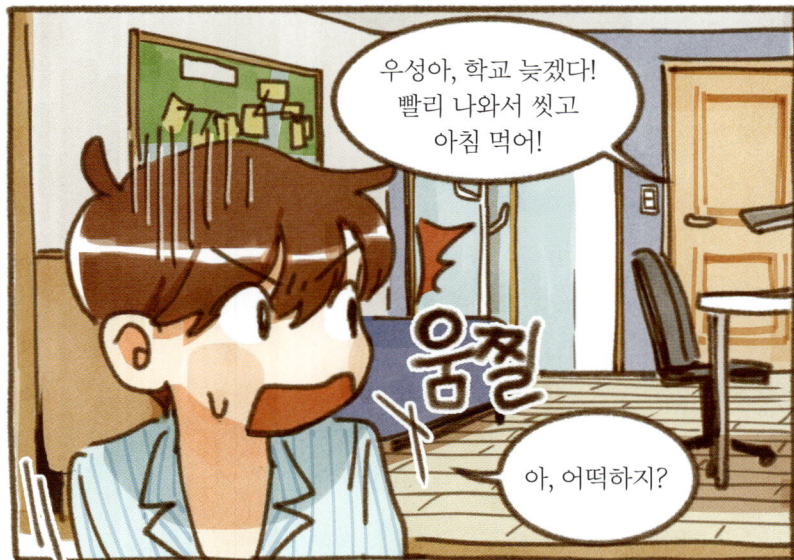
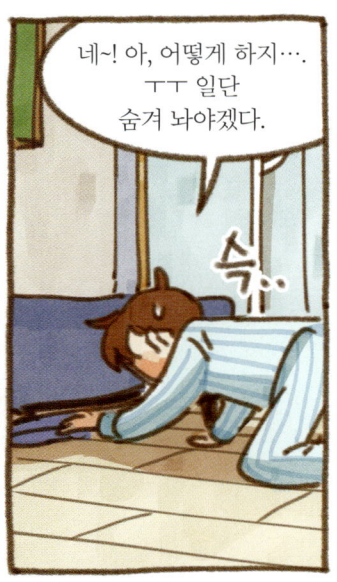

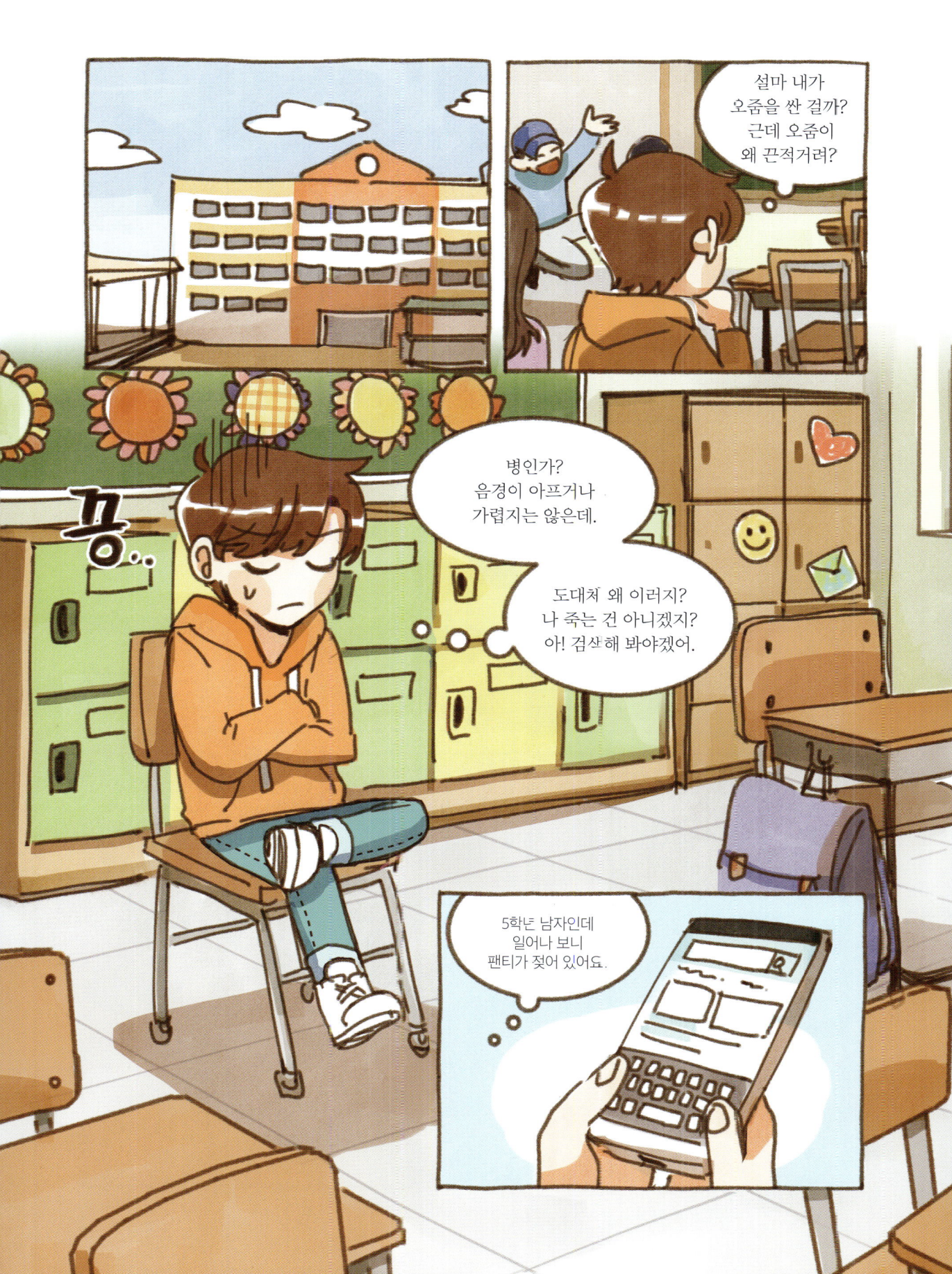

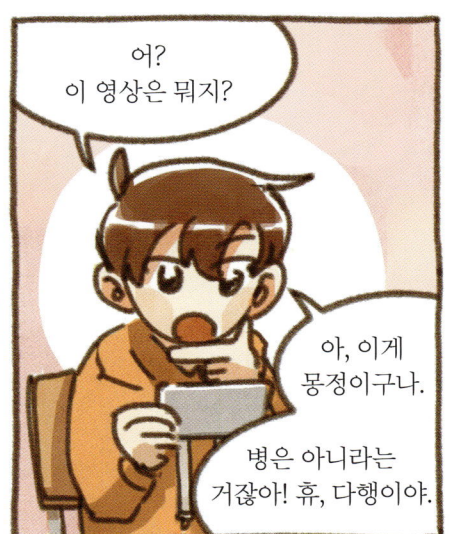
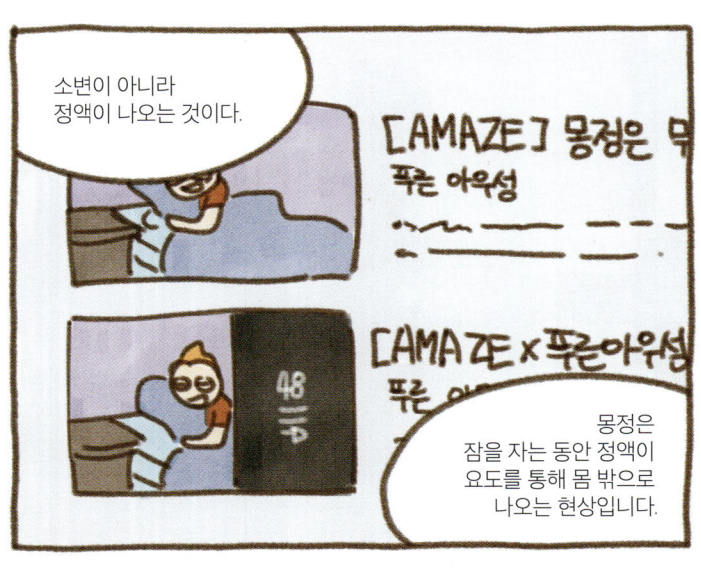
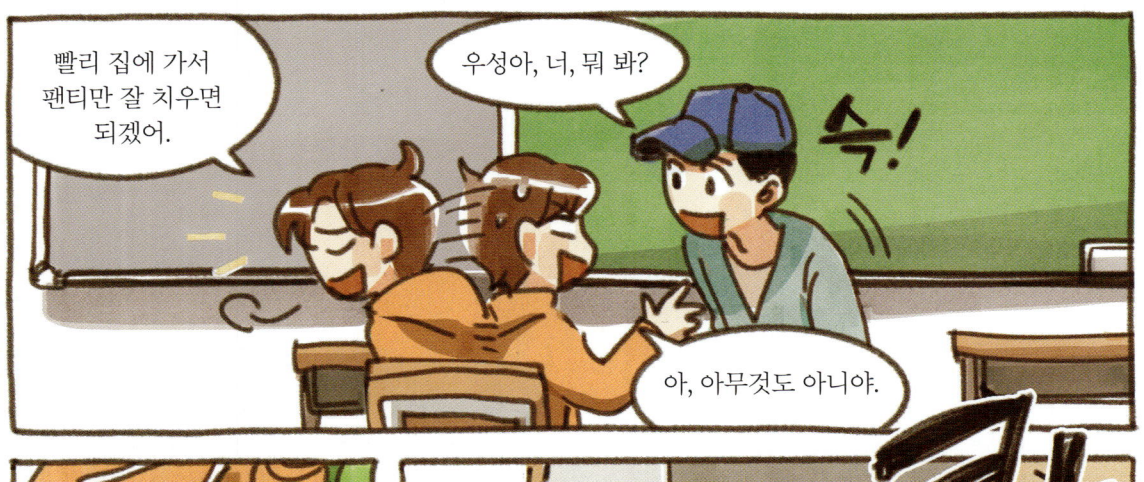
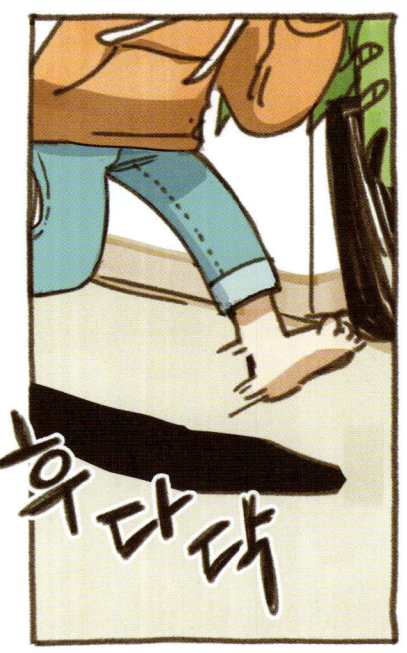
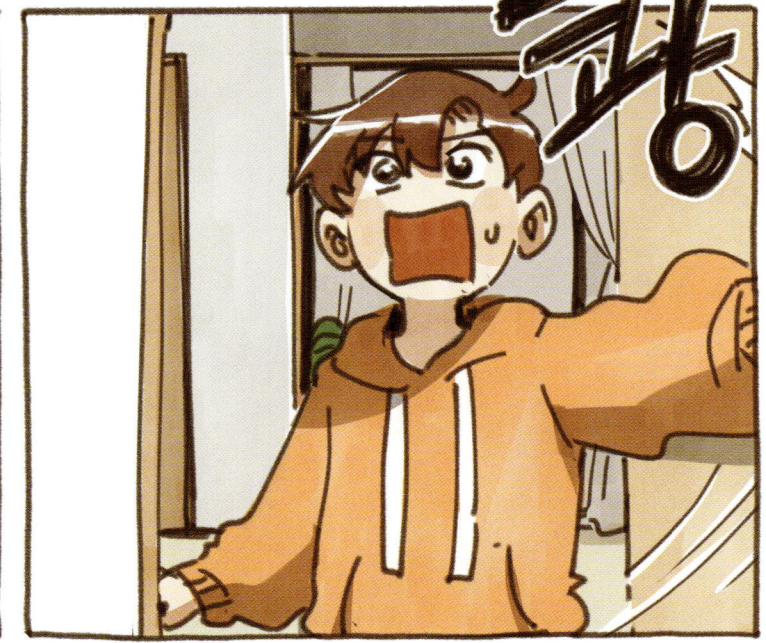

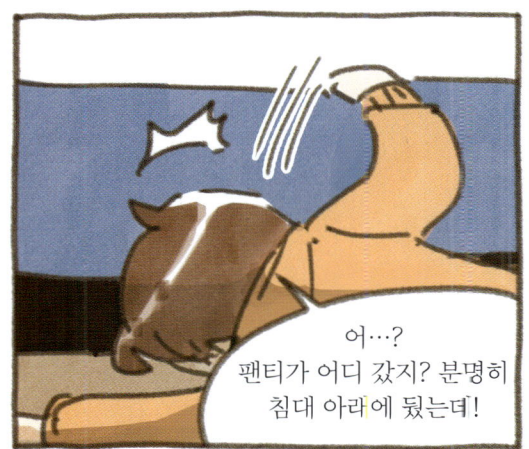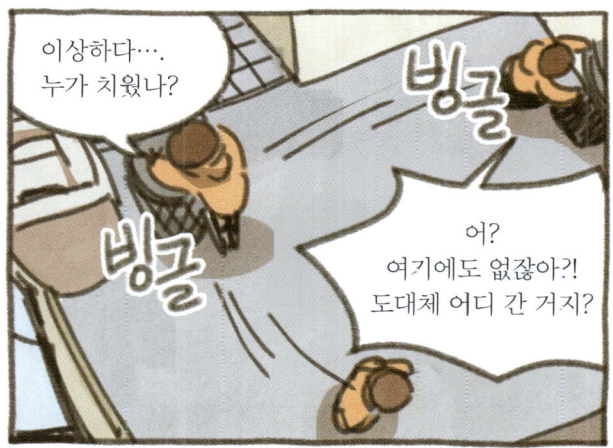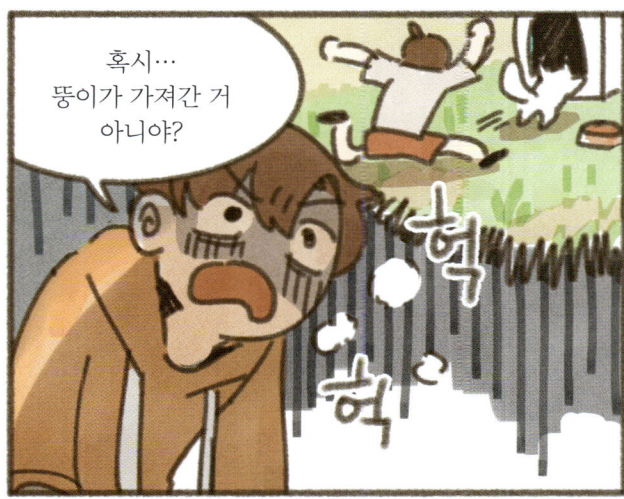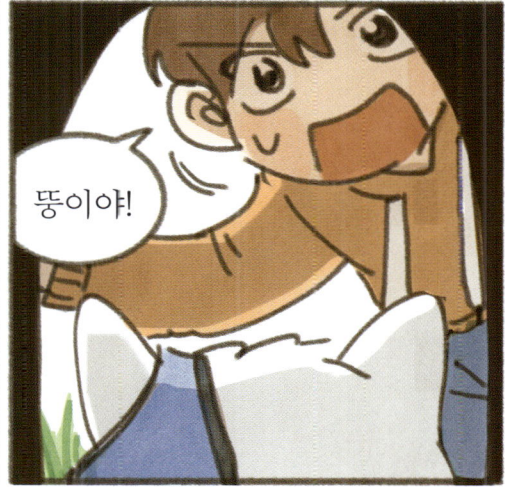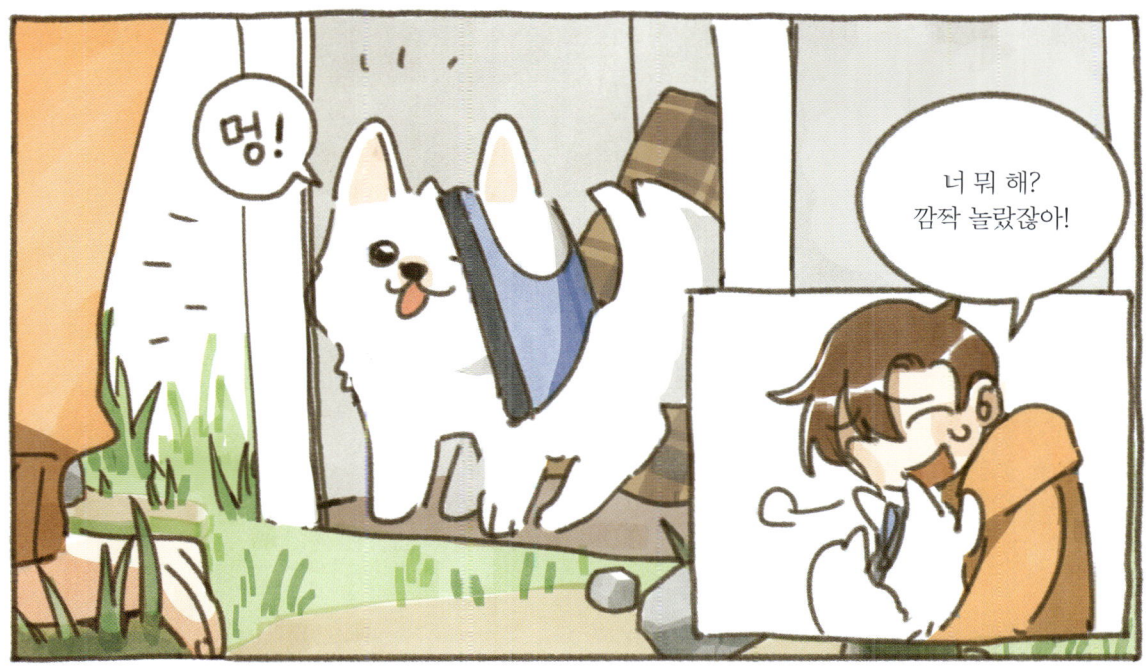

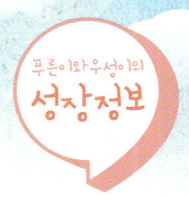

## 몽정은 왜 하는 걸까?

사춘기가 되면 고환에서 정자가 만들어지기 시작합니다.
이 정자가 정낭과 전립선에서 만들어진 분비액과 합쳐져서 정액이 생성돼요.
정액은 희고 끈적이고 소변하고는 다른 냄새가 난답니다. 정액이 요도를 통해
몸 밖으로 분출되는 현상을 사정이라고 하는데, 몽정은 잠을 자는 동안 자신도
모르게 사정이 이루어지는 걸 말해요. 어른이 되어서도 몽정을 할 수 있지만
사춘기에는 성호르몬인 테스토스테론이 많이 나오고 정자도 많이 만들어 내기 때문에
몽정이 자주 일어날 수 있어요. 몽정을 했으면 새 속옷으로 갈아입고 생식기는
물로 간단하게 닦아 주세요. 정액은 마르면 하얗게 굳기 때문에
속옷이나 이불을 물티슈로 한 번 닦은 다음 빨래 통에 넣어 주세요.
물론 몽정은 해도 정상, 안 해도 정상이에요.

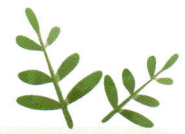

### 소변과 정액은 섞이지 않아요.

소변과 정액은 모두 요도를 통해서 밖으로 나옵니다.
'아니, 그럼 오줌하고 정액하고 섞이는 거 아닌가요?'라고 질문하는 친구들이 있어요.
걱정 마세요. 섞이지 않아요. 사정이 될 때는 방광과 요도 사이의 작은 밸브가
소변이 나오지 못하게 해서 정액이 소변과 섞이지 않습니다.
사정할 때 외에는 다시 소변이 통과될 수 있도록 밸브가 작동합니다.
따라서 음경이 발기된 상태에서 소변을 봐도 괜찮습니다.
또 하나! 정액이 나오기 전에는 미리 투명한 액체(쿠퍼액)가 나와서 요도를
깨끗하게 청소해 놓는답니다. 인체는 정말 신비롭지요?

● 남성의 내부 생식기    ● 발기 현상

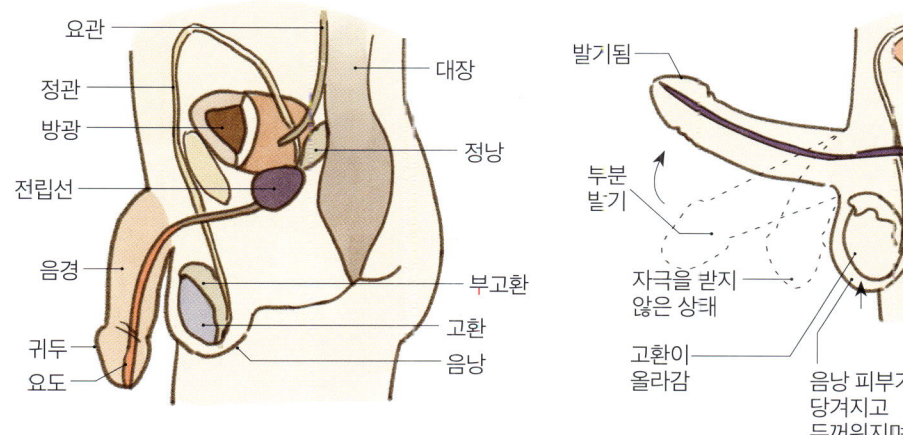

● 남자의 생식 기관

**음경** | 음경은 해면체라고 부르는 부드러운 조직과 혈관으로 이루어져 있어요. 해면체 조직은 스펀지처럼 구멍이 송송 뚫려 있어서 피가 들어오면 부풀어 올라 음경이 단단해져요. 이 현상을 발기라고 해요.

**음낭** | 음경 뒤에 있는 주머니 모양의 피부입니다. 사춘기가 되면서 음낭은 두꺼워지고 색이 어두워져요. 두 개의 음낭에는 각각 한 개의 고환이 들어 있어요. 음낭은 고환이 건강한 정자를 만들 수 있도록 온도를 유지하는 역할을 맡고 있어요. 너무 추울 때는 음낭이 몸 쪽으로 올라 붙고, 더울 때는 늘어져 있는 걸 볼 수 있을 거예요.

**고환** | 고환은 음낭 안에 있어요. 엄청나게 많은 정자와 테스토스테론 호르몬을 만드는 큰 공장 같아요.

**부고환** | 고환에서 만들어진 정자는 부고환으로 이동해서 난자까지 가기 위한 방법을 연습하고 힘을 길러요. 부고환에서 정자는 성숙해지고 완성된답니다.

**전립선** | 정자가 헤엄칠 수 있고, 주변 환경으로부터 정자를 보호해 주는 분비물을 만들어요. 이 분비물과 정자가 섞인 것을 정액이라고 불러요.

# 생식기를 스스로 관리해요

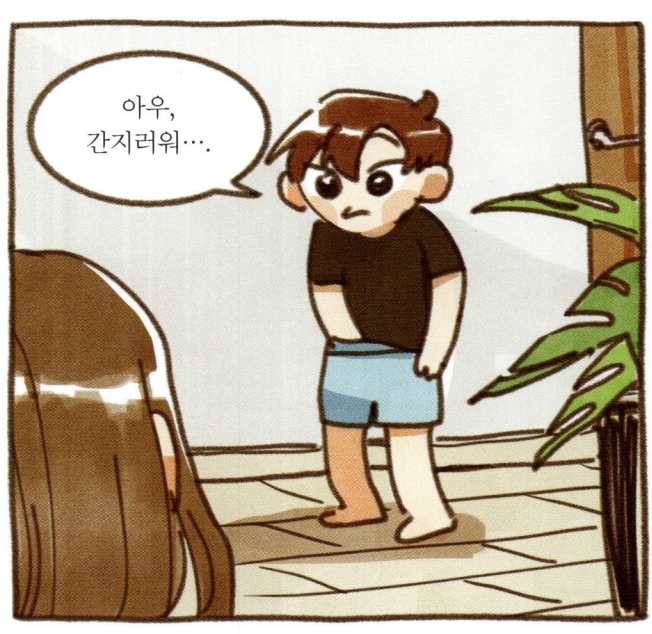
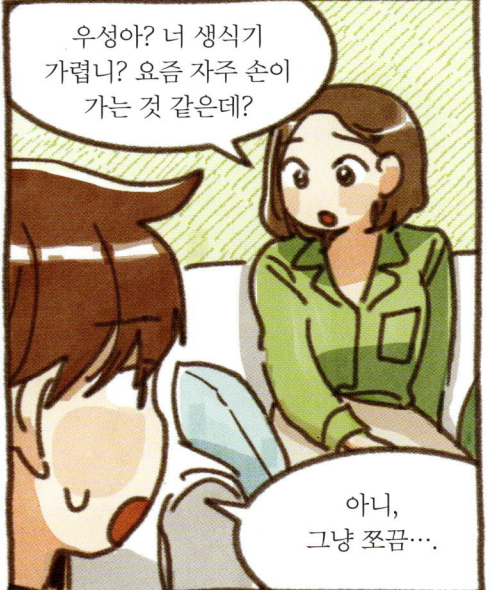
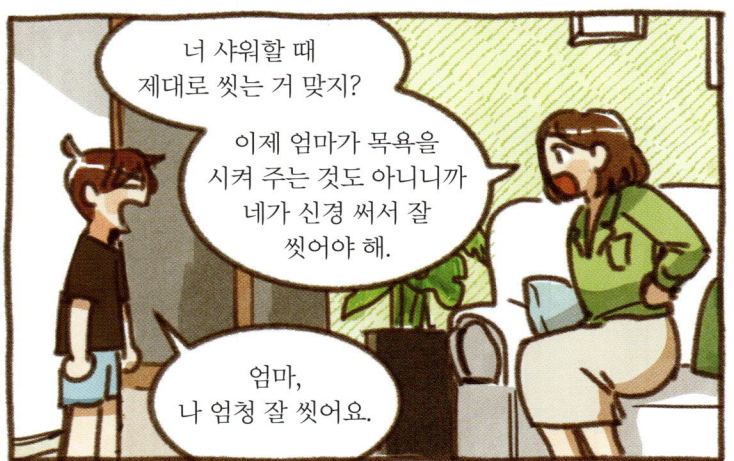
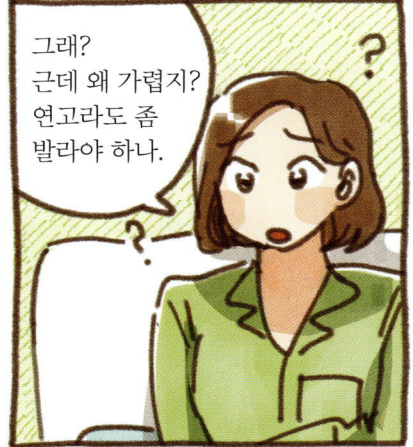
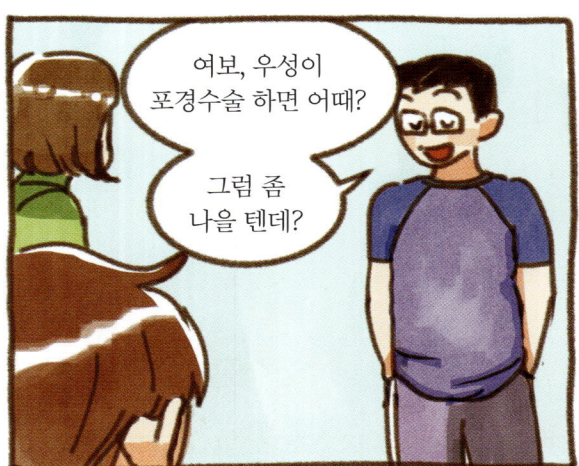
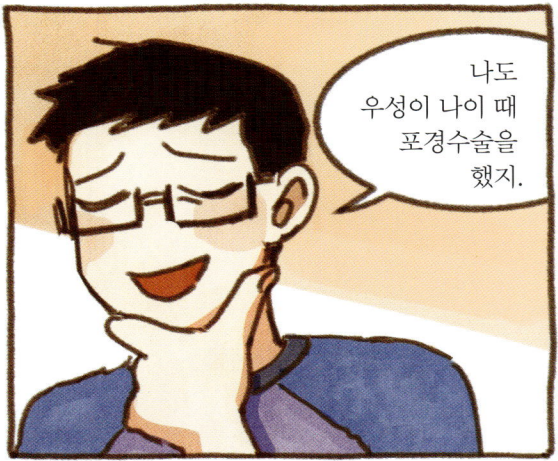

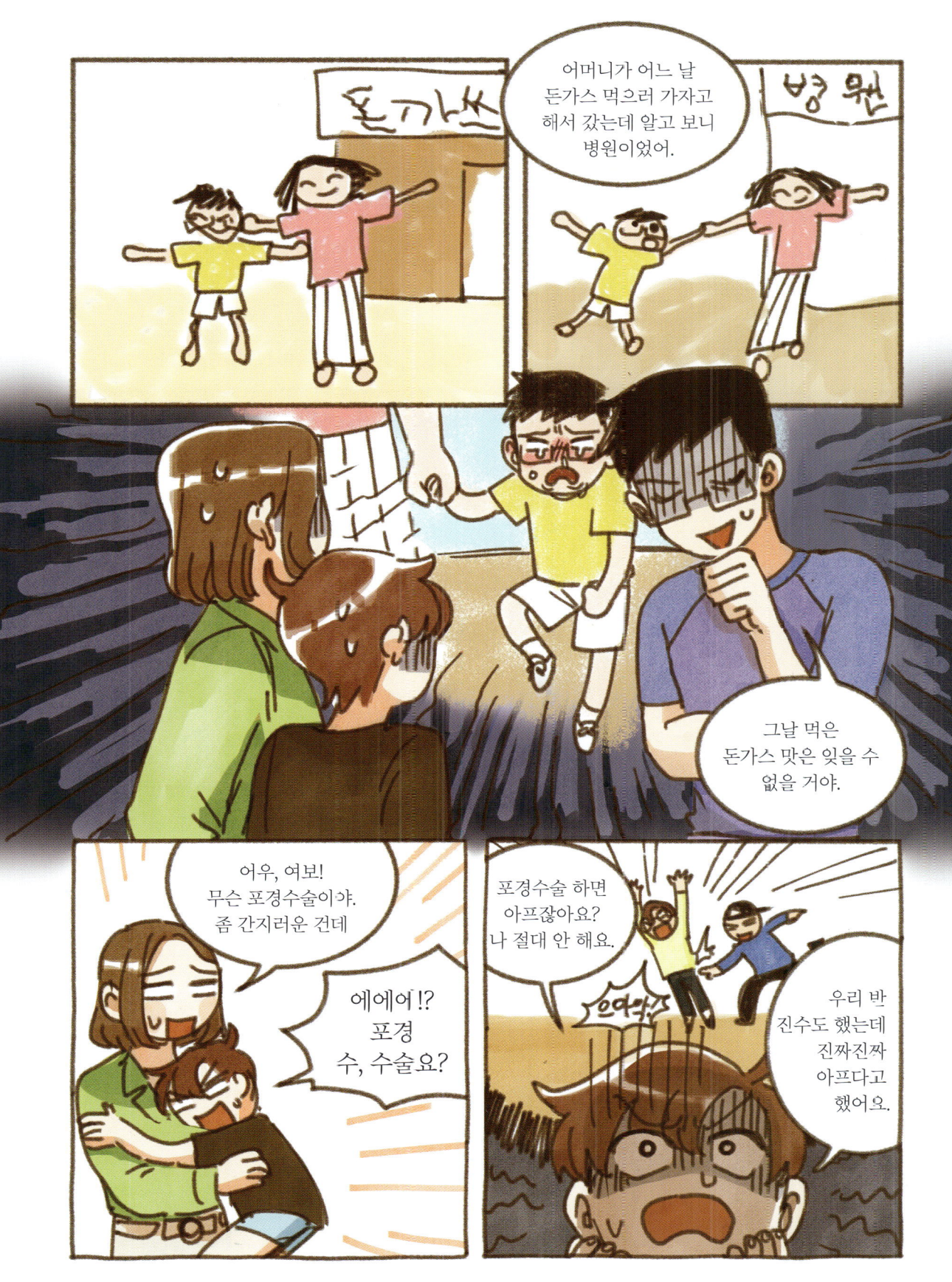

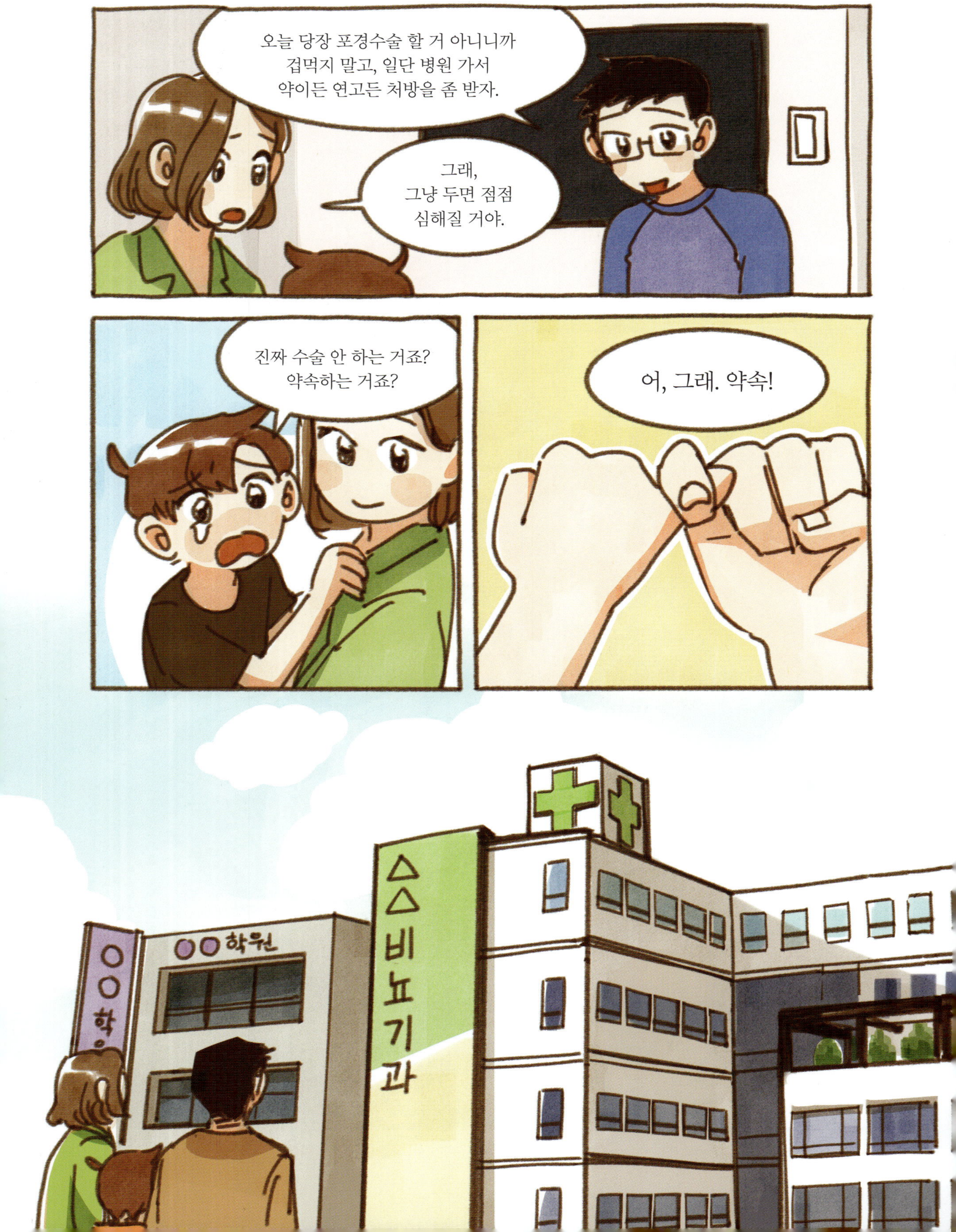

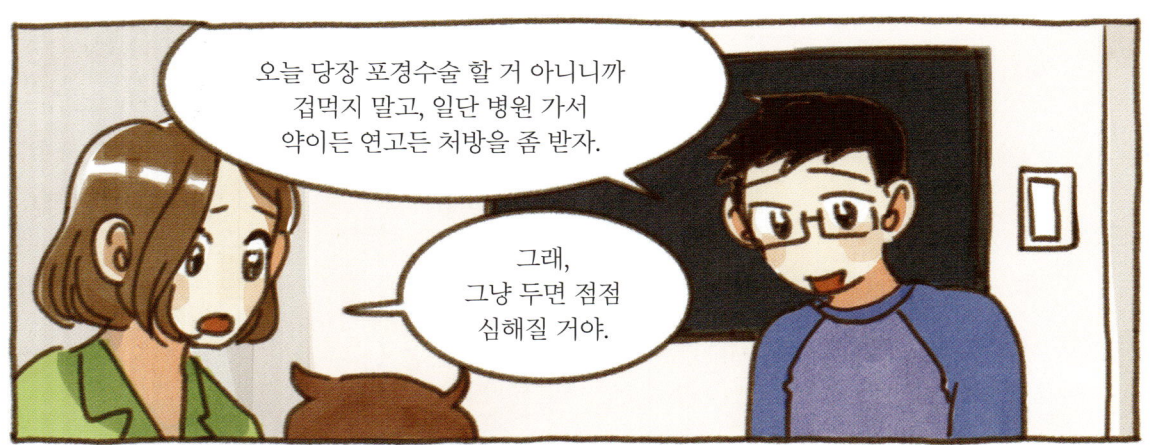
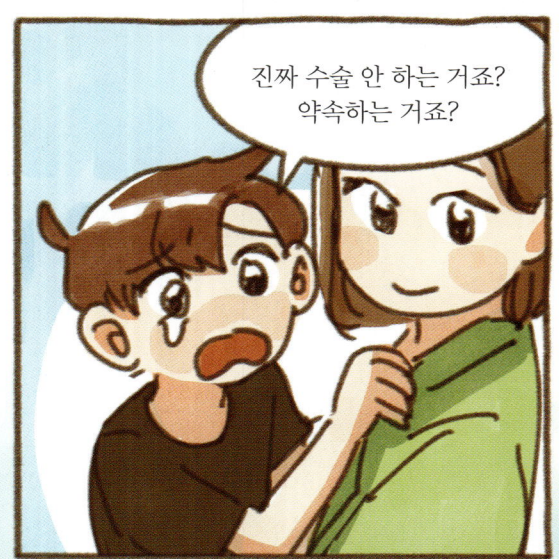
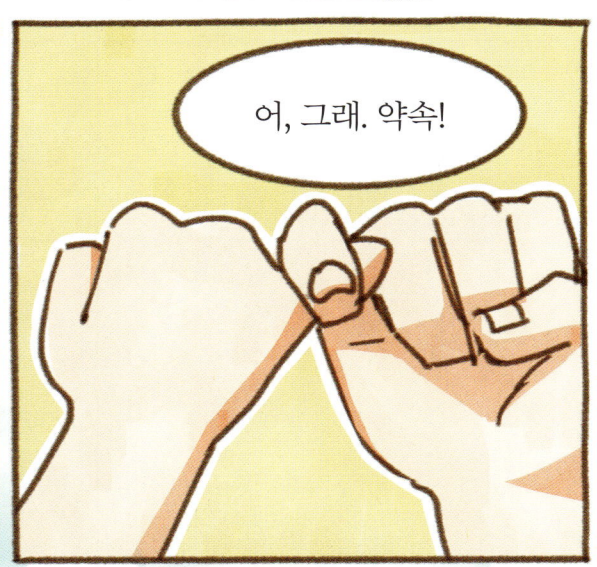

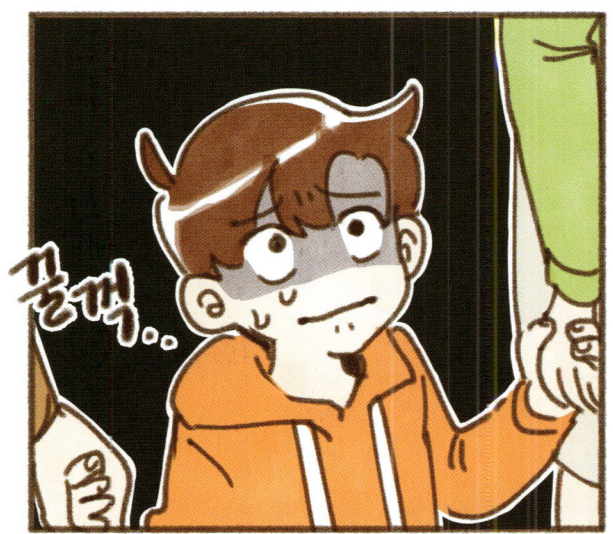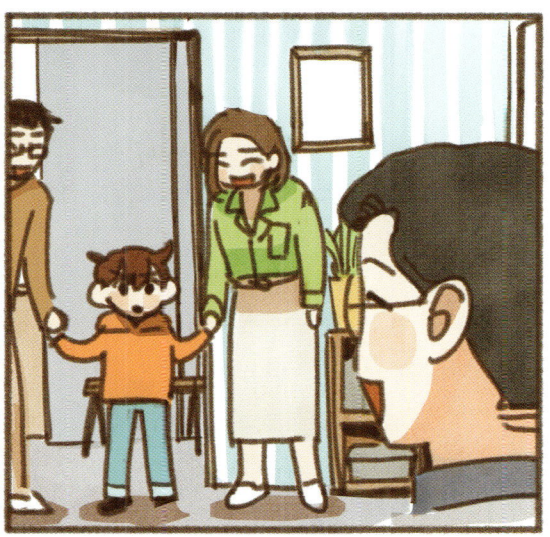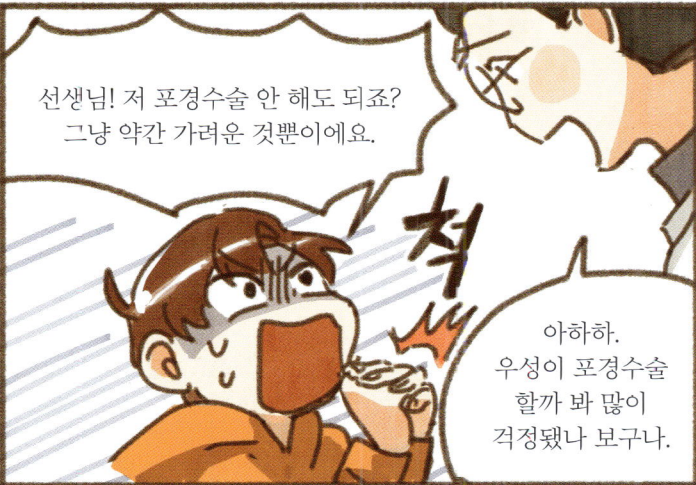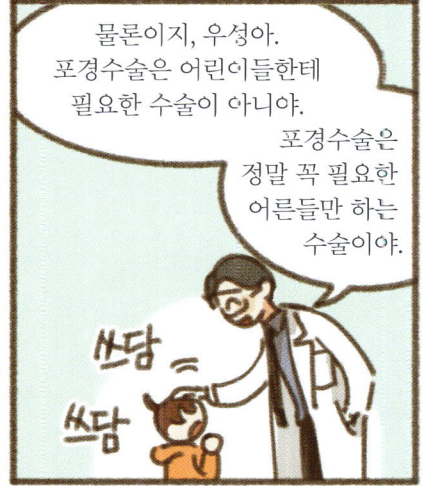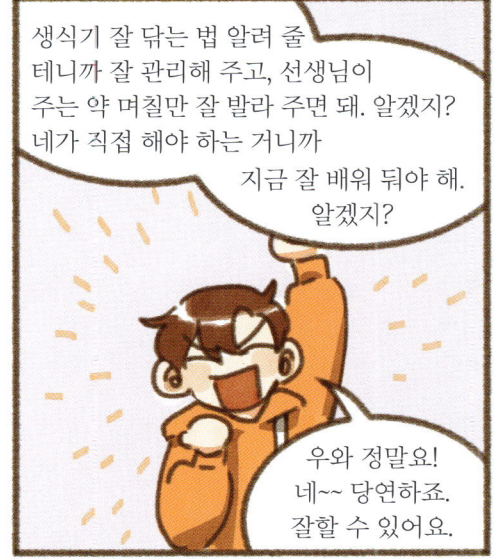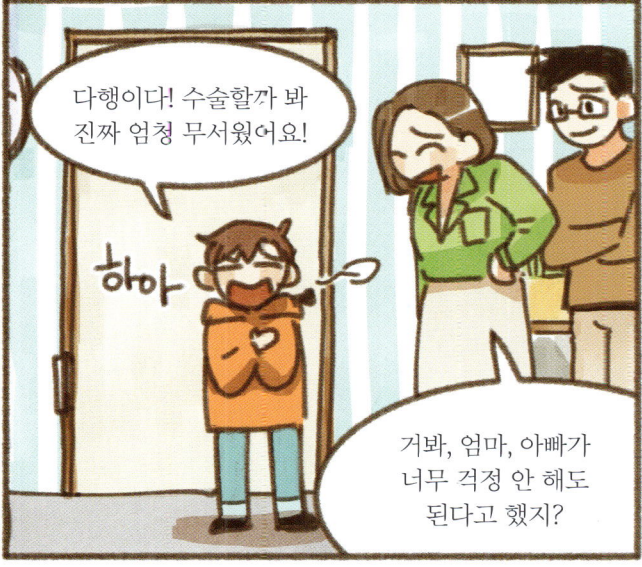

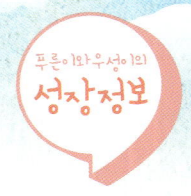

## 포경수술이란 무엇일까요?

포경수술은 음경의 귀두를 덮고 있는 피부인 포피를 잘라내는 수술입니다.
포경수술은 종교와 문화적인 배경에서 시작됐어요.
성경을 경전으로 사용하는 이슬람교나 유대교, 기독교에서는 신에게
선택받은 사람이라는 걸 보여 주고 자신의 믿음을 증명하기 위해서 포경수술을 해 왔답니다.
그래서 이런 종교를 가진 사람들이 많은 이슬람 국가나 미국에서 포경수술을 주로 하고 있어요.
종교적인 이유가 없이 포경수술을 많이 하는 나라는 한국이 거의 유일하다고 합니다.
처음에는 선진국인 미국이 하는 수술이어서 좋은 수술이라고 받아들였고 나중에는 포경을
안 하면 진짜 남자가 아니라는 잘못된 생각이 퍼지면서 너도 나도 해 왔던 것이죠.
지금은 우리나라도 **잘못된 정보들이 바로잡히고, 포피의 역할도 알려지면서** 포경수술이
많이 줄어들었어요.

● 포경수술

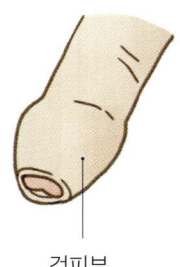
겉피부

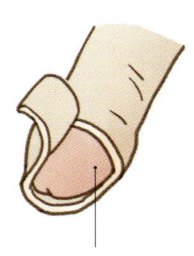
귀두

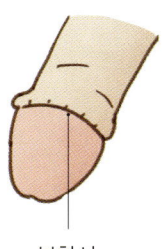
봉합선

### 포경수술 걱정 없는 생식기 관리법!

귀두와 포피 사이에 염증을 예방하려면 평소에 생식기를 잘 닦아 주기만 하면 돼요! 조금만 배우면 친구들 모두 잘할 수 있어요. 하루에 한 번 샤워하면서 아프지 않을 정도로 적당히 포피를 당겨서 포피와 귀두 사이를 물로 잘 헹구고 말려 주세요. 따로 세정제를 사용할 필요는 없어요. 혹시 염증이나 가려움증이 생기더라도 연고를 바르거나 약을 먹으면 쉽게 치료할 수 있답니다. 중학생 때쯤 되면 귀두와 포피가 잘 분리돼서 관리하기 더 쉬워질 거예요.

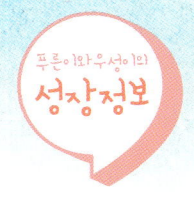

# 포경수술은 언제 해야 할까요?

포경수술은 몸이 다 자랐는데도 귀두와 포피가 잘 분리되지 않아서 아프거나 불편할 때 고려할 수 있는 치료법입니다. 하지만 포경수술은 귀두를 촉촉하게 유지해 주는 포피를 잘라내야 하기 때문에 외국에서는 수술을 바로 하지 않고, 연고를 발라 마사지를 하는 등 다른 방법을 먼저 시도해 봅니다. 정리하면 포경수술을 하더라도 20세가 넘어서 귀두가 제대로 젖혀지지 않아서 문제가 있을 때, 다양한 치료법과 포경수술의 장단점을 따져 본 후에 스스로 결정하면 됩니다. 다행히 15~16세쯤 되면 대부분 귀두와 포피가 잘 분리될 거예요!

아래 그림은 영국인 의사인 제임스 터너가 만든 성숙도 발달 표입니다.
남자는 생식기와 음모 발달에 따라 성적 발달을 5단계로 나눌 수 있습니다.
보통 1단계는 10세, 마지막 단계는 16세쯤이에요. 사춘기는 하루만에 끝나는 사건이 아니라 긴 시간이 필요한 과정이랍니다. 사람마다 성장 속도가 모두 달라요.
남과 비교하지 않는 여유가 사춘기에 꼭 필요한 이유입니다.

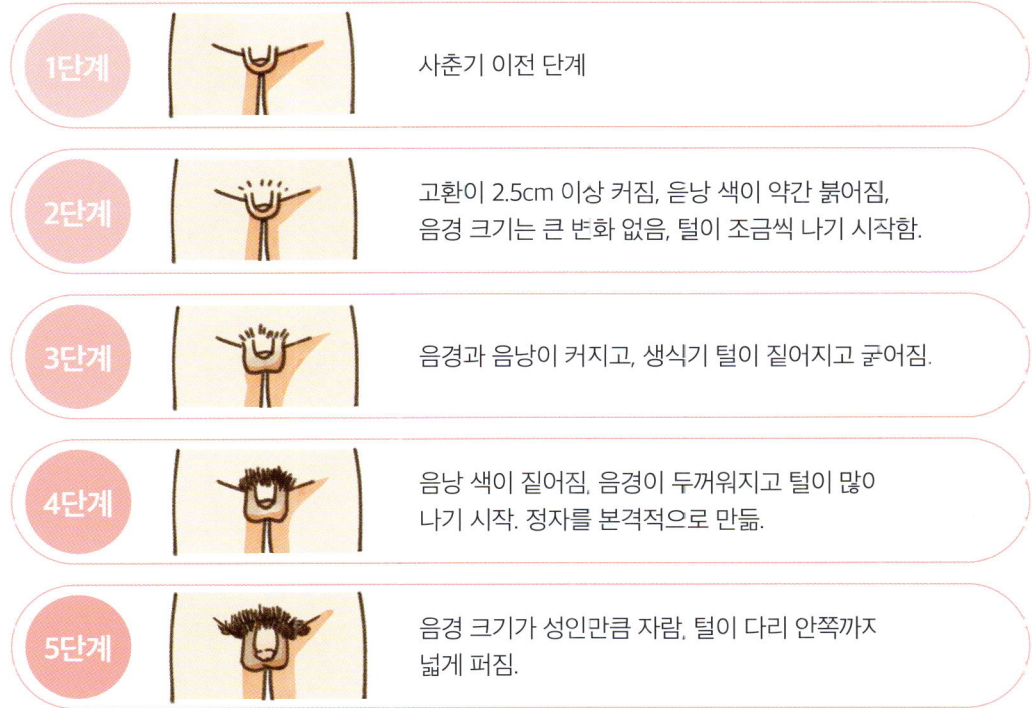

| 1단계 | 사춘기 이전 단계 |
| 2단계 | 고환이 2.5cm 이상 커짐, 음낭 색이 약간 붉어짐, 음경 크기는 큰 변화 없음, 털이 조금씩 나기 시작함. |
| 3단계 | 음경과 음낭이 커지고, 생식기 털이 짙어지고 굵어짐. |
| 4단계 | 음낭 색이 짙어짐, 음경이 두꺼워지고 털이 많이 나기 시작. 정자를 본격적으로 만듦. |
| 5단계 | 음경 크기가 성인만큼 자람. 털이 다리 안쪽까지 넓게 퍼짐. |

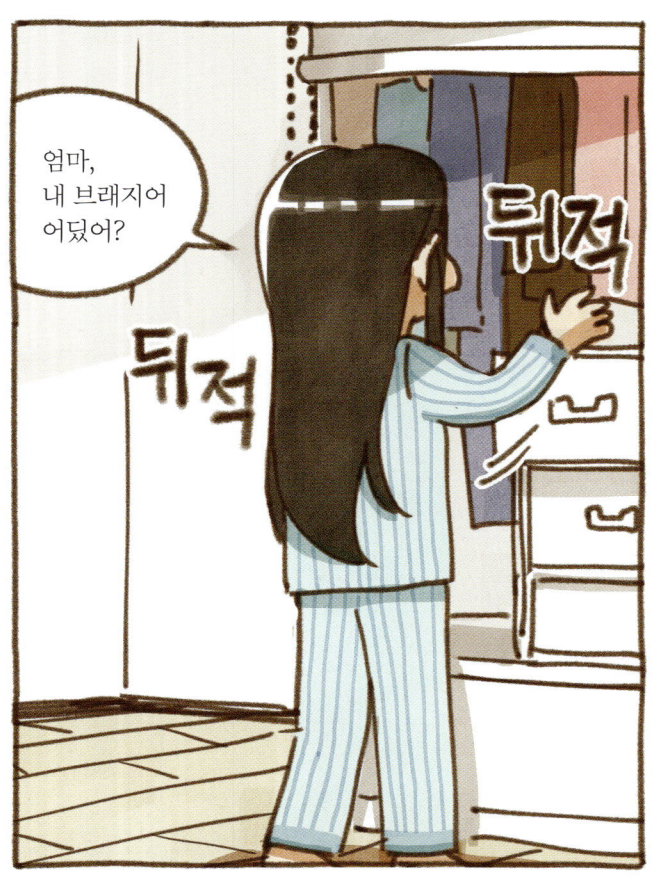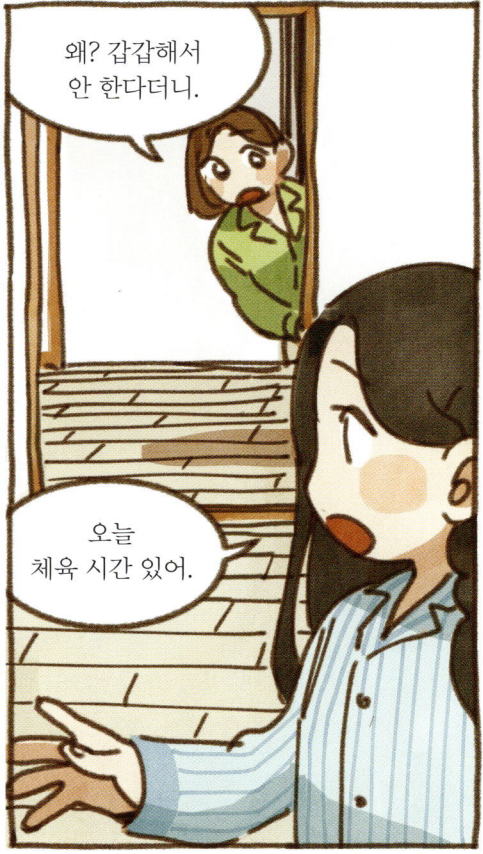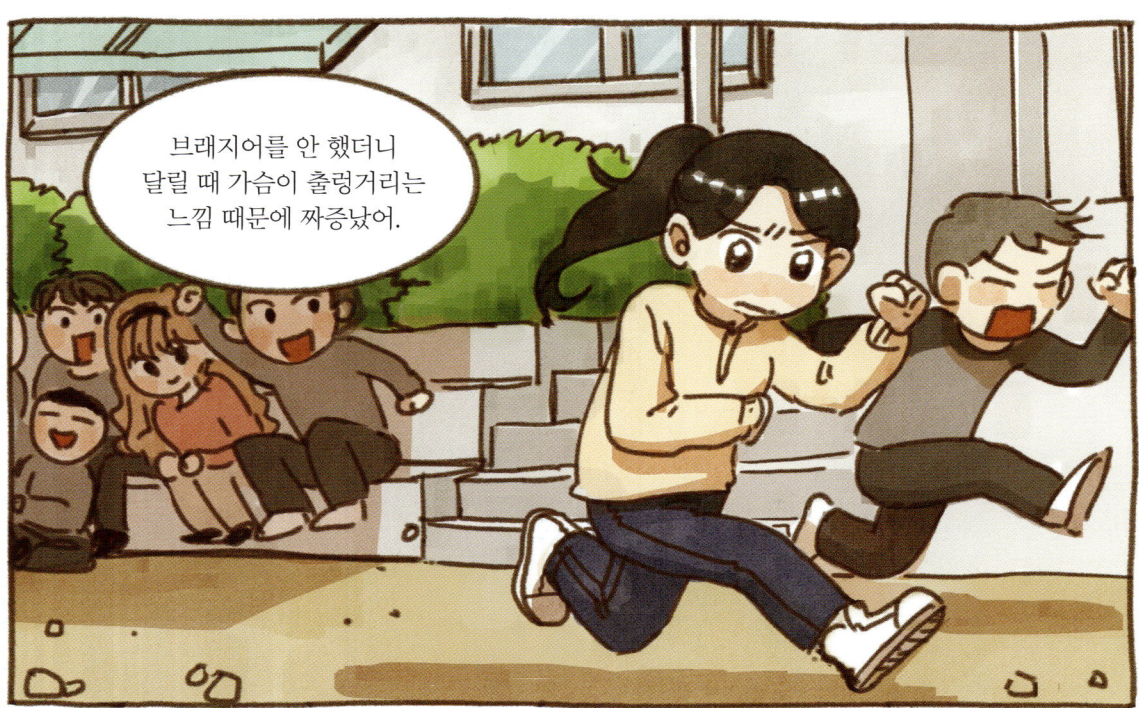

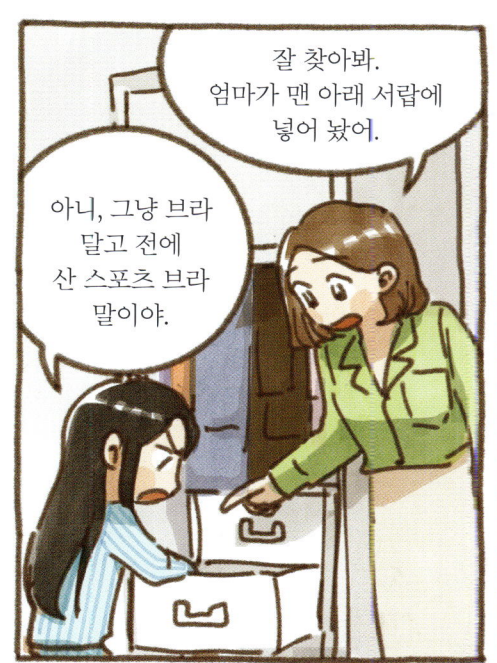
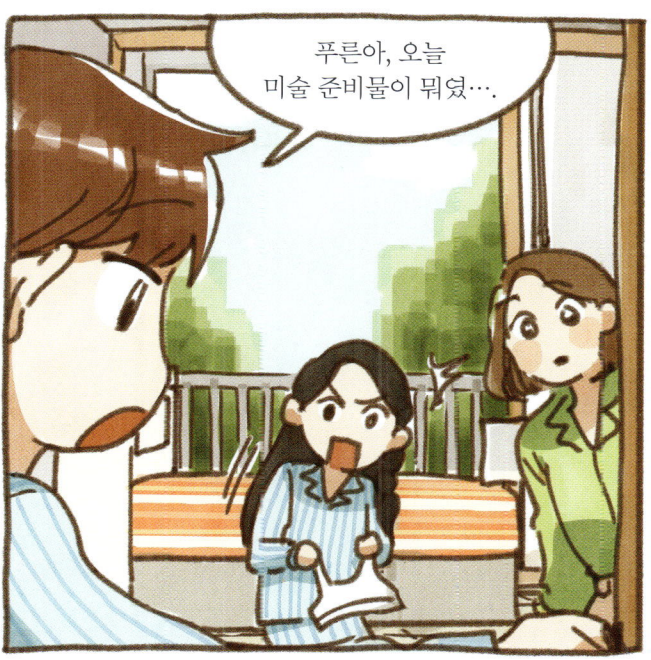
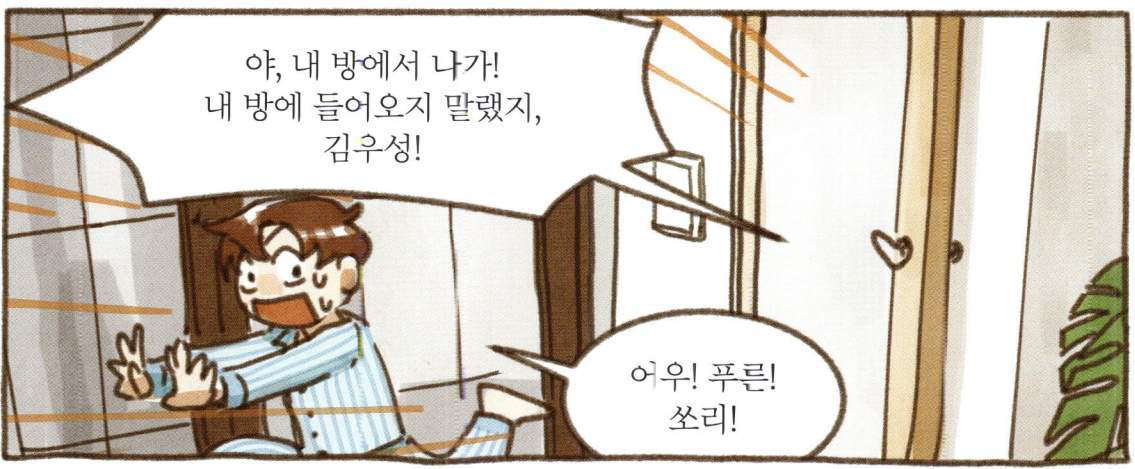
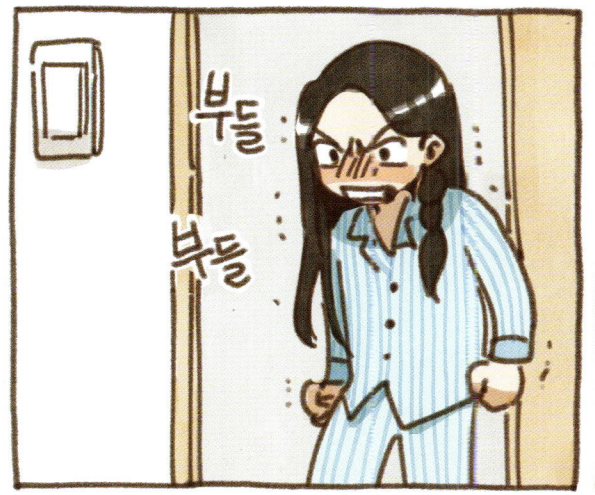
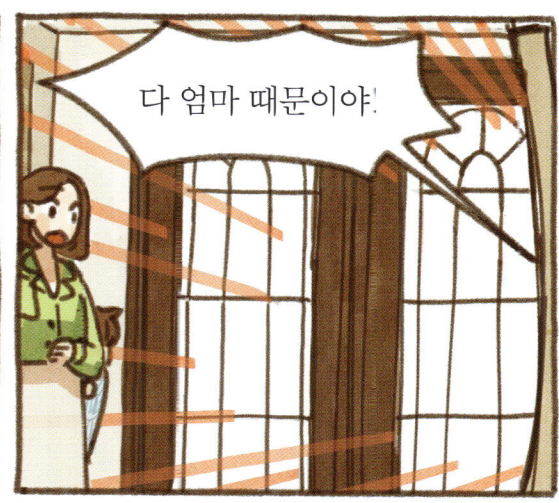

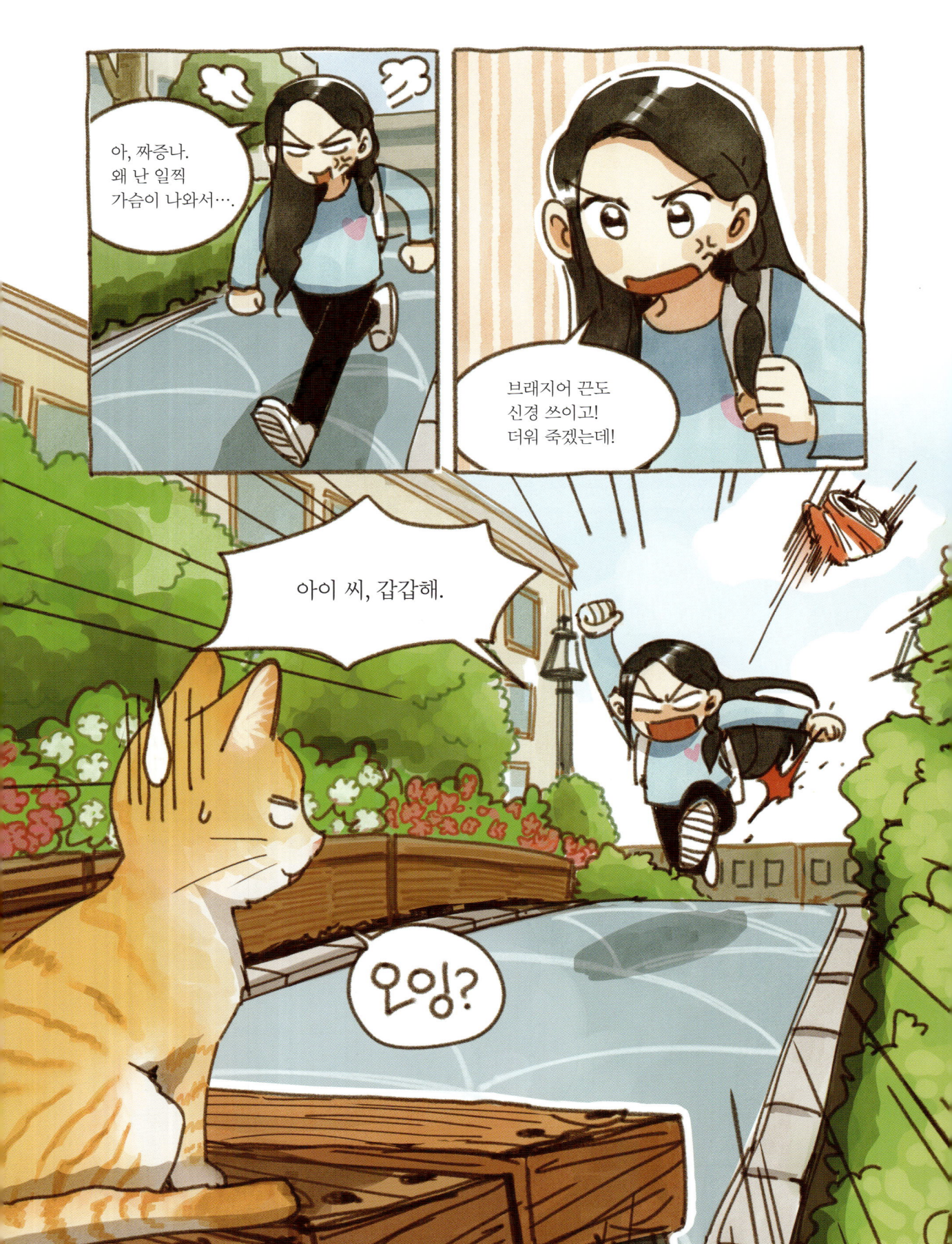

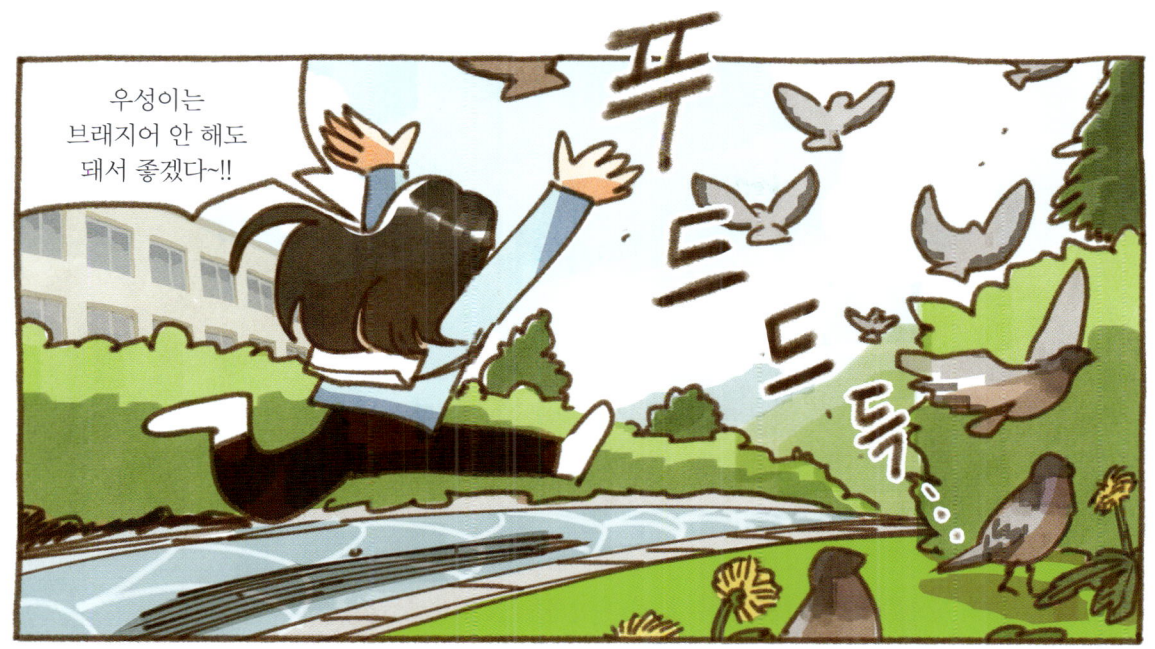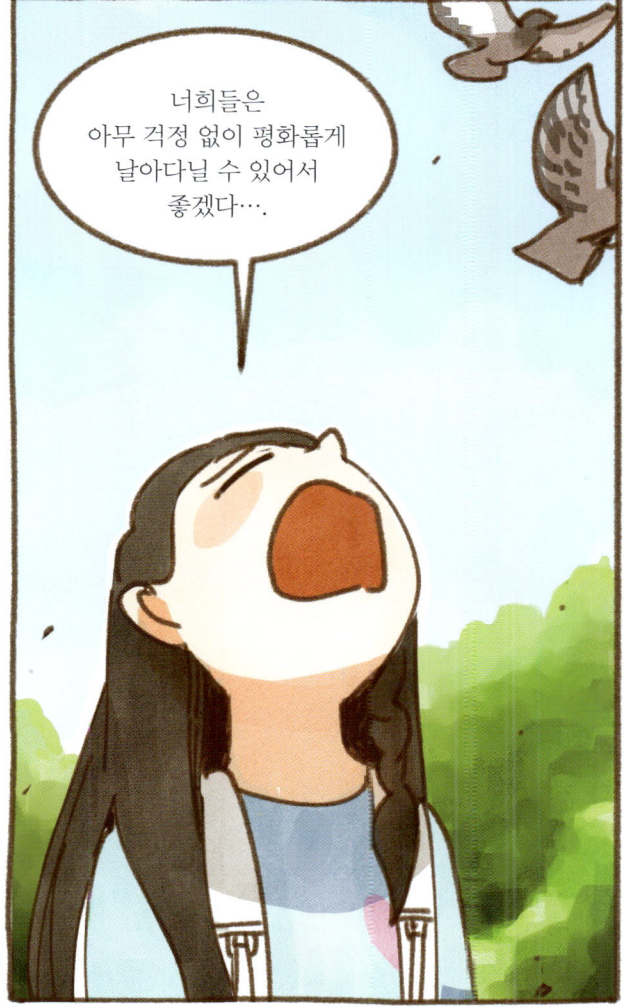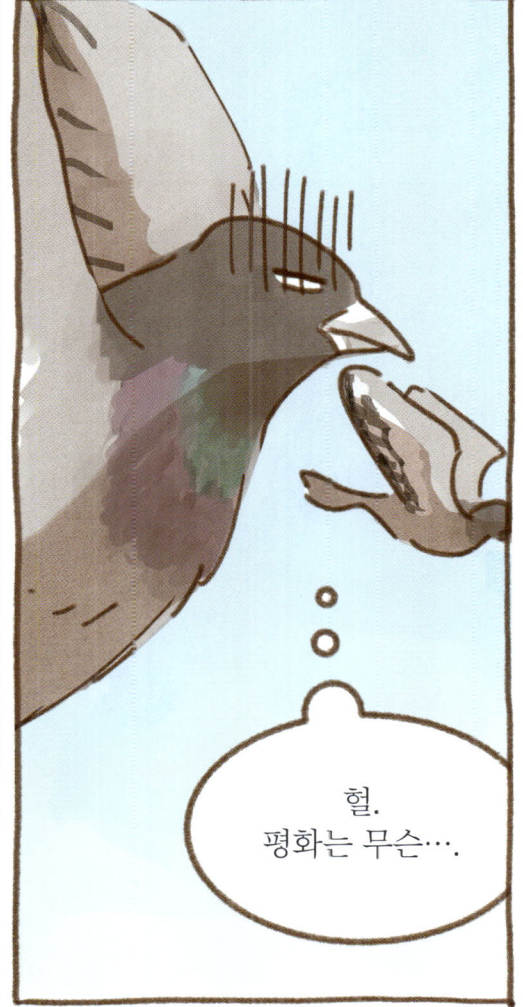

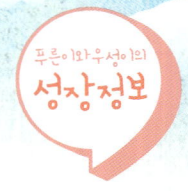

# 여자는 왜 가슴이 나오는 걸까요?

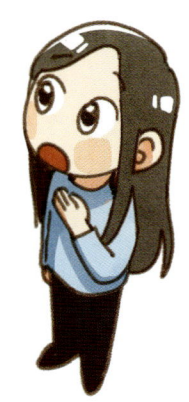

사춘기는 생명을 만들 수 있는 능력이 본격적으로 발달하는 시기입니다.
남자는 고환에서 성숙한 정자를 만들어 내기 시작하고, 여자는 아기가 자랄 자궁과
아기에게 필요한 영양분을 만들어 줄 **가슴이 발달**해요.
가슴 안에는 젖을 생산하는 유선과 젖을 유두로 운반하는 유관이 있고
그 주변으로 부드러운 지방이 쌓이면서 가슴이 봉긋하게 나온답니다.
여러분이 부모가 될지 말지는 어른이 돼서 결정하고 준비하면 돼요.
하지만 몸은 지금부터 생명을 만들 수 있도록 준비하고 있다는 걸 꼭 알아야 합니다.
몸이 왜 바뀌는지, 어떻게 성숙해지는지 알면 사춘기의 몸 변화가 두렵지 않고
잘 준비할 수 있어요.

● 여성의 가슴

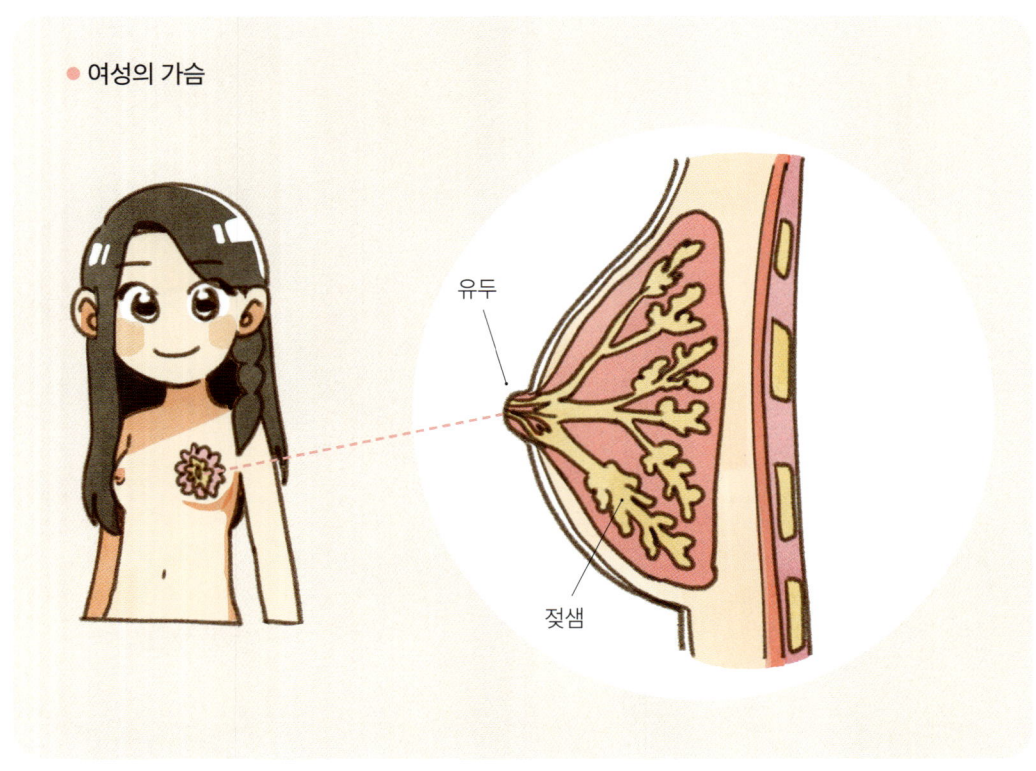

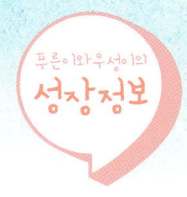

## 브래지어를 왜 입어야 할까요?

갑자기 브래지어를 입자니 불편하고 귀찮은 마음이 들죠?
가슴이 꽉 끼어서 답답하기도 하고요. 브래지어를 입으면 왠지 사람들이
내 가슴을 볼 것 같아서 신경 쓰일 수도 있어요. 옷에 비치는 브래지어 끈도 싫고요.
이런 여러 가지 이유 때문에 브래지어를 입고 싶지 않은데 엄마 아빠는
꼭 입어야 한다고 해서 다툴 때도 있을 거예요.

사실 브래지어 착용은 기능이나 건강보다는
<u>문화적인 이유</u>가 가장 커요. 나라마다 조금씩 차이가 있지만
여성의 가슴이 성적인 이미지로 사용되면서, 유두가 두드러져 보이지
않게 브래지어를 입는 것이 예절처럼 자리를 잡았어요.
한국은 이런 문화가 강해서 브래지어를 안 입으면 사람들이
민감해하기도 하고, 예의 없다고 손가락질을 하는 경우도 많아요.
하지만 앞으로는 브래지어를 안 하는 모습이 더 자연스러워질 수도 있어요.
문화라는 건 시간이 지나면서 계속 바뀌어 가거든요. 그리고 문화는 여러분이 원하는 모습으로
만들어 갈 수도 있어요. 지금도 외국에는 브래지어를 입지 않는 사람들이 많답니다.

<u>브래지어의 기능적인 부분도 생각</u>해 볼 수 있어요.
유두는 민감하고, 사춘기 때는 특히 옷에 스치면서 쓰라린 느낌이 올 수 있거든요.
이럴 때 순면으로 된 브래지어가 도움이 될 수 있지요.
격렬한 운동을 할 때 스포츠 브래지어를 입으면 가슴이 아프지 않도록 잡아 주고
땀도 흡수해 줄 수 있어요. 여러분에게 쓸모 있고 편한 속옷을 찾아보길 바라요.
잠을 잘 때 브래지어를 벗는 것 잊지 마세요!

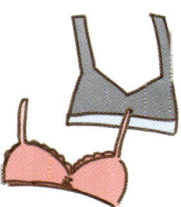

## 내 목소리가 왜 이러지?

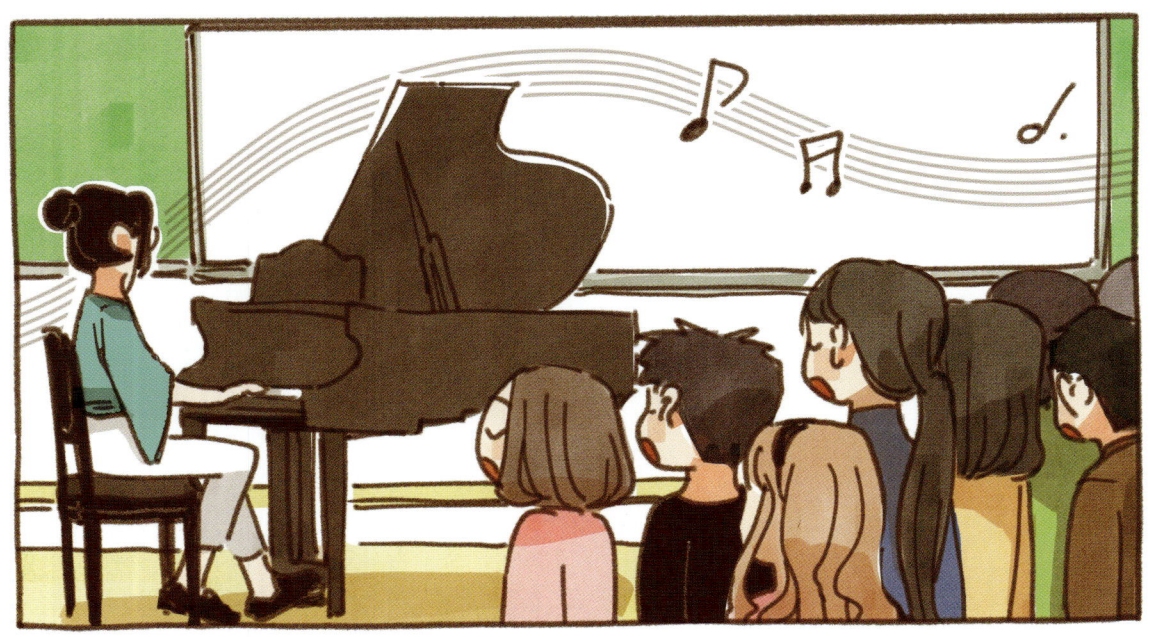
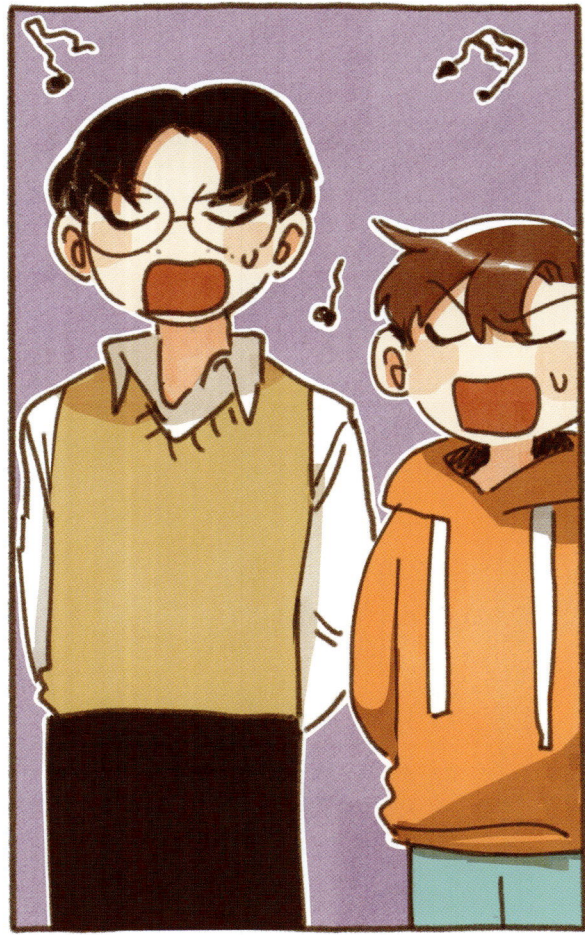
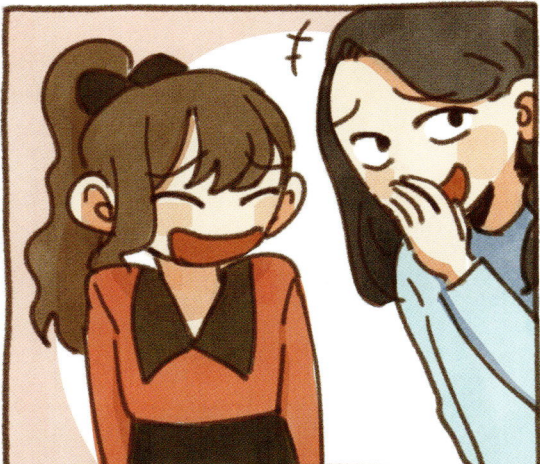
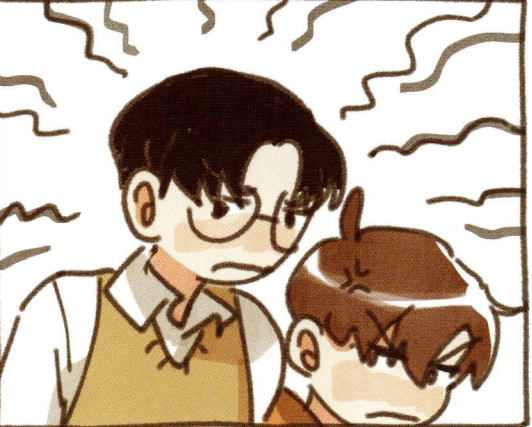

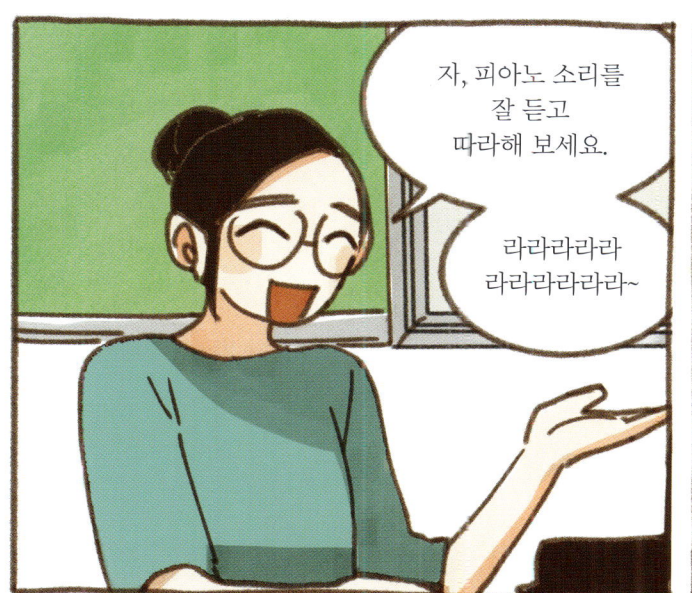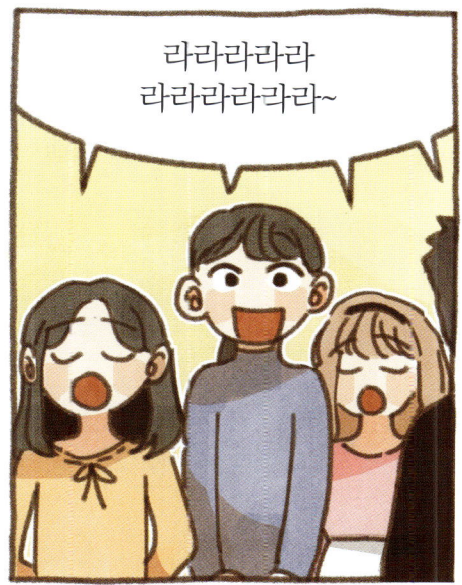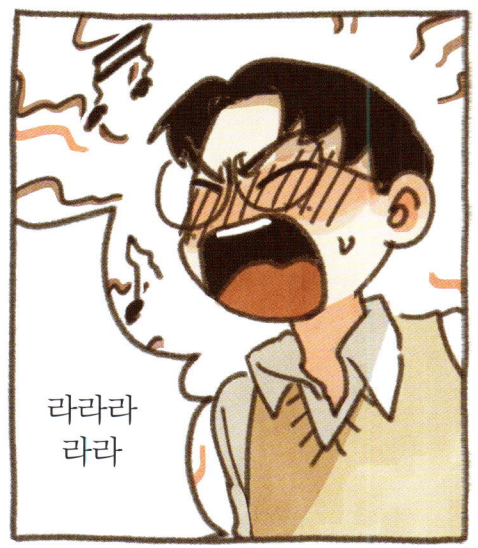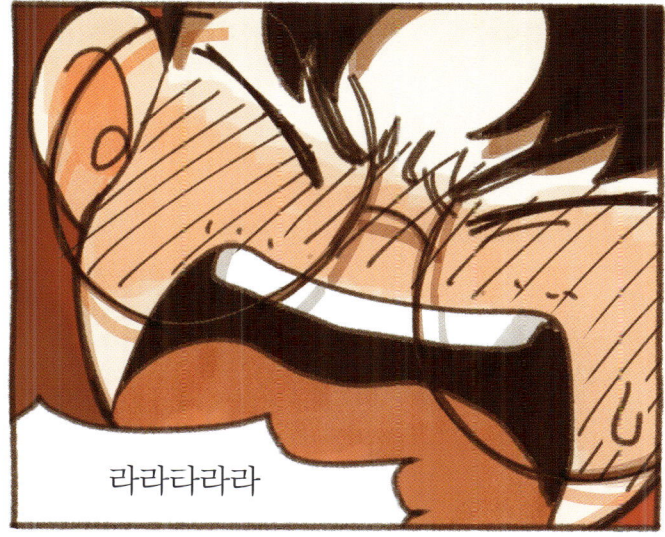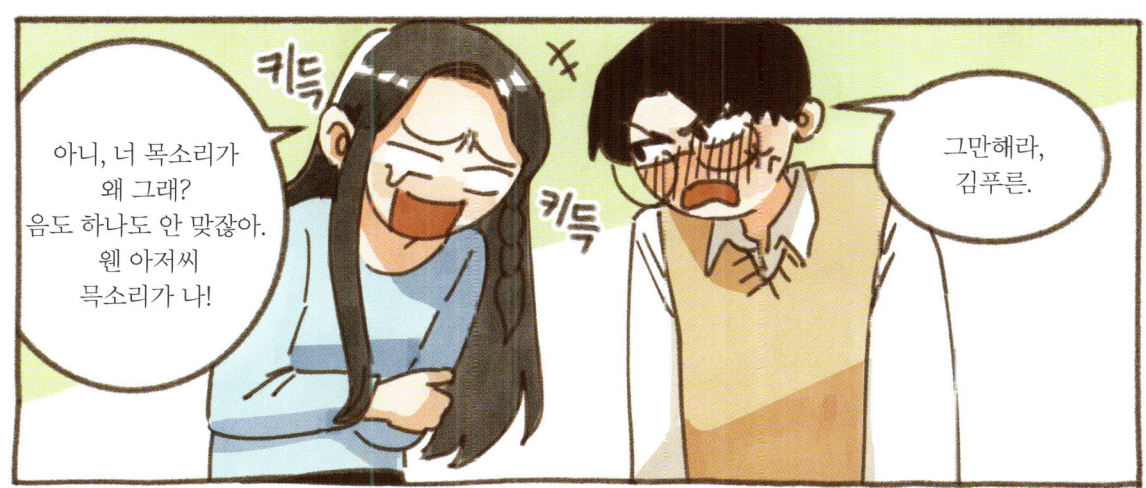

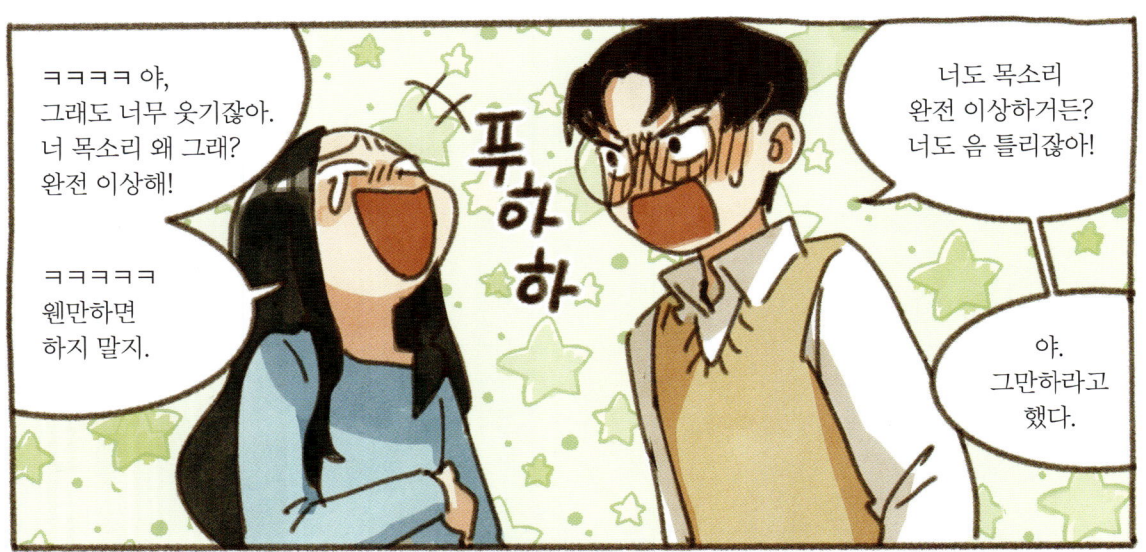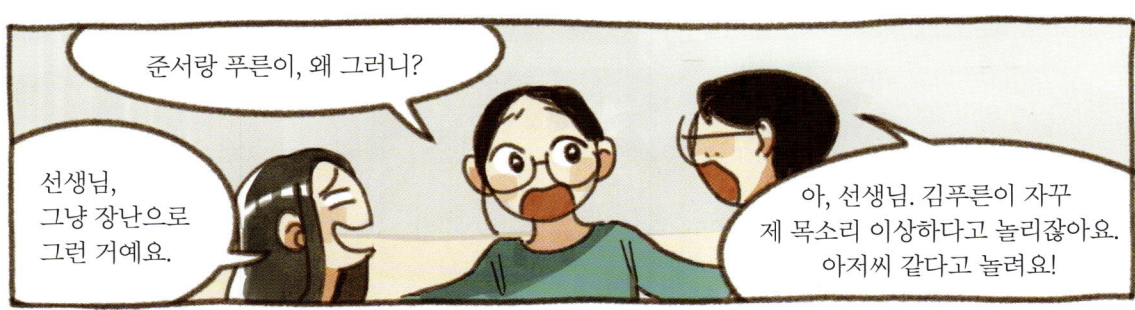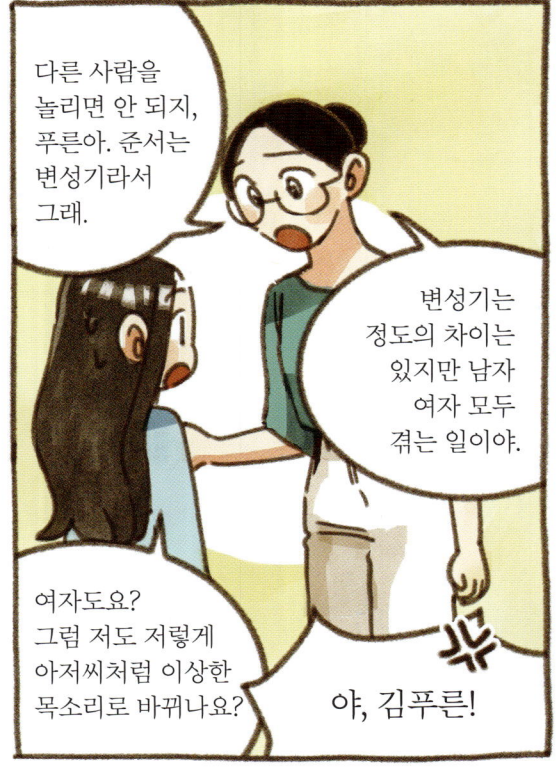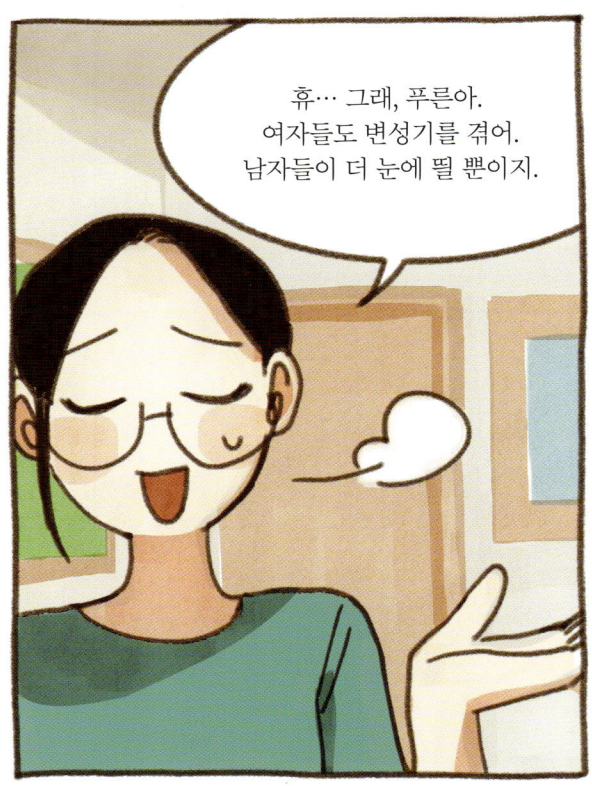

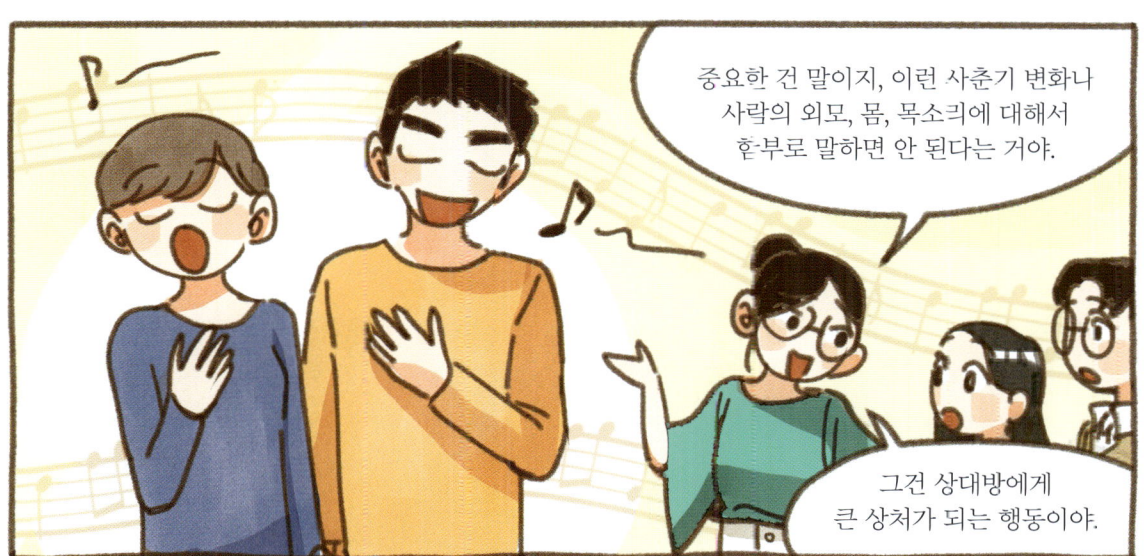
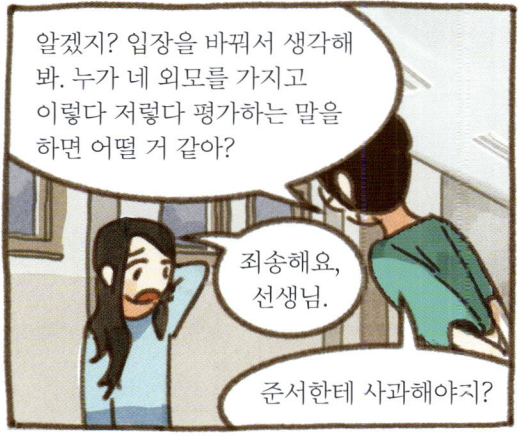
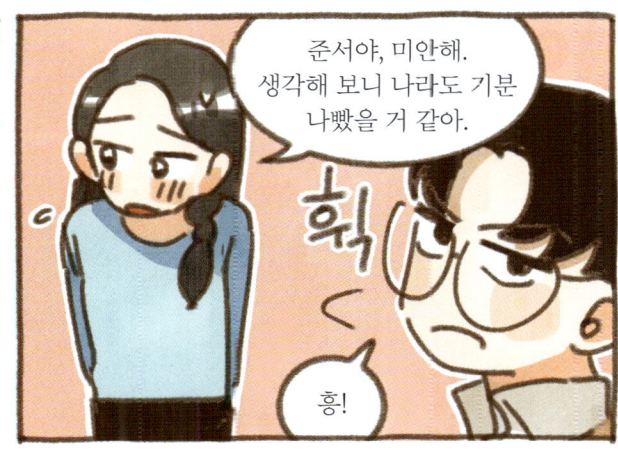
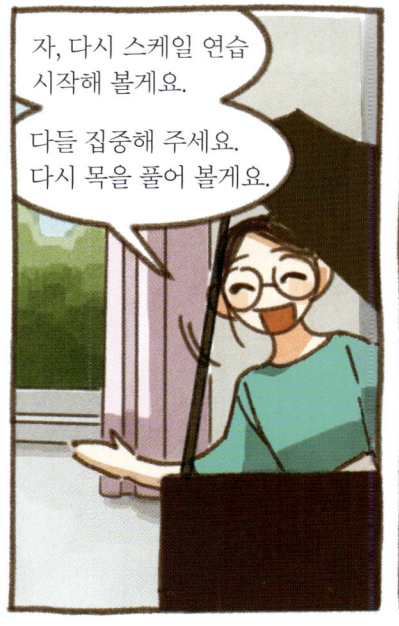
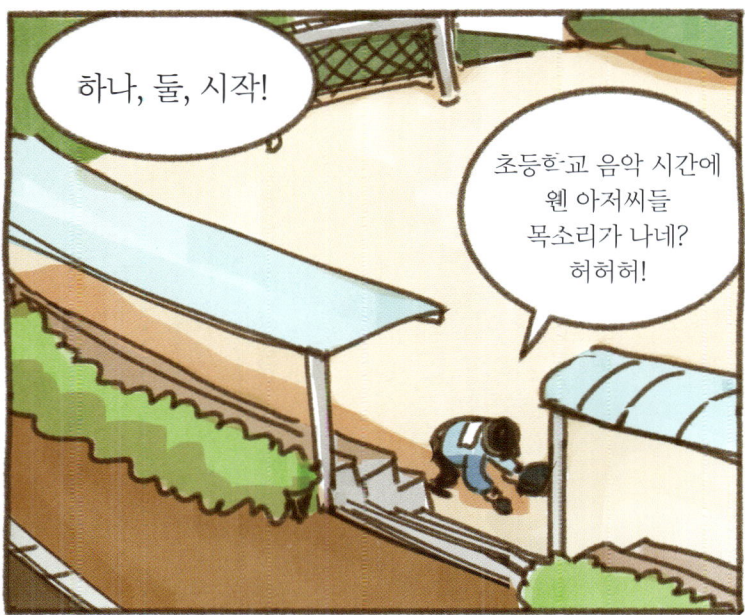

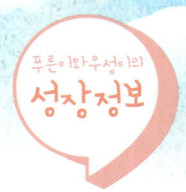

# 내 목소리가 왜 이러지

남자와 여자가 똑같이 겪는 사춘기 변화도 있지만 여자와 남자가 따로 경험하는 변화도 있어요. 공통적인 것을 먼저 살펴보면 여드름, 겨드랑이 털, 생식기 털, 변성기, 생식기 발달이 있어요. 땀 냄새가 짙어지고, 머리에서 냄새가 나기도 해요.
성별에 따라 다르게 나타나는 변화를 살펴보면,
여자는 가슴 발달과 생리가 있고요. 남자는 고환 발달과 정자 생산이 있어요.
이렇게 여자와 남자의 사춘기는 같기도 하고 다르기도 해요.
아래 그림을 보면서 여러분 몸에서 어떤 사춘기 변화들이 있는지 찾아보세요.

● 남자와 여자의 몸

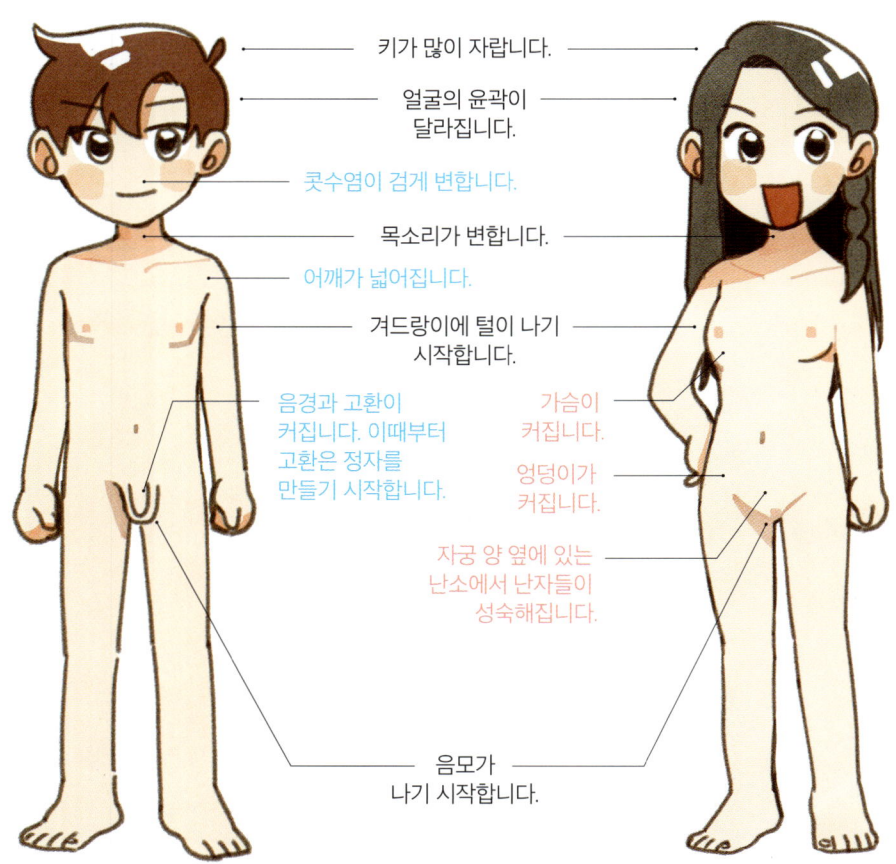

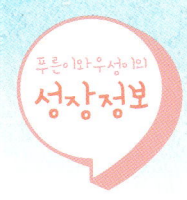

# 여녀의 성 발달 5단계

여자는 가슴, 생식기 변화에 따라 성적 발달을 5단계로 분류할 수 있어요. 아래 표와 그림을 보면서 나는 얼마나 성장했는지 관찰해 보고, 몇 단계에 해당하는지 체크해 보세요.

| 단계 | 설명 |
|---|---|
| 1단계 | 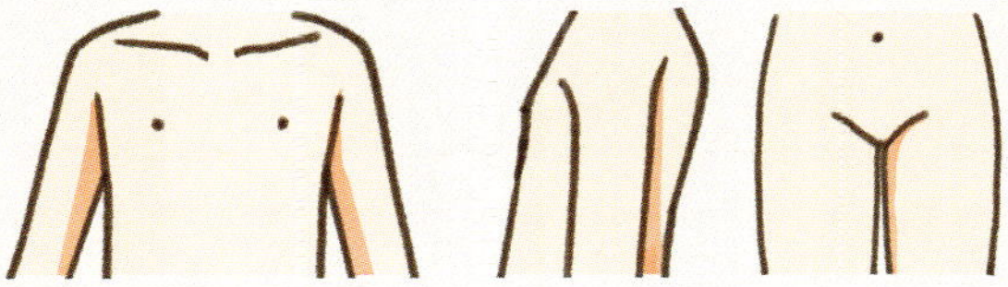 사춘기 이전 단계 |
| 2단계 | 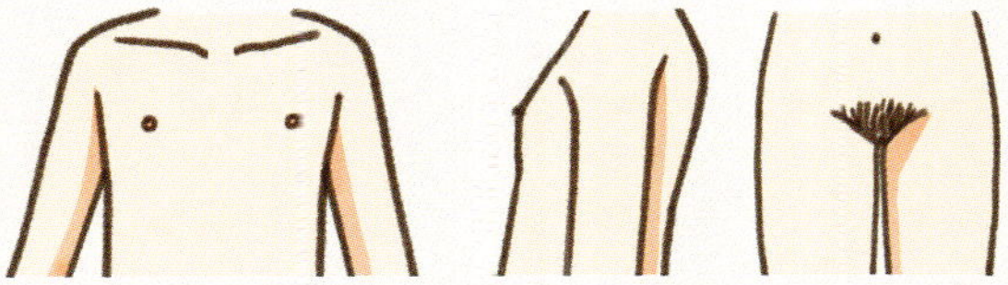 가슴 나옴, 생식기 털이 조금씩 보임. |
| 3단계 | 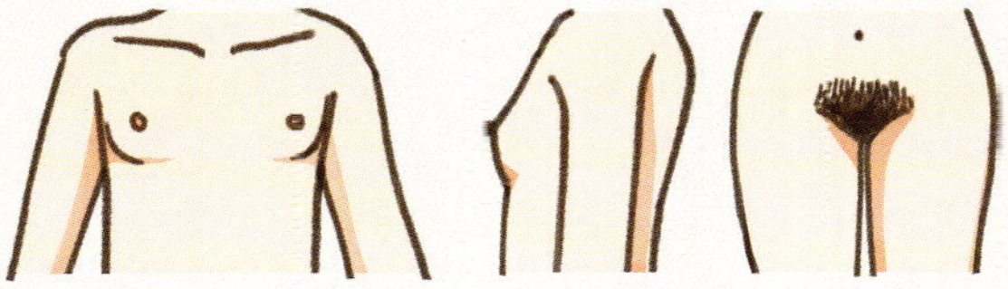 가슴이 커지고, 아직 유륜과 유두가 구분되지 않음, 생식기 털이 굵고 짙어짐. |
| 4단계 | 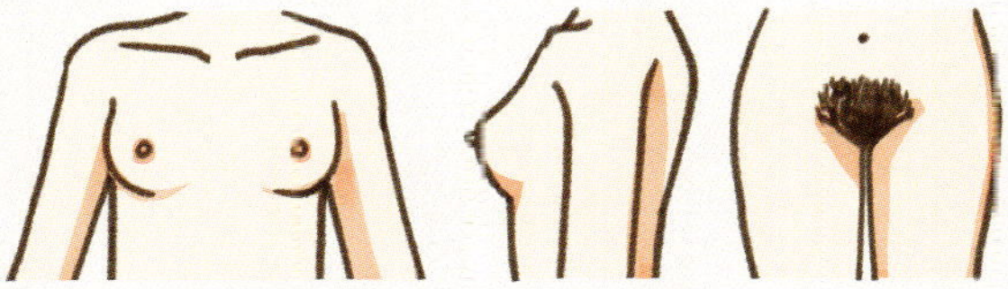 유두와 유륜이 튀어나와 구분이 되고, 생식기 털도 많아짐. |
| 5단계 | 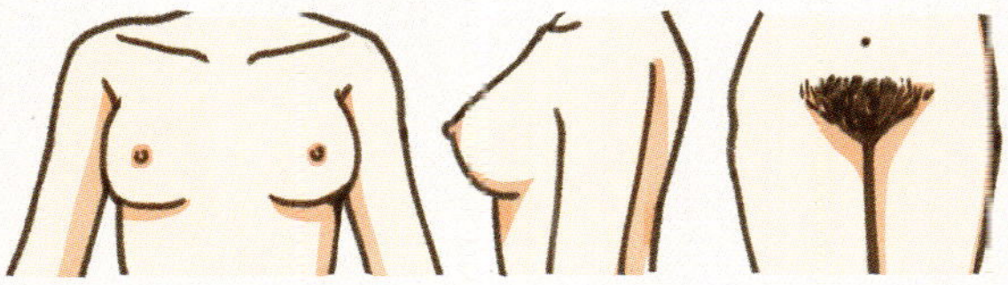 유륜과 가슴의 경계가 완만해지고, 유두는 튀어나와 있음. 생식기 전반으로 넓은 부위까지 털이 나옴. |

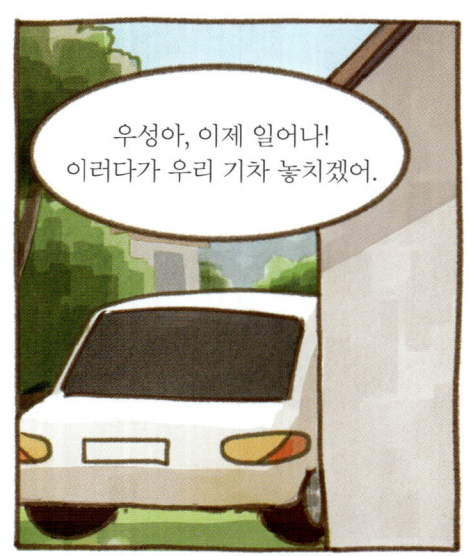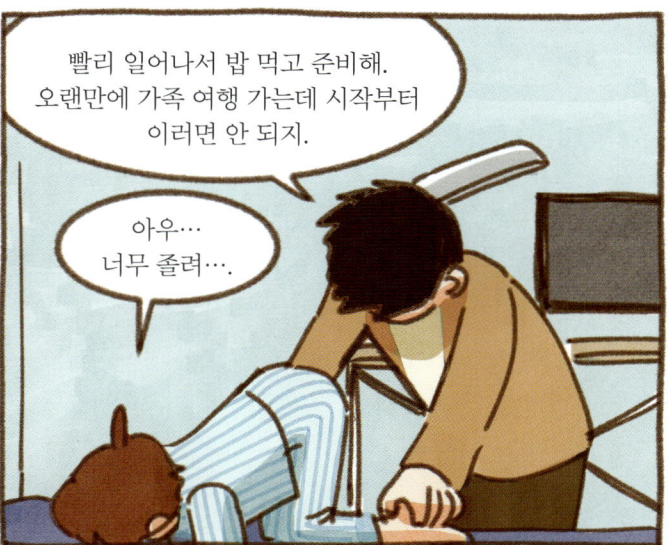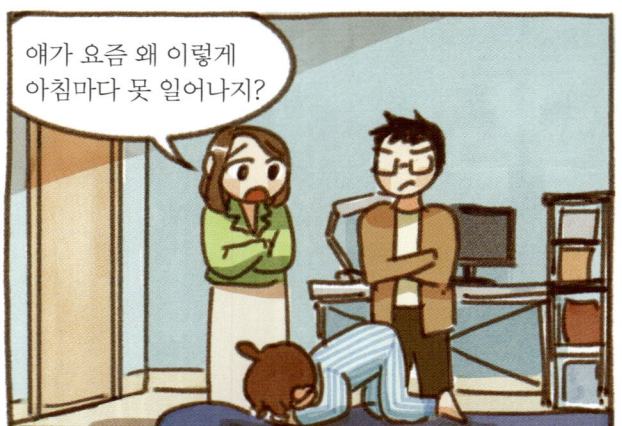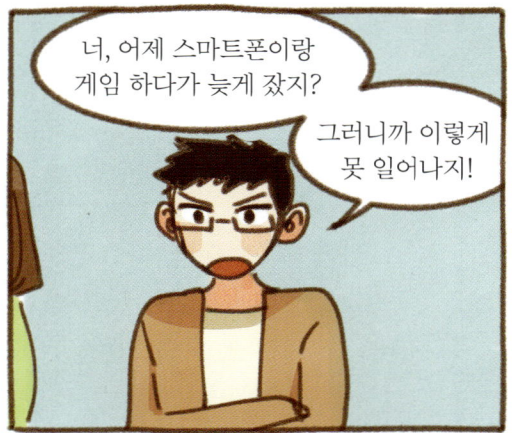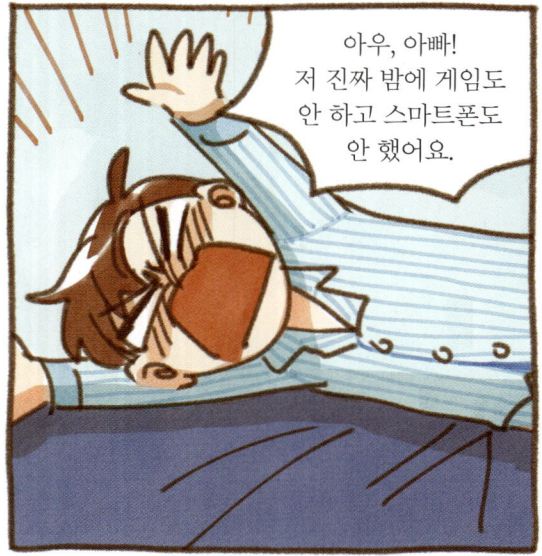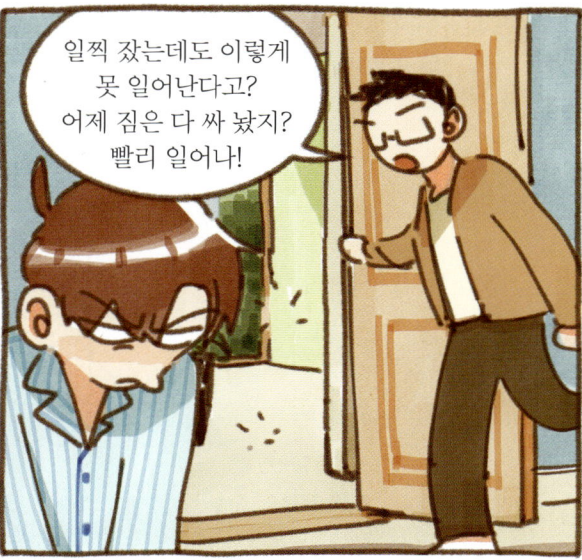

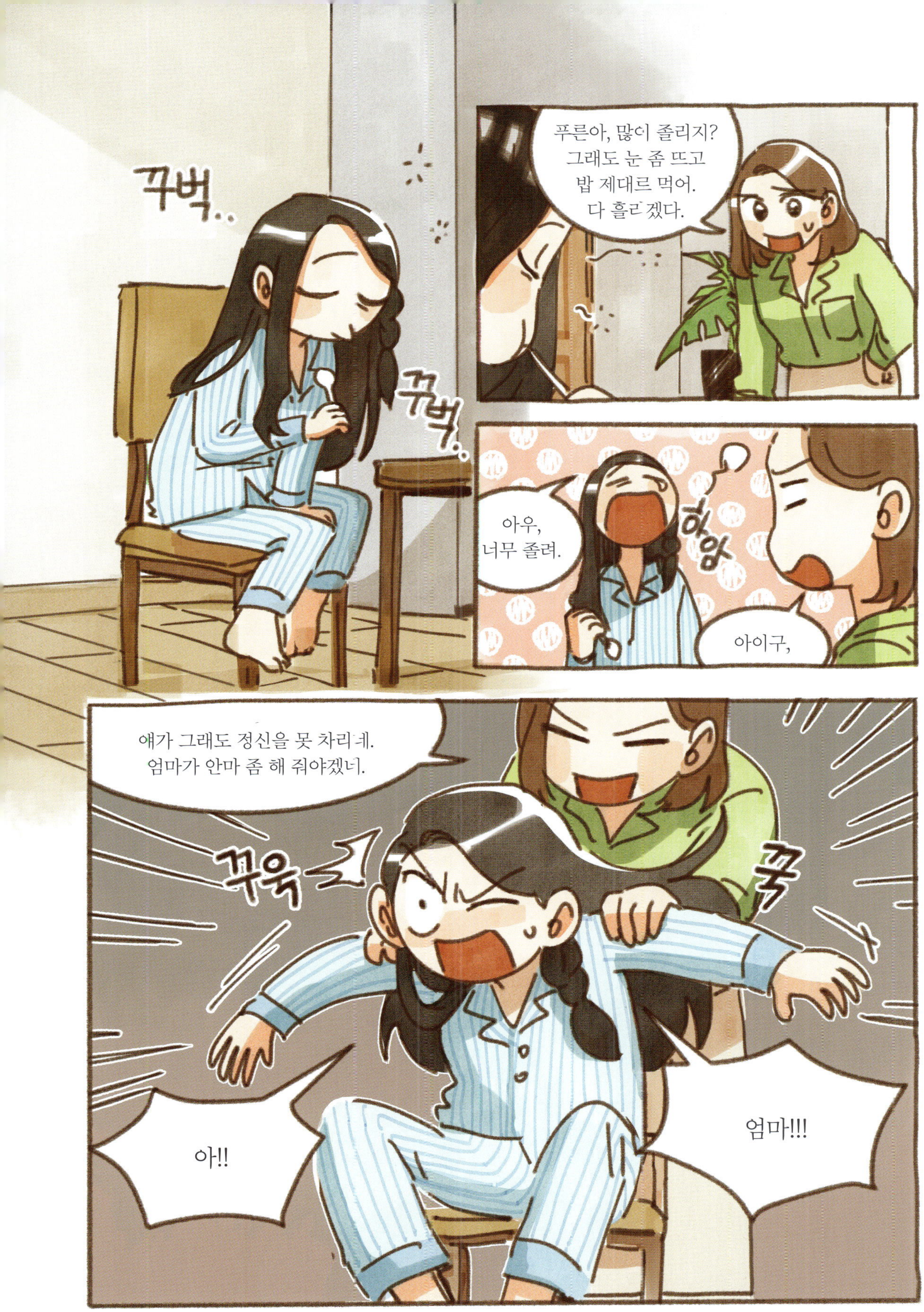

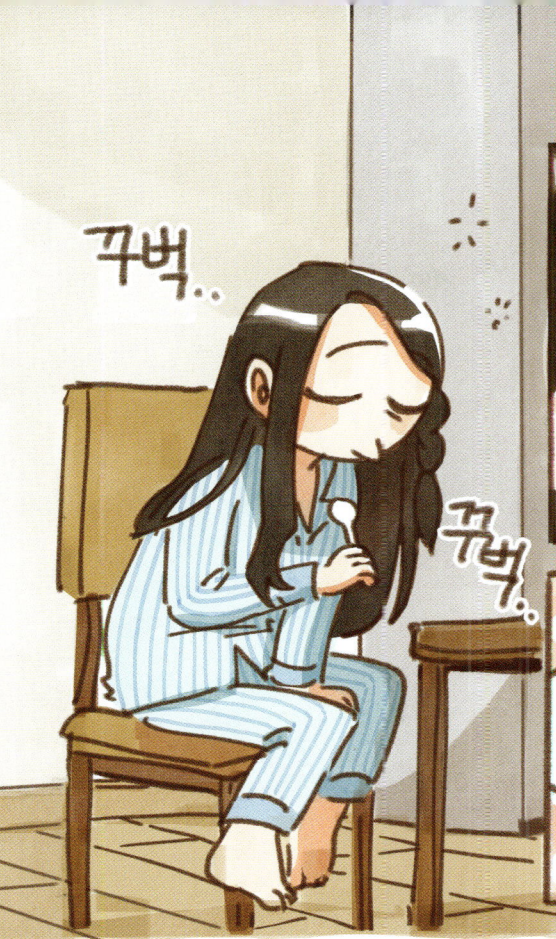
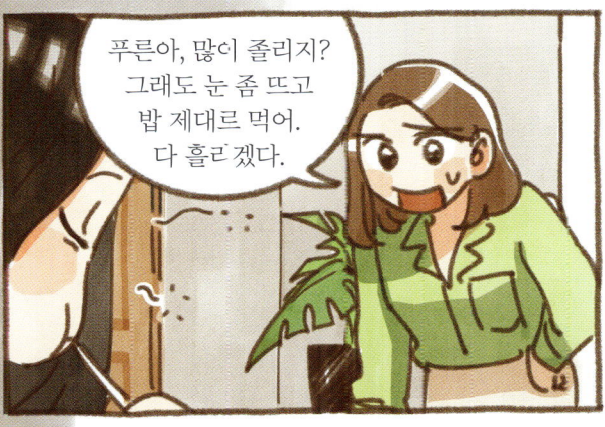
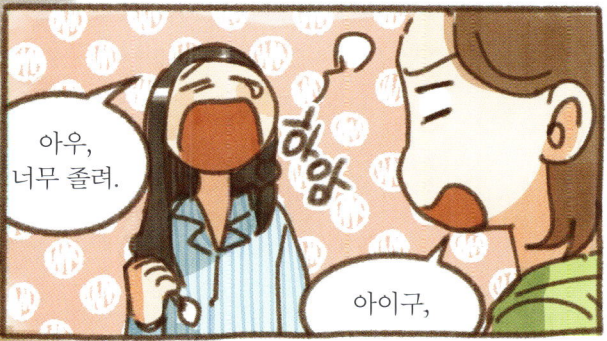

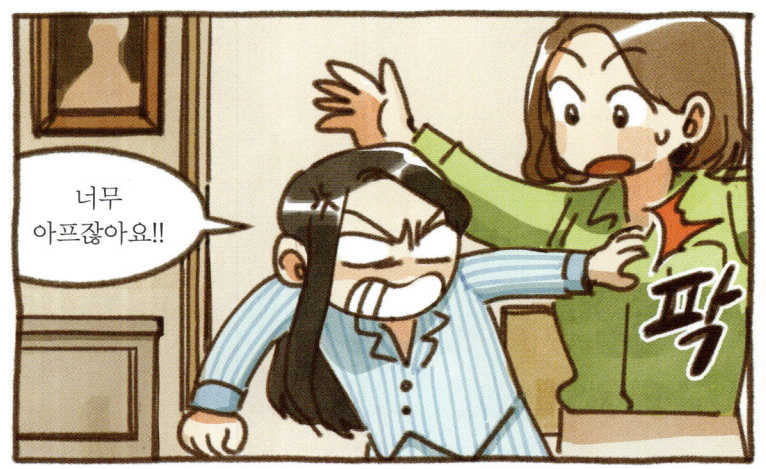
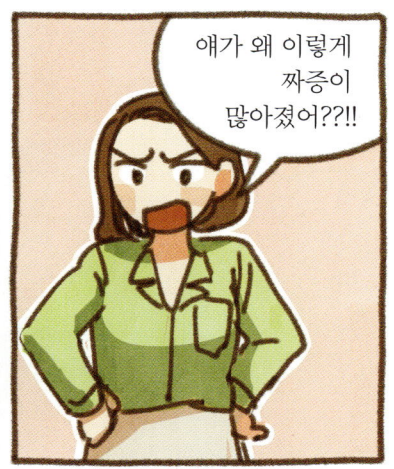
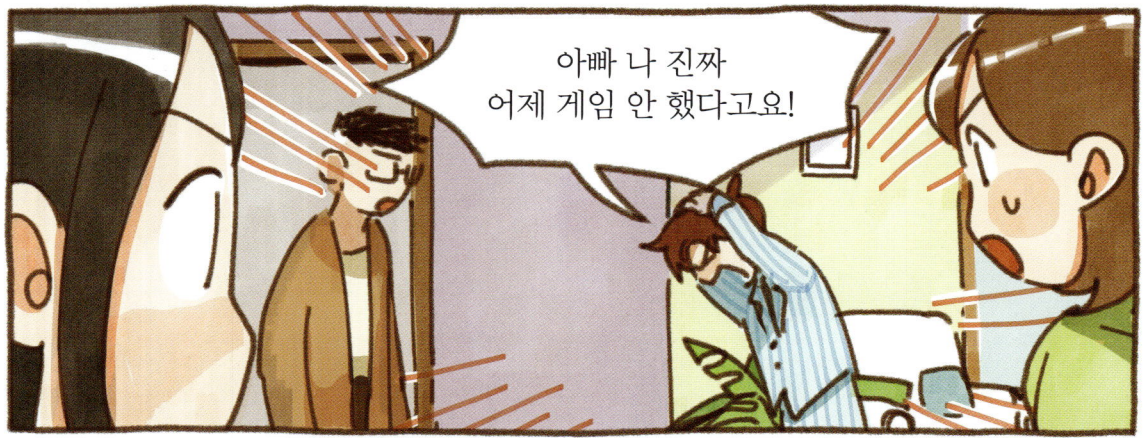
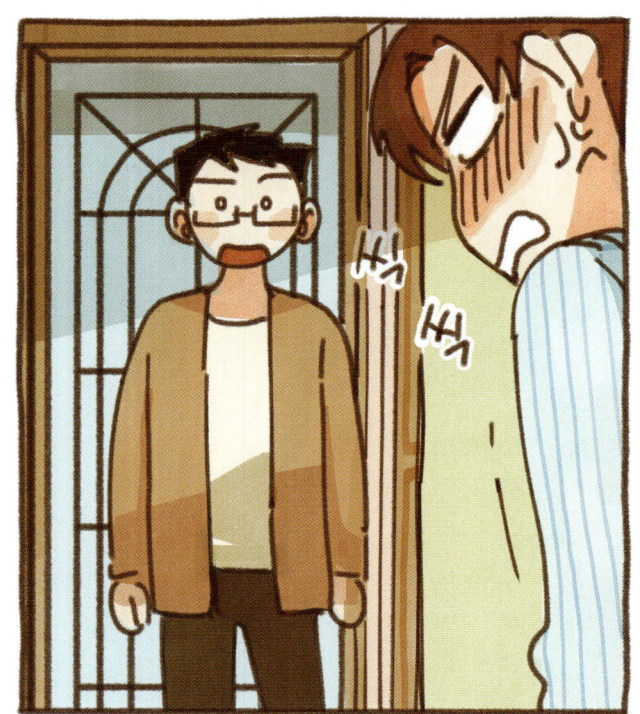
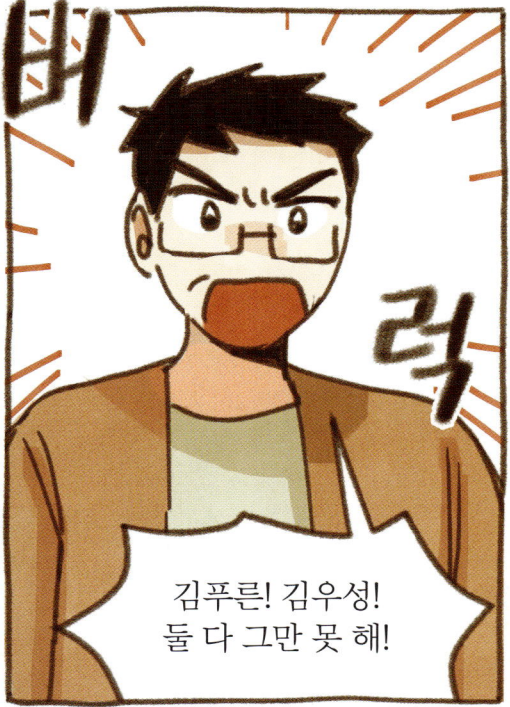

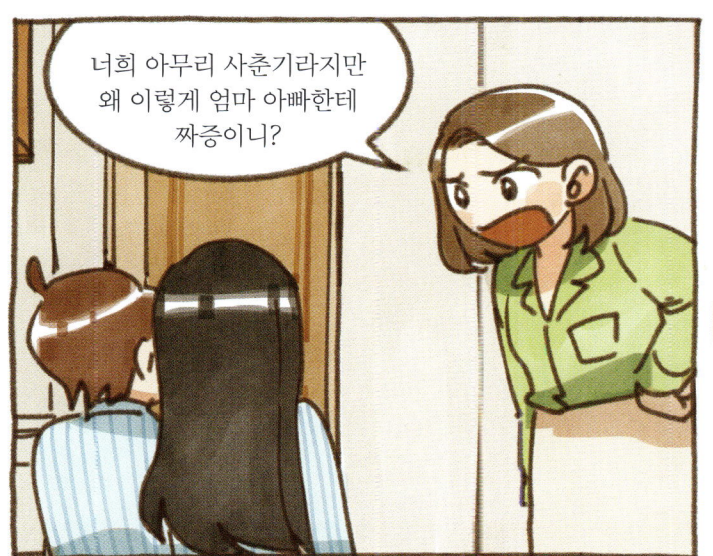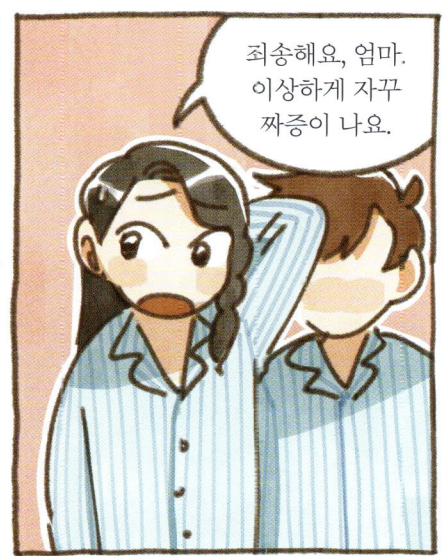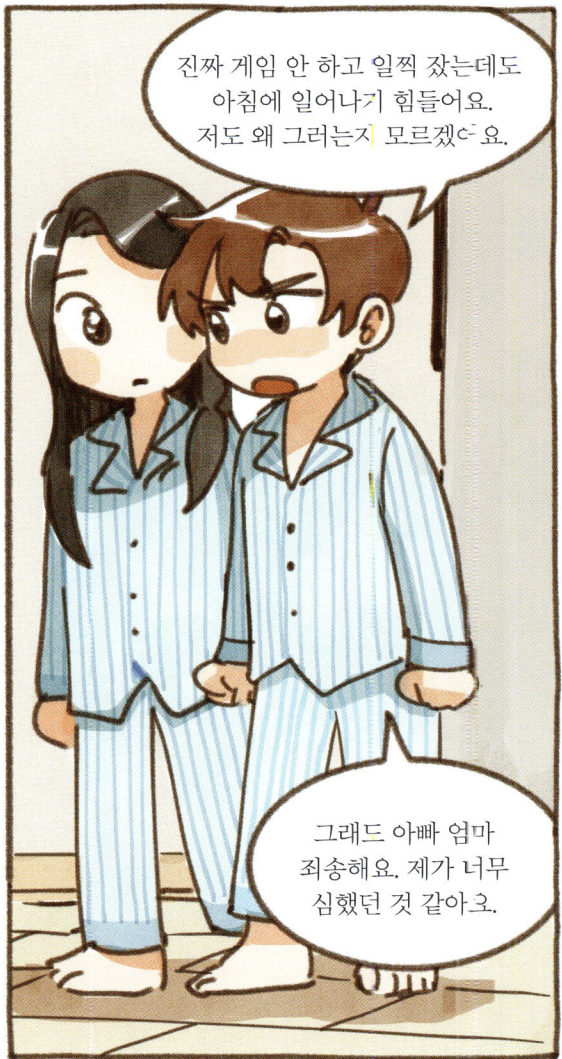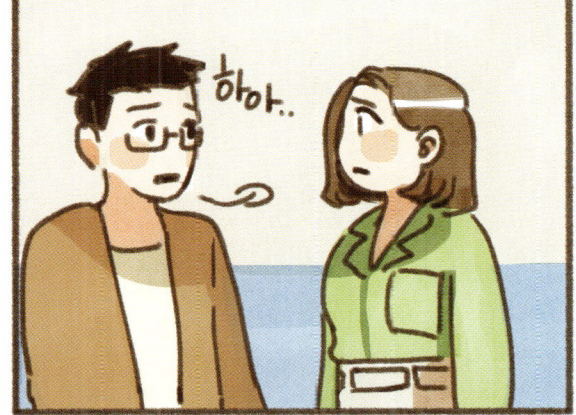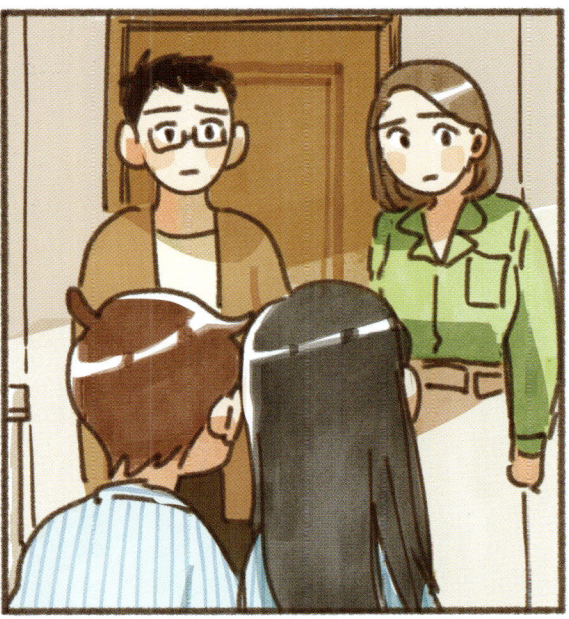

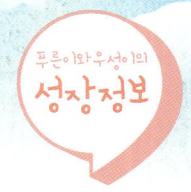

## 왜 이렇게 짜증이 나는 걸까요?

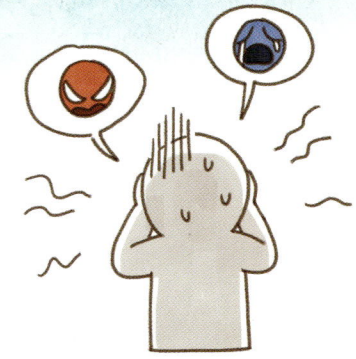

사춘기가 되면 감정 기복도 심해지고, 짜증나는 일도 많아져요.
화도 불쑥불쑥 나고, 웃고 떠들고 즐겁다가도 우울해질 수 있어요.
사춘기 때 감정 기복과 짜증이 많아지는 이유는 크게 두 가지 입니다.

첫 번째는 종합적인 판단을 내리는 전두엽과 관련이 있어요.
사춘기는 전두엽이 발달하는 과정이기 때문에 어떤 말을 듣거나 상황에 처하면
이성적으로 생각하고 상황을 파악하기보다는 감정부터 표현하게 되는 거예요.

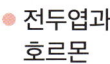 전두엽과 호르몬

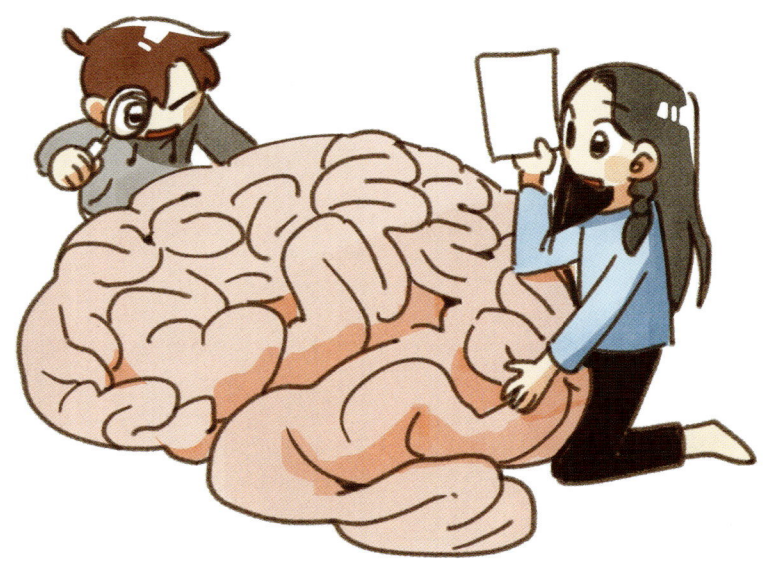

두 번째는 바로 호르몬입니다.
사춘기 때부터 본격적으로 남자는 테스토스테론, 여자는 에스트로겐과 프로게스테론이라는
성호르몬이 나와요. 이런 성호르몬들은 신체 변화뿐만 아니라 감정에도 영향을 미쳐요.
반면 감정 기복을 조절해 주는 세로토닌은 어릴 때보다 더 적게 나와요.
이렇게 성호르몬은 넘치고 세로토닌은 적게 나오다 보니 감정 기복을 경험할 수 있어요.

아무 이유 없이 짜증이 나고 두렵고 화가 나고 질투가 샘솟고…
이 모든 감정을 잘 느끼고 존중해 주세요.
존중한다는 건 감정을 아무렇게나 표현해도 된다는 말은 아니에요.
내가 왜 이러는지 생각하고 그 감정 자체는 괜찮다고 받아 주는 거예요.
이런 감정들은 여러분이 어떤 사람인지, 무엇을 좋아하고 싫어하는지를 알려 주는
신호이고 중요한 정보거든요. 부정적인 감정이라고 무시하거나 피하지 말고
잘 느끼는 연습이 필요해요. 자신의 감정을 잘 느껴야 적절하게 표현할 수 있거든요.
일시적인 감정 기복이나 짜증은 괜찮지만 만약 2주일 이상 우울하거나
감정 때문에 힘들고, 배나 머리가 아픈 것처럼 불편한 신체 증상도 있다면
부모님이나 상담 선생님께 꼭 도움을 요청하세요.

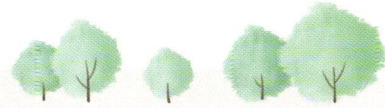

### 잠 시계가 느려져요.

사춘기가 되면 몸이 밤이라고 생각하는 시간이 늦춰지면서 잠을 들게 해 주는
멜라토닌도 천천히 나와요.
이렇게 잠 시계는 늦춰졌는데 학교 가는 시간은 더 빨라지고
밤늦게까지 공부를 해서 힘든 친구들이 많을 거예요.
사춘기에는 9시간 정도의 충분한 수면 시간이 꼭 필요해요.
그래야 몸과 뇌가 제대로 자랄 수 있어요.
잠이 부족하면 짜증이 나고 신경질이 나요.
우울하고 아무것도 하고 싶지 않은 마음이 커져요.
자신의 잠 시계가 늦어진다는 걸 알고, 잘 시간이 되면
실내를 어둡게 해서 몸이 잠을 준비할 수 있도록 해 주세요.
언제 잘지 정하고, 잠자기 1시간 전부터는 인터넷, 핸드폰 등
강한 빛을 보지 않는 것도 좋은 방법이에요.

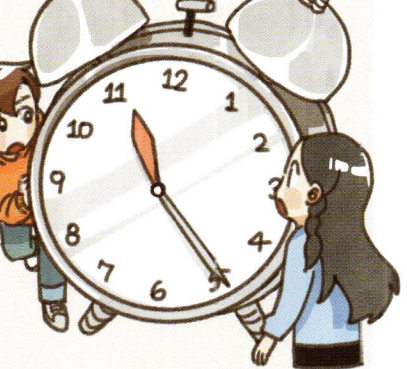

# 내 몸은 내 거야!

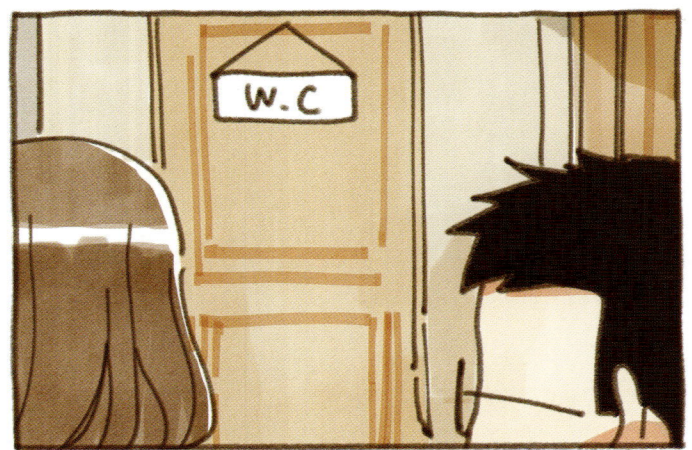
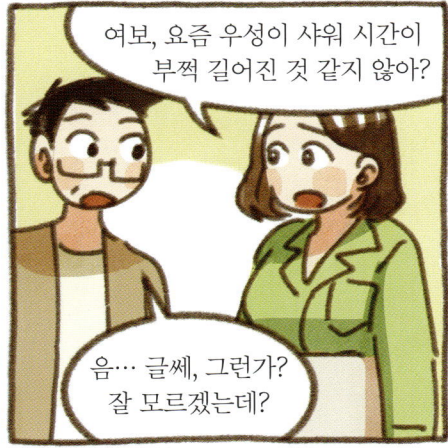
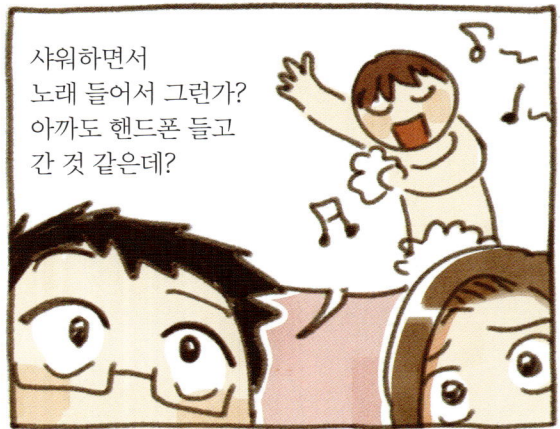
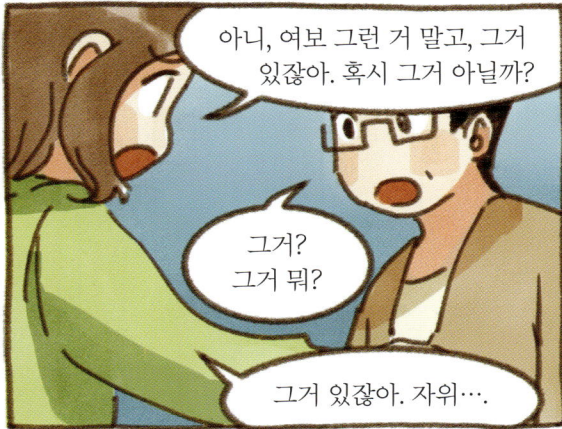
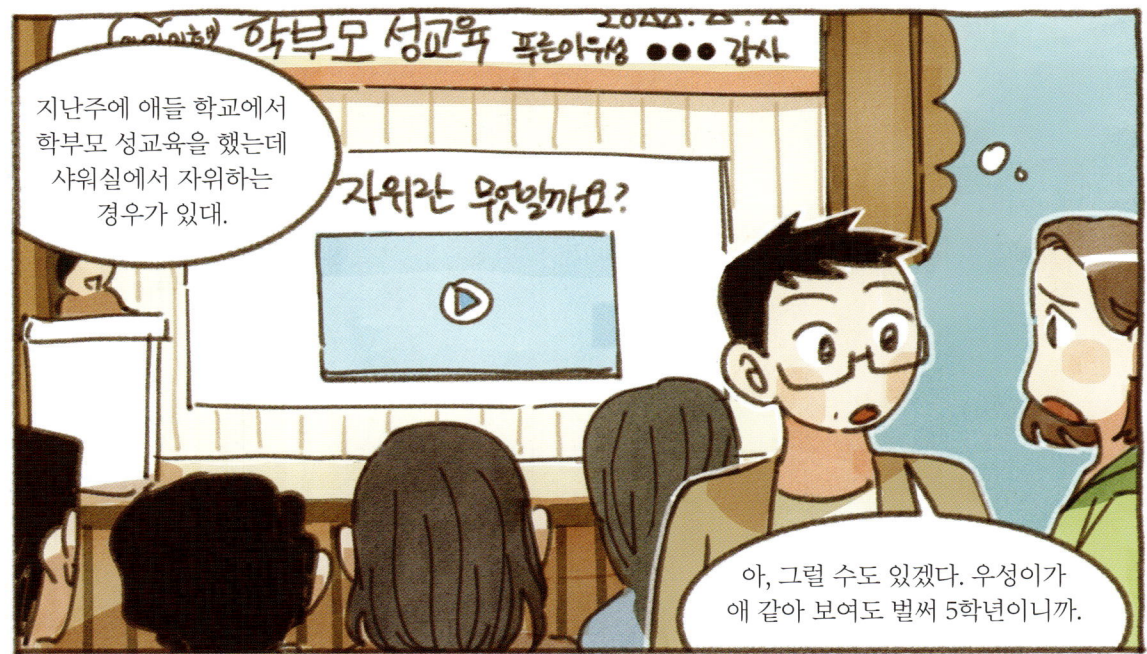

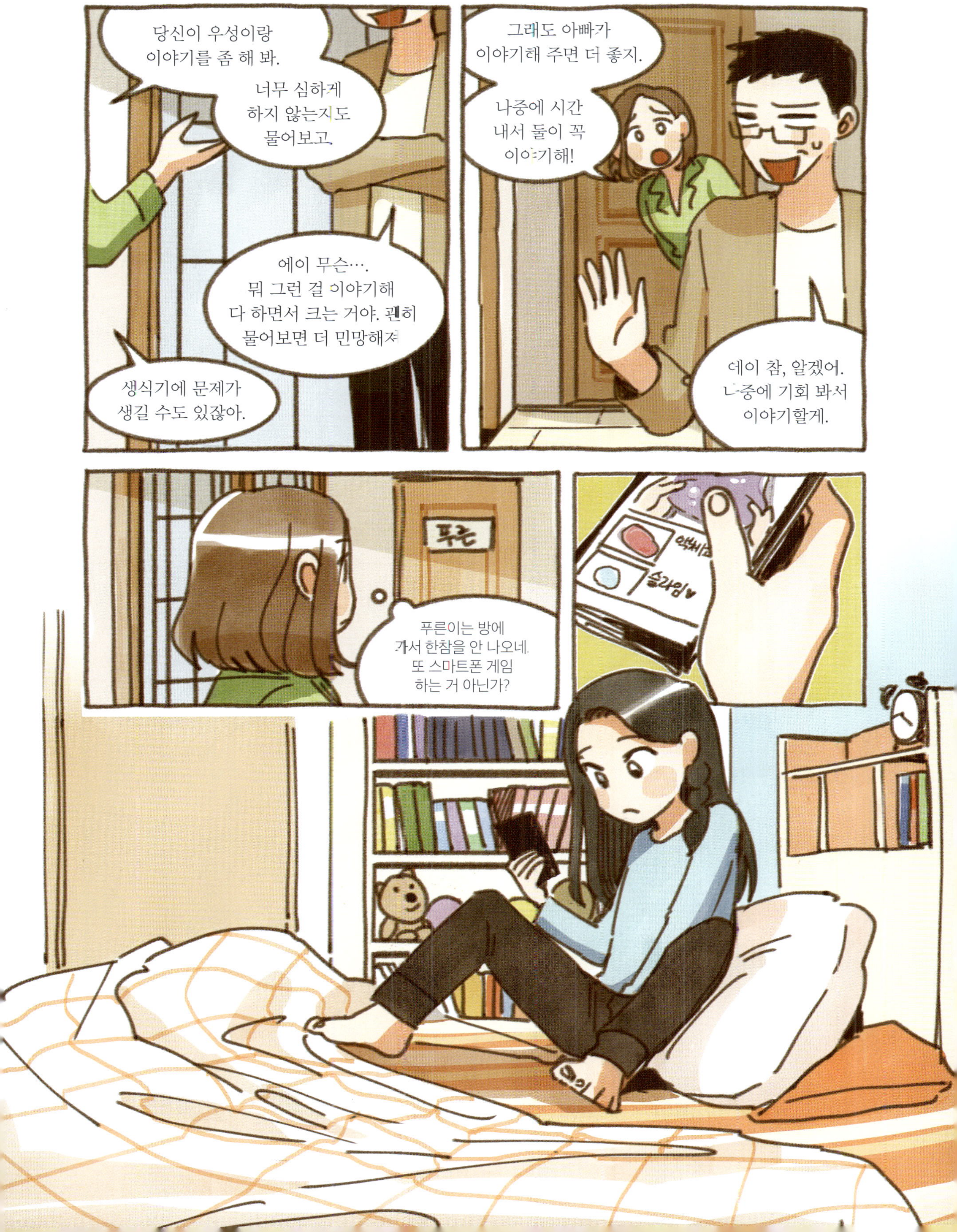

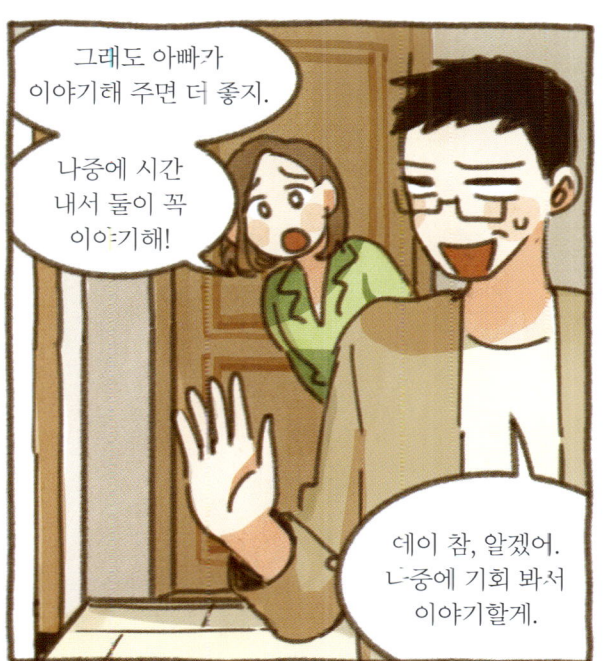
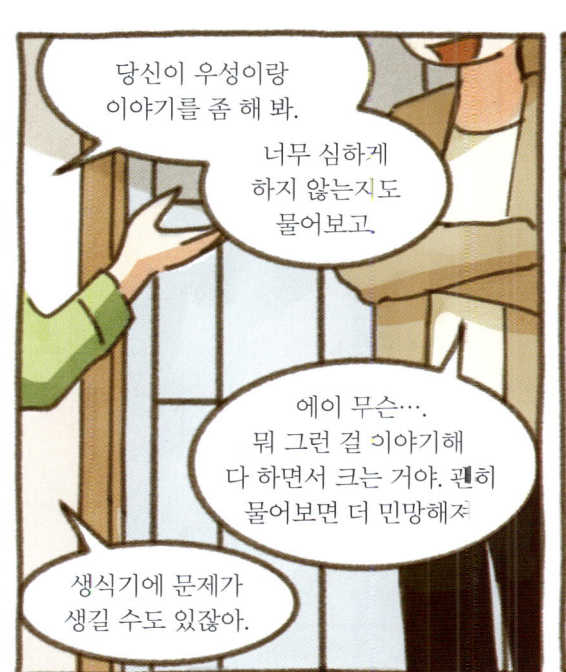

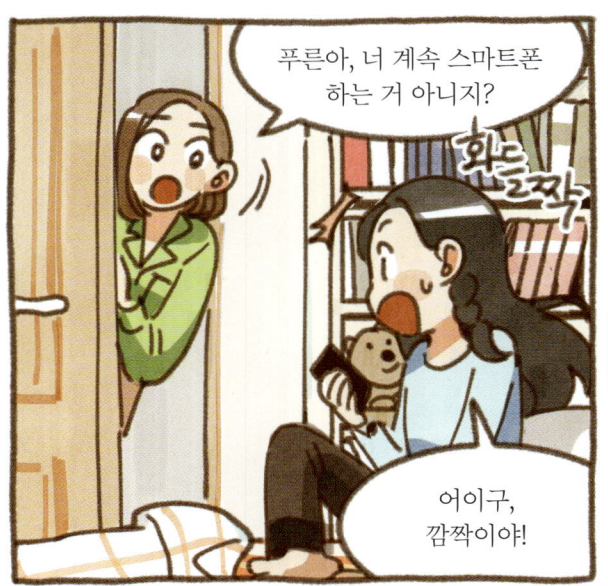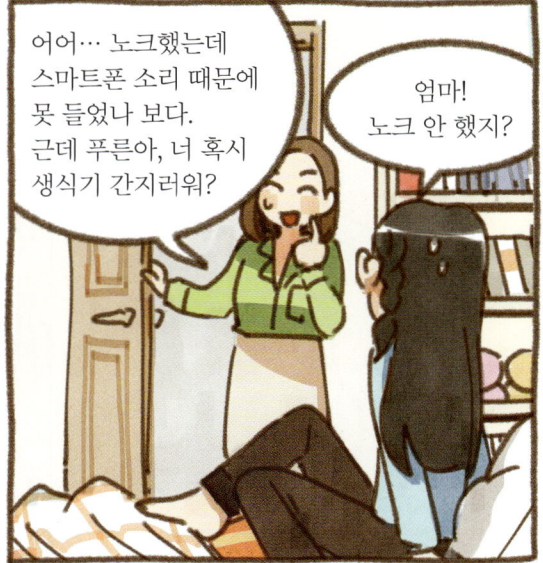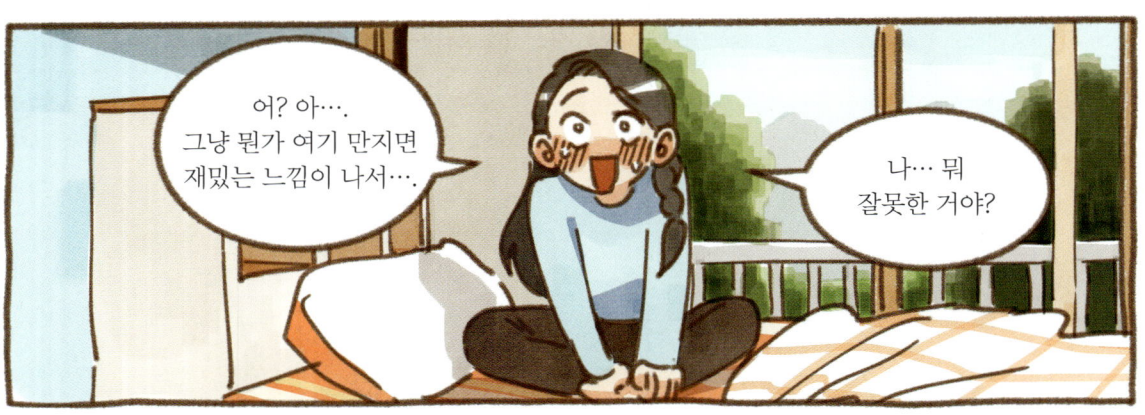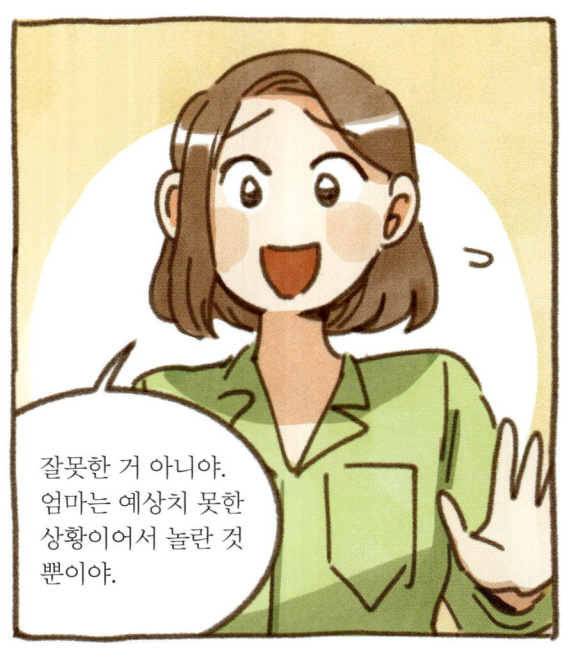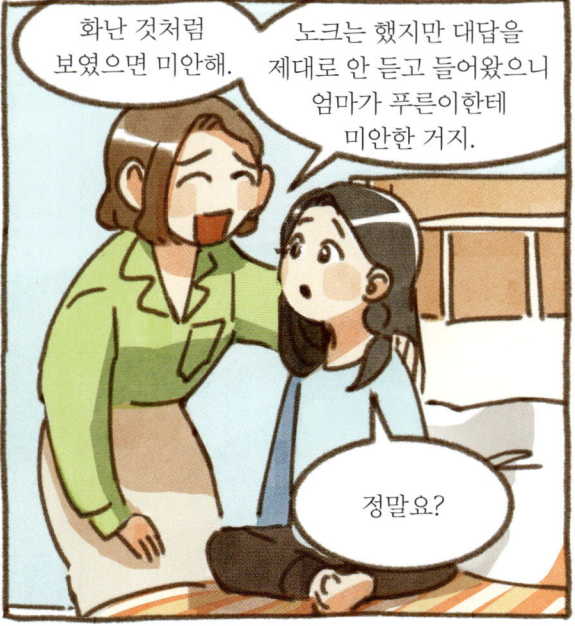

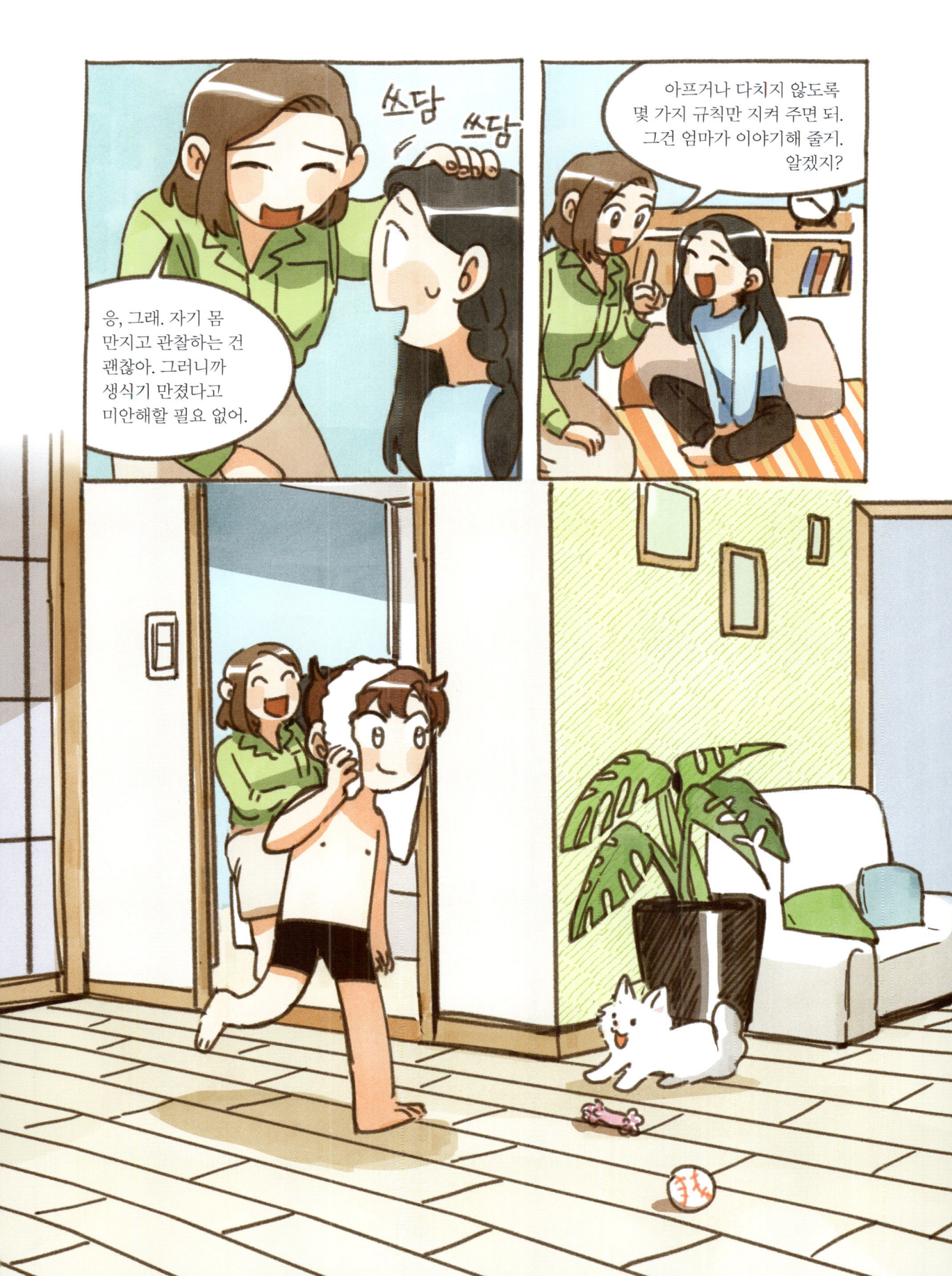

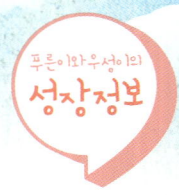

## 자위는 무엇일까요?

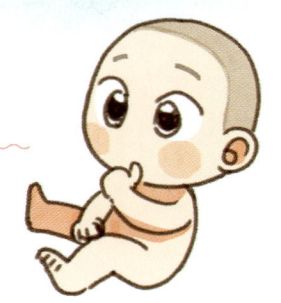

자위는 자신의 생식기를 만지면서 즐거움을 느끼는 몸 감각 놀이입니다.
우리는 엄마 배 속에서부터 생식기를 가지고 놀아요. 아기 때도 그러고요.
이때까지 생식기를 만지는 건, 코, 배, 귀를 만지는 행동과 다르지 않아요.
아직 성이 무엇인지 모르고, 생식기도 발달하지 않았거든요.
사춘기가 되면 자위는 몸 감각 놀이에서 조금 더 발전해요.
친구들의 생식기가 성숙해지고, 성이 좋고 궁금한 마음이 솟아나거든요.
다른 부위를 만지는 것하고는 감각도 다르고 기분도 달라요.
성적인 감정과 생각, 상상도 하게 돼요. 사춘기 때 자위를 하는 건 정상이에요.
물론 자위를 하지 않아도 괜찮아요.

### 여자도 자위를 하나요?

네, 물론이에요. 생식기는 생명을 만드는 일을 하면서 성적인 즐거움도 줄 수 있도록 디자인되어 있어요. 여성의 음핵과 소음순, 대음순 모두 훌륭한 성 기관이랍니다. 이 부분은 신경이 모여 있어서 감각을 잘 느낄 수 있고, 피부도 얇아서 특별한 느낌이 나요.

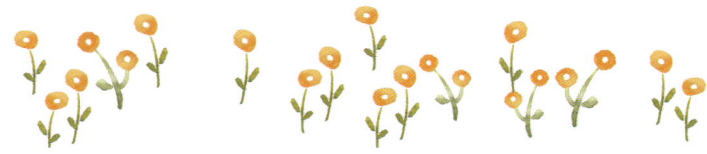

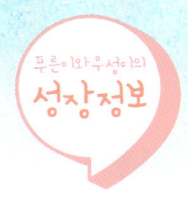

# 자위를 어떻게 해야 할까요?

**자위는 사적인 장소에서 당당한 마음으로 합니다.**

성은 사적인 행동이에요. 사적인 행동이라는 건 혼자 하거나,
모든 걸 공유할 수 있는 아주 특별한 사람하고만 나누는 일이라는 뜻이에요.
그래서 자위는 혼자 있는 장소에서 안전하고 편안한 마음으로 하는 게
가장 중요해요. 부모님이나 선생님, 다른 사람한테 들킬까 봐
불안한 마음으로 하는 자위가 제일 나쁘고 몸에 해로워요.
당당한 자위를 해야죠. 당당할 수 있는 근거는 무엇일까요?
몸의 주인이 바로 여러분이기 때문이에요. 주인이라면 자기 몸을 마음껏 보고 만질 수 있어요.
하지만 자위하는 사진이나 영상을 찍어서 다른 사람과 공유하거나
인터넷에 올려서는 안 돼요. 여러분의 성을 이용하려는 나쁜 사람들이 많아요.
호기심에 올린 몸 사진이나 성적인 영상 때문에 협박당하고
영상이 유포되는 일들이 벌어지고 있어요.

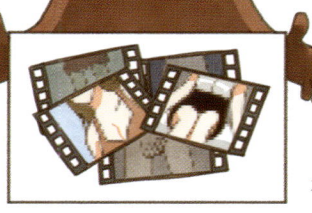

**자위를 할 땐 음란물을 꺼 주세요.**

자위를 하면서 음란물을 보지 않아야 하는 이유는 세 가지예요.
첫 번째, 내 몸에 무리한 자극을 줄 수 있어요. 내 몸과 마음도 잘 느끼지
못하고, 생식기를 자극하는 것밖에는 되지 않아요.
두 번째로 음란물을 보면 내가 원하는 것보다 자위를 더 많이 하게 돼요.
음란물은 언제든지 볼 수 있고, 강한 자극을 주기 때문에
내 몸의 컨디션이나 상황이랑 상관없이 자위를 하고 싶은
마음이 생길 수 있어요.
세 번째, 음란물은 성을 더럽고 나쁘게 묘사하기 때문에
자위가 건강하고 정상적인 성적 행동이라는 좋은 느낌을
갖기 어려울 수 있어요.

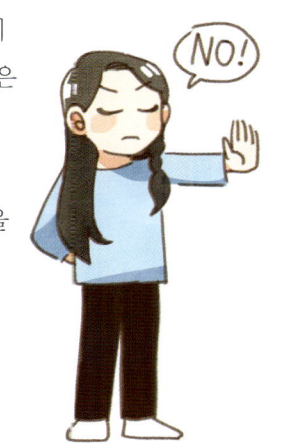

# 여름 관계와 성

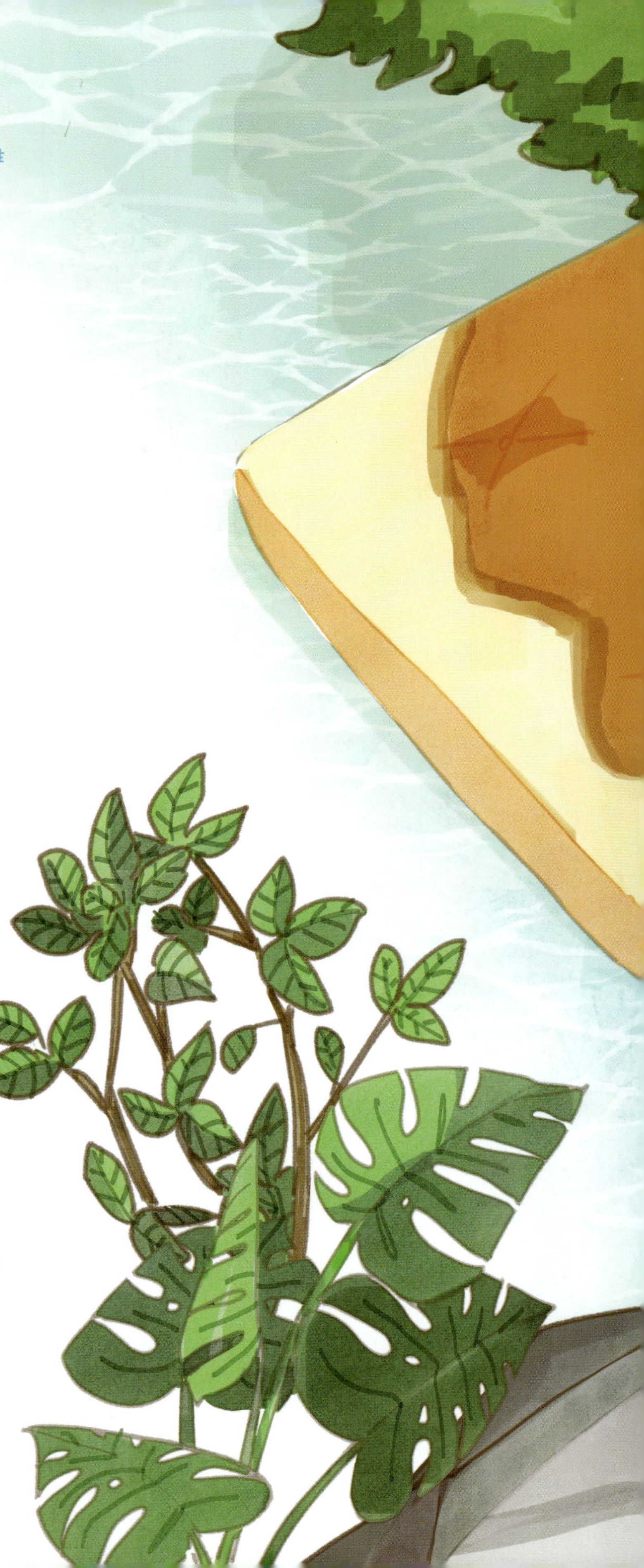

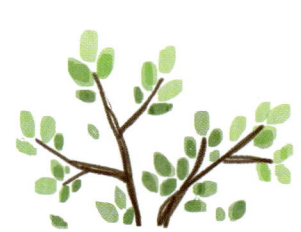

이건 그냥 장난이라고요 | 성적 장난
아빠! 뽀뽀 그만! | 스킨십
스킨십 매너를 지켜라 | 스킨십
우성이의 사랑 고백 | 좋아하는 마음
김우성 엉덩이 사건 | 에티켓
푸른이, 친구와 다투다 | 건강한 관계와 해로운 관계
선생님은 왜 여자 편만 들어요? | 성평등
우리 집에도 성평등이 필요해 | 성평등

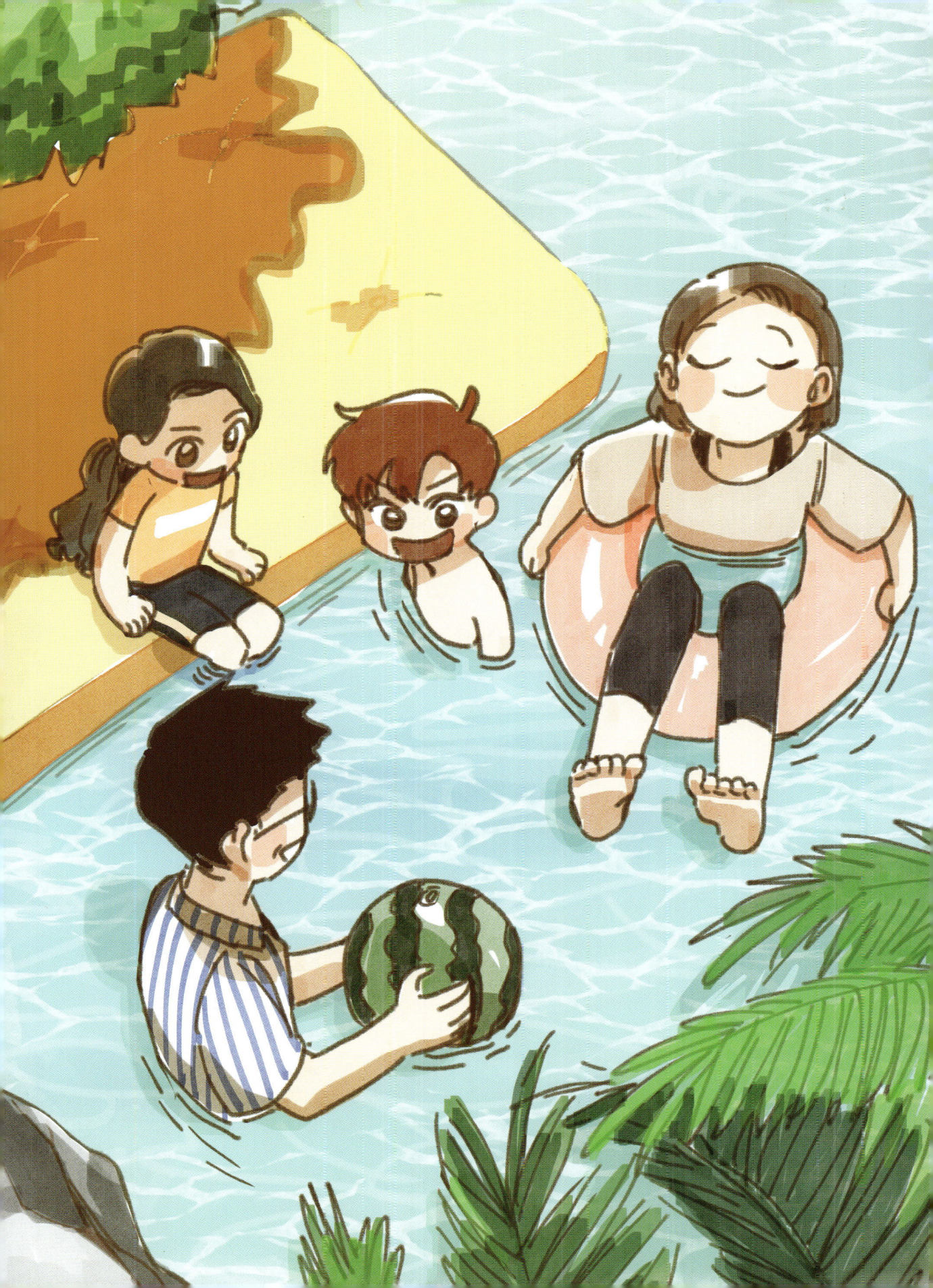

# 이건 그냥 장난이라고요

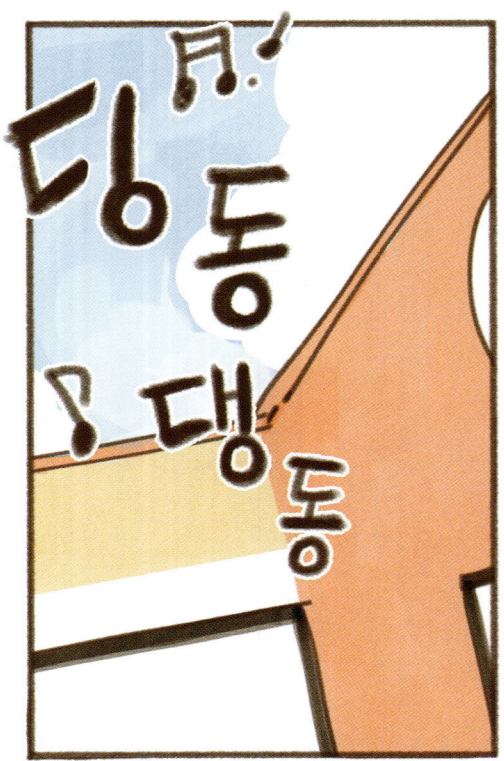
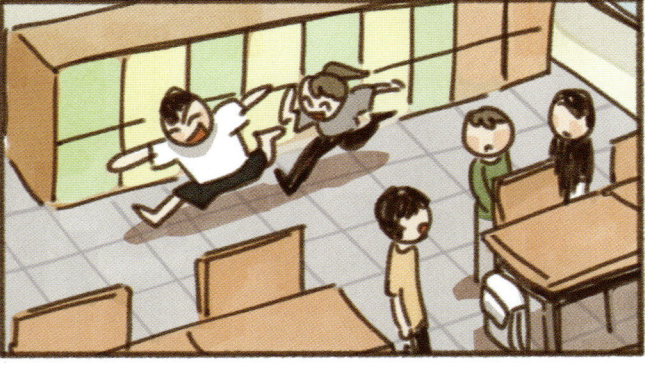
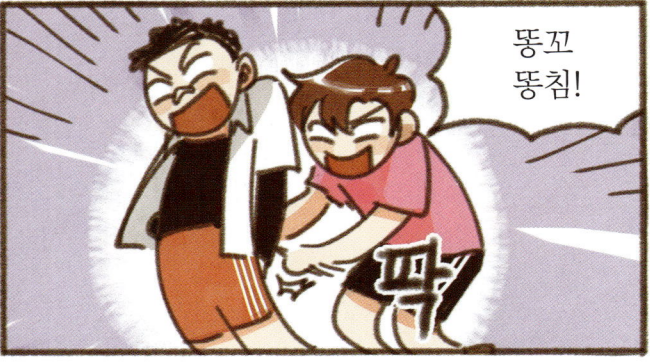
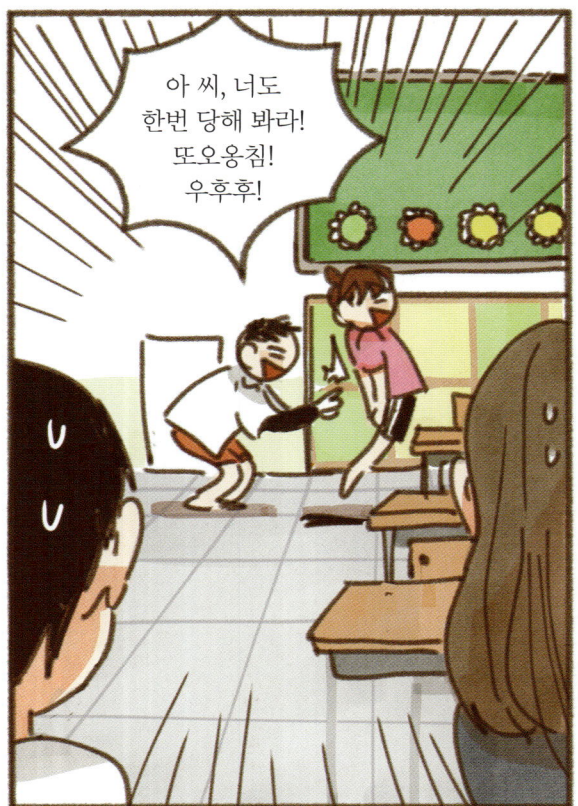
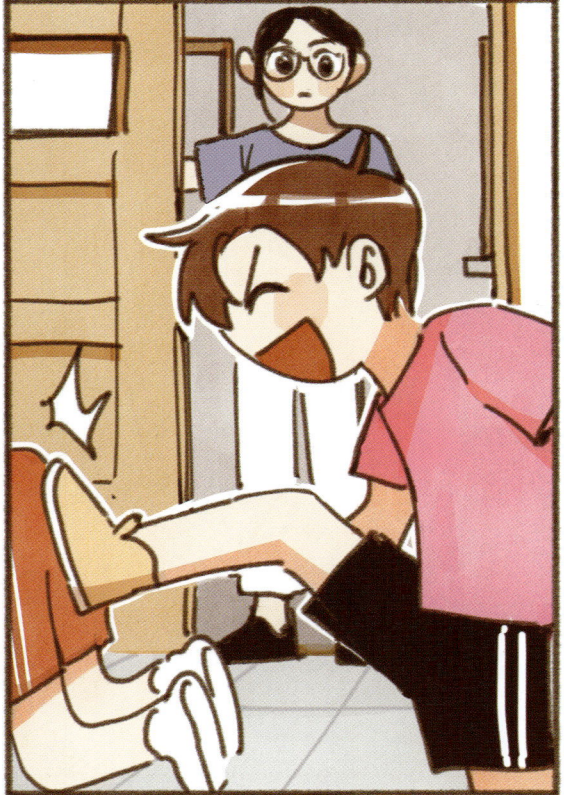

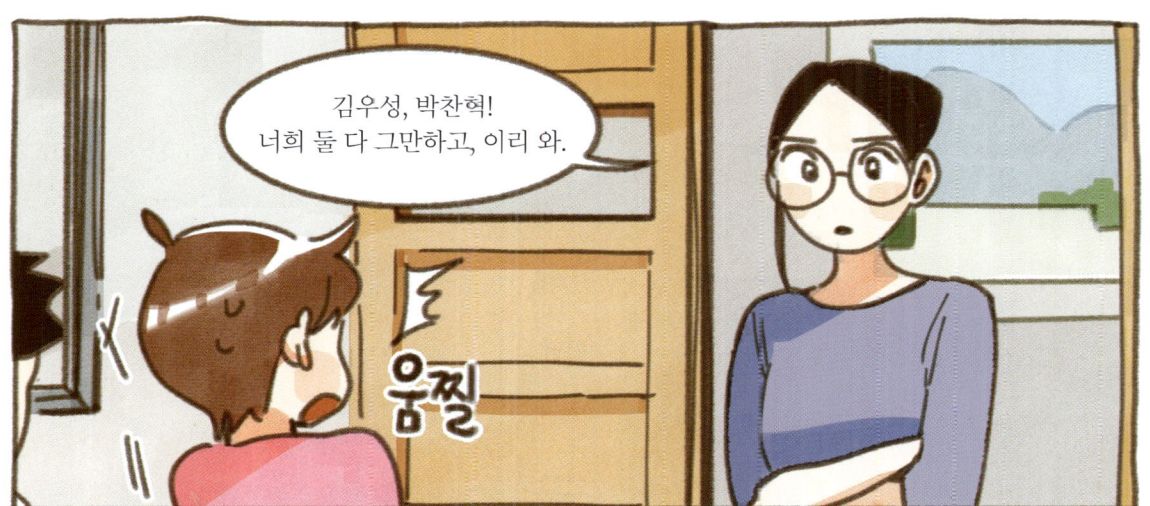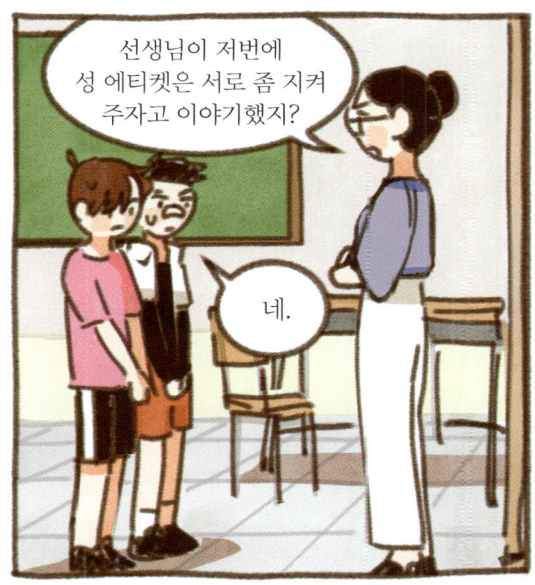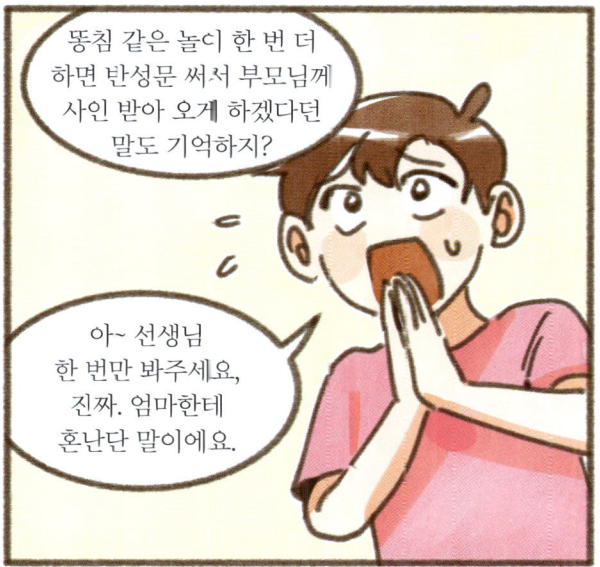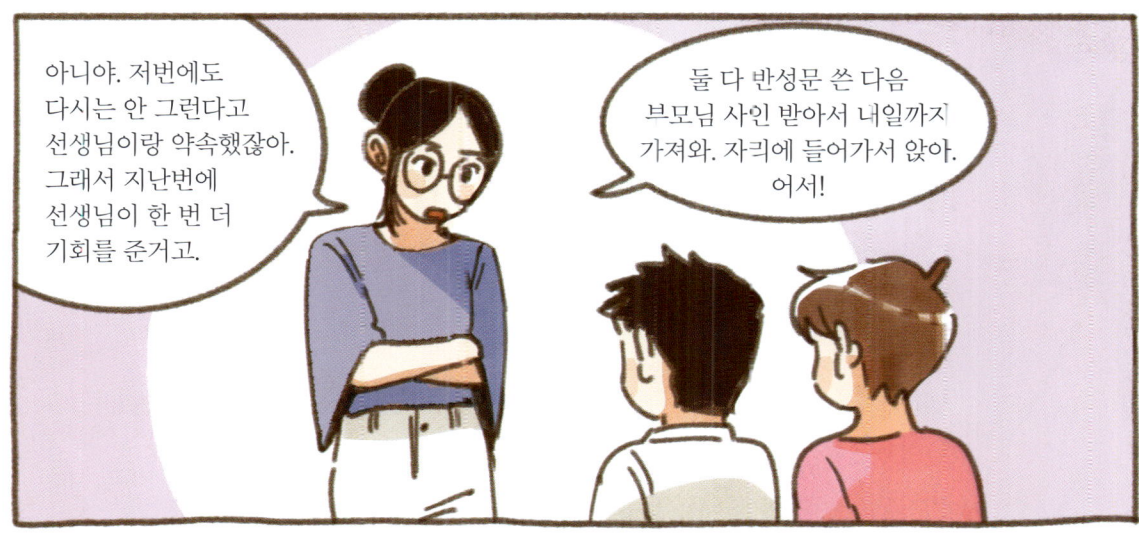

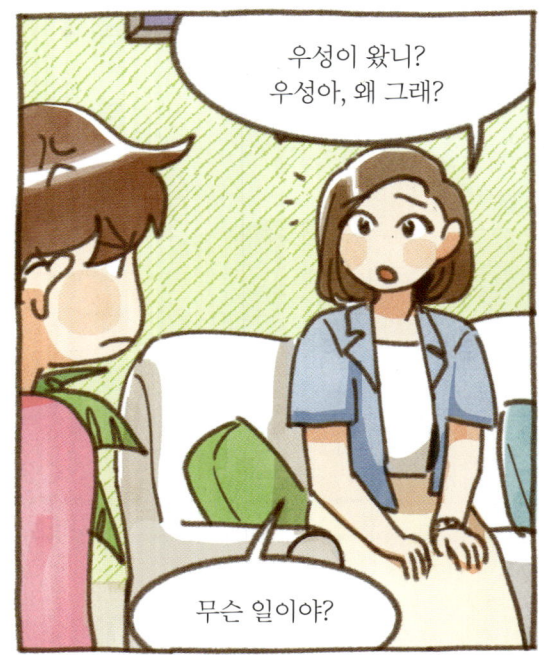
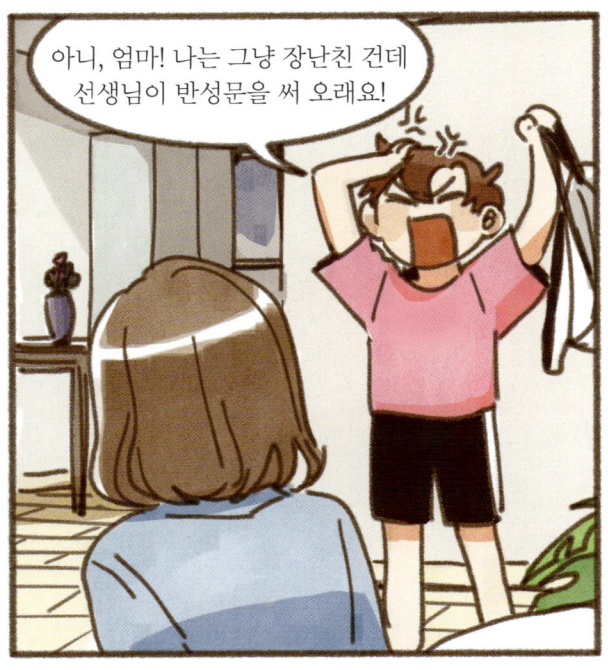
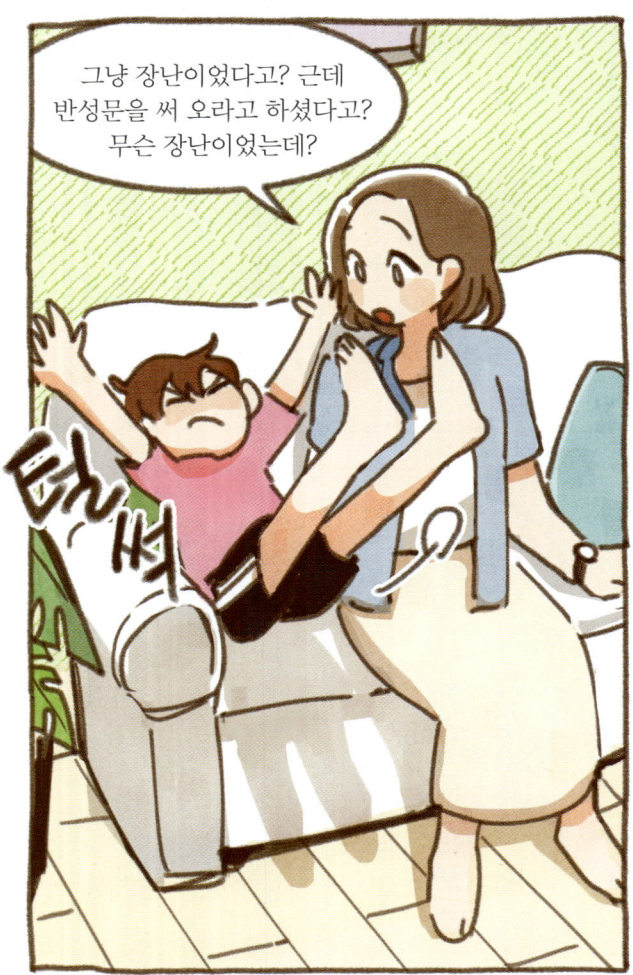
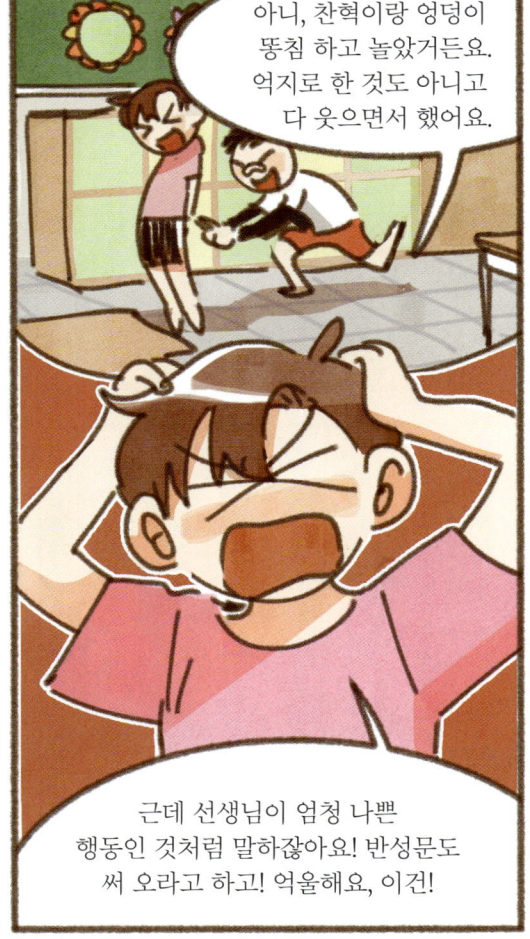

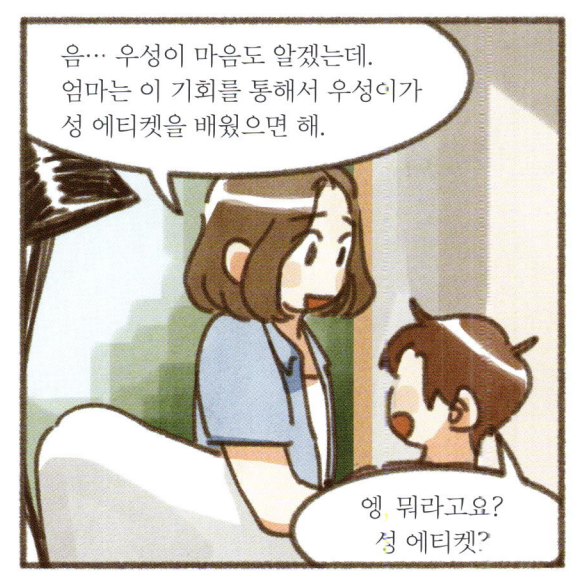
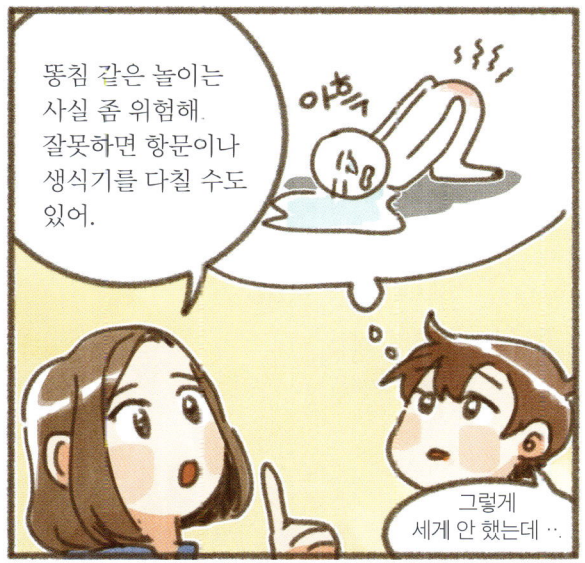
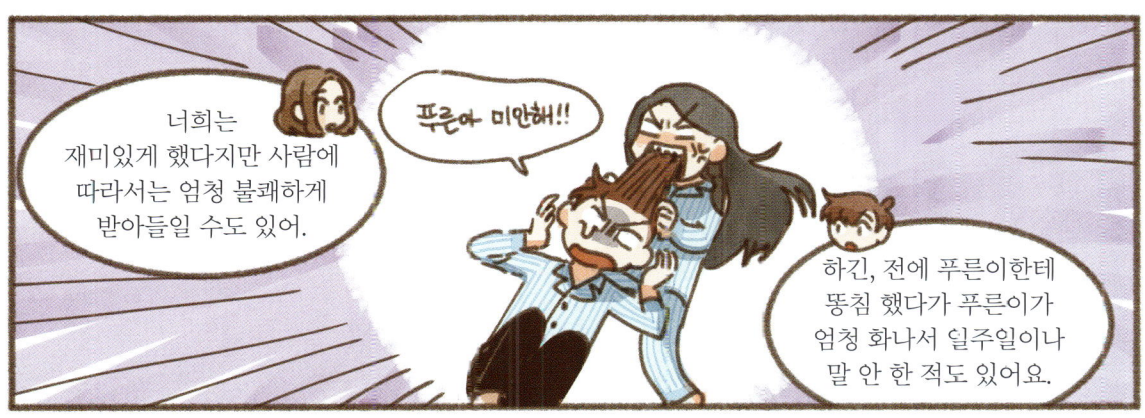
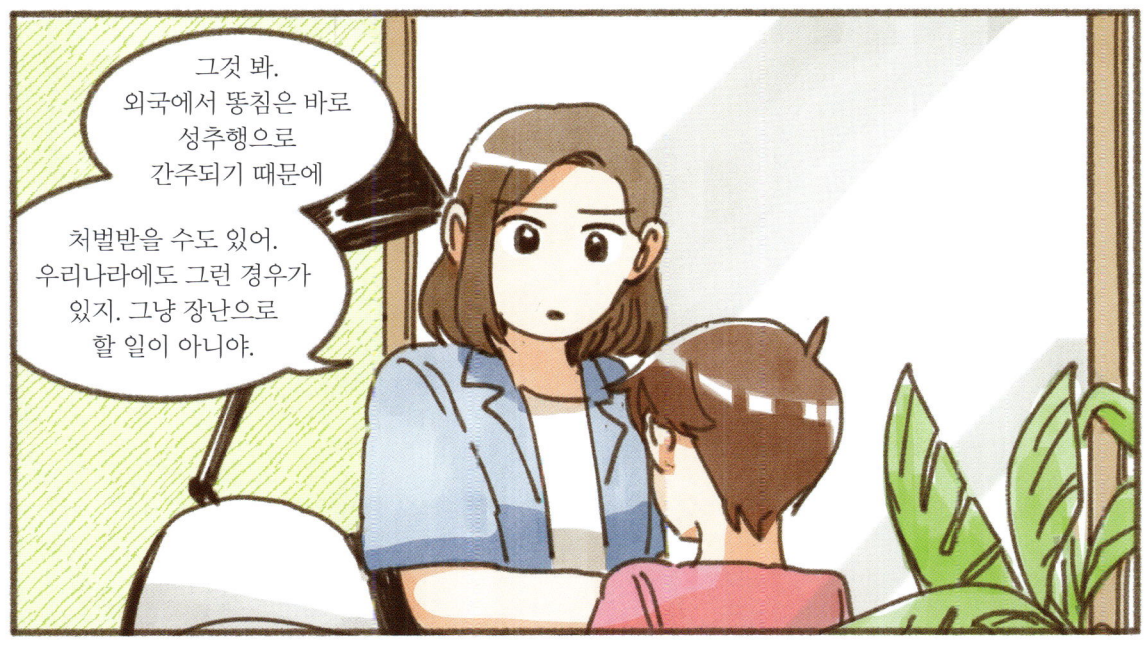

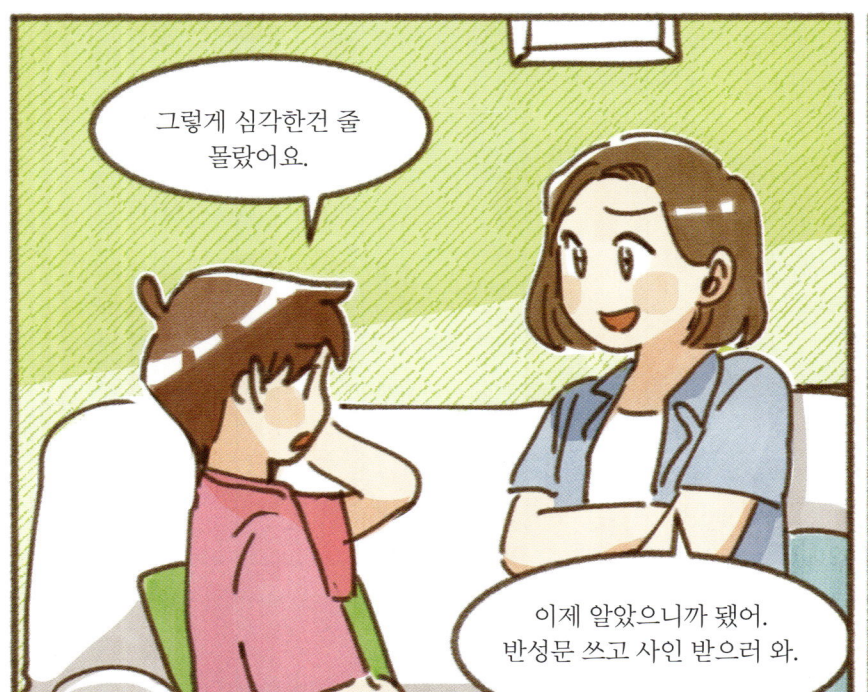

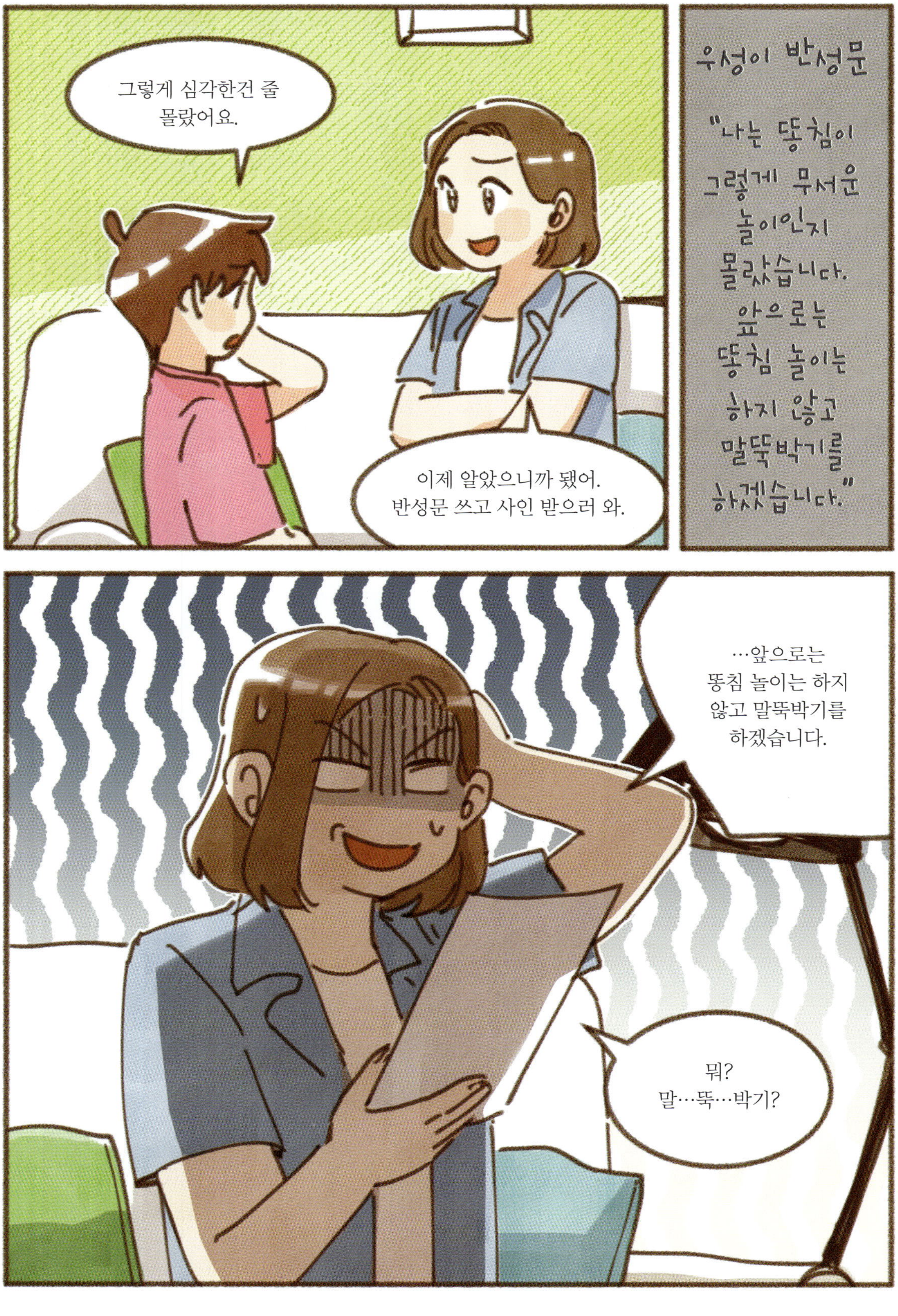

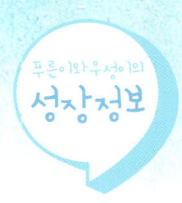

# 성 에티켓을 지켜요.

### 사춘기에는 성 기관들이 성숙해져요.
고환에서 정자를 만들고, 생리를 하면 생명을 만들 수 있는 사람이 되었다는 뜻이에요.
성적으로 성숙해지기 때문에 서로의 몸에 대한 생각도 달라져야 해요.
다른 사람들 앞에서 엉덩이, 생식기를 가지고 장난치는 것은 아기 때 하는 성 놀이예요.
지금부터 생식기는 혼자 있는 장소에서 자기 자신만 만지고 볼 수 있는 부위라는
원칙을 갖고 있어야 해요.

### 주변 사람들이 여러분을 더 이상 아기로 보지 않는다는 것도 중요해요.
사람들은 여러분에게 청소년다운 성 에티켓을 기대하고 있어요.
성 에티켓은 시간과 장소, 관계에 맞게 성을 표현하는 것이에요. 생식기를 만지거나
친구와 생식기를 가지고 장난치는 행동은 학교라는 시간과 장소에 맞지 않아요.
나이에 맞지 않는 성 행동은 예의에 어긋나고, 같은 반 친구들, 선생님에게
스트레스를 주고 짜증나고 불편하게 해요. 그리고 항문, 생식기는
약하고 상처가 나기 쉬운 부위이기 때문에 더욱 조심해야 해요.

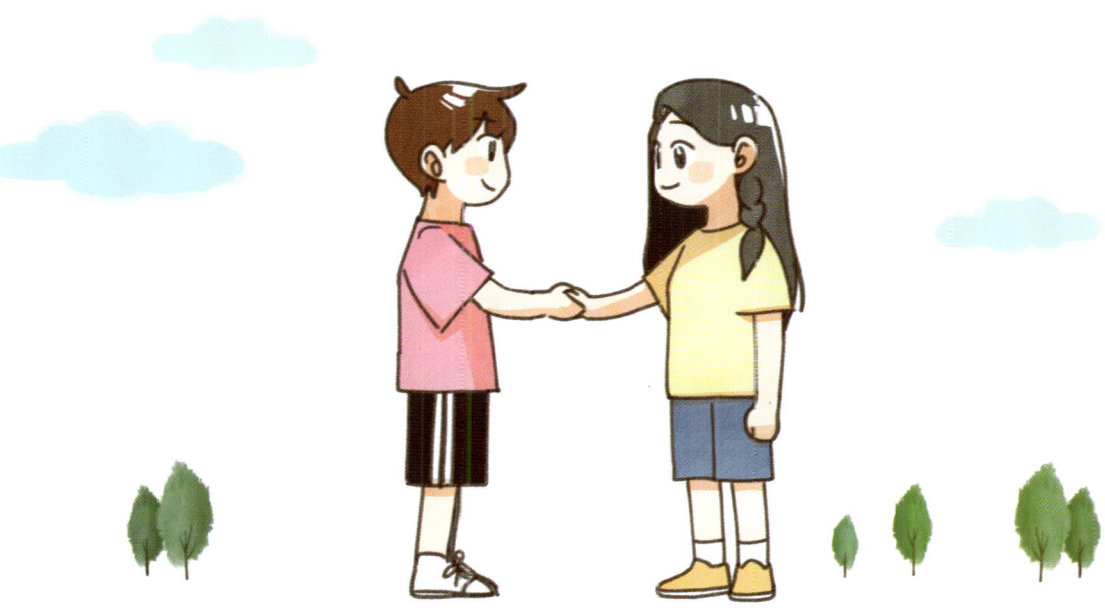

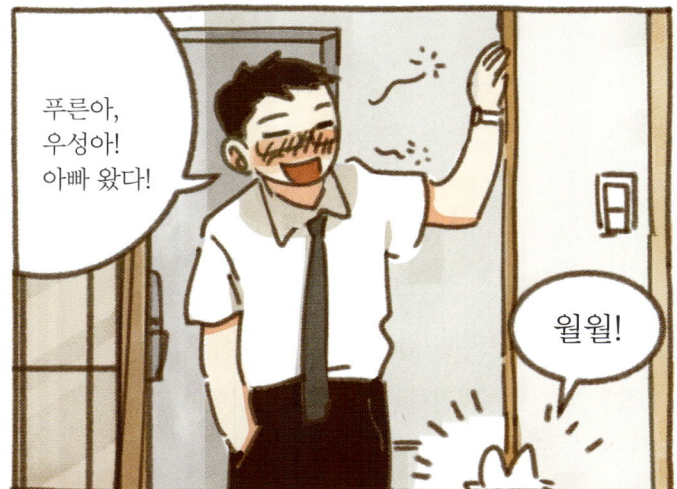
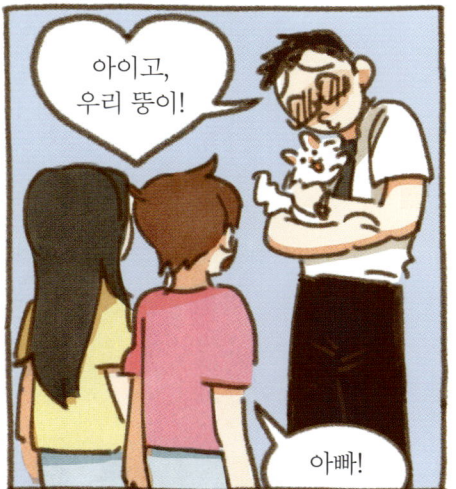
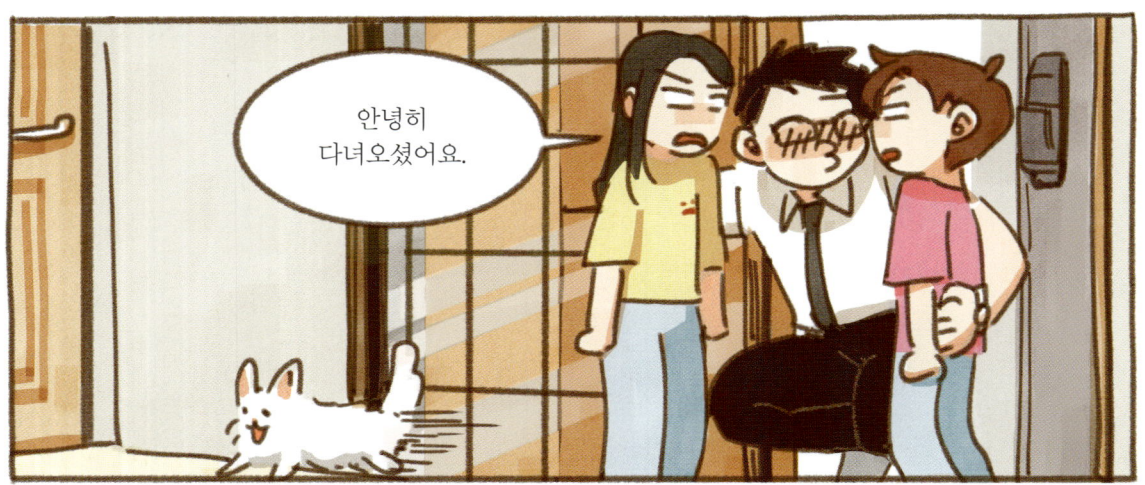
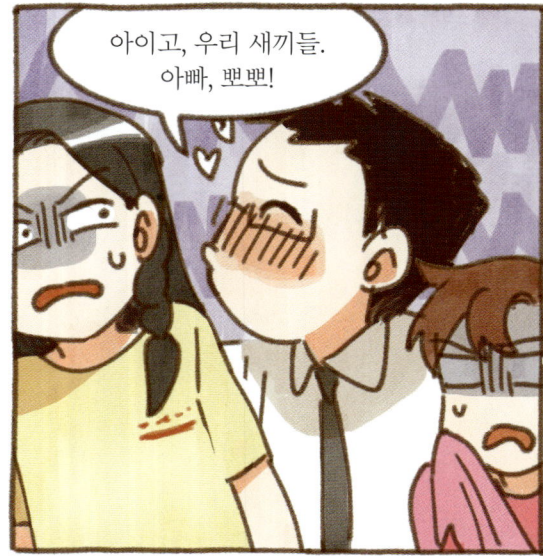
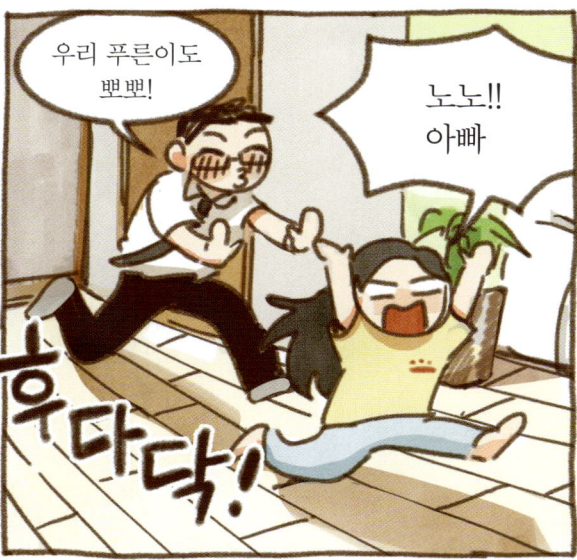

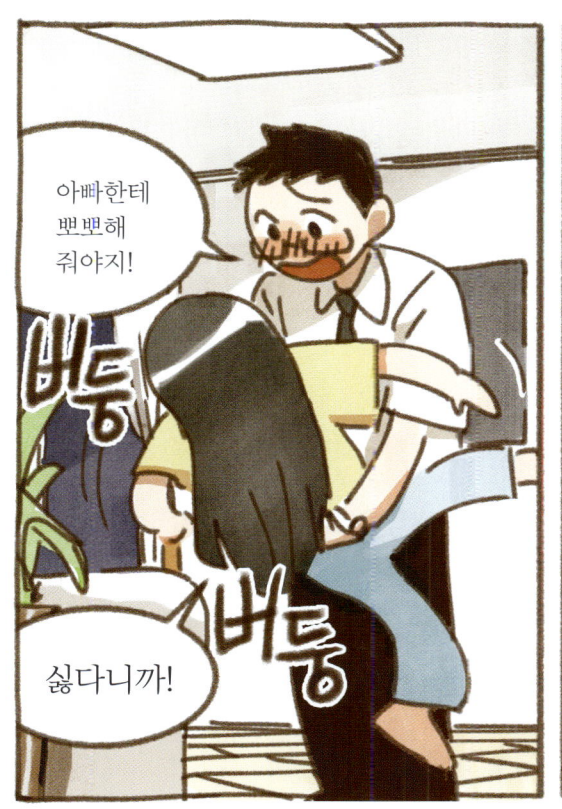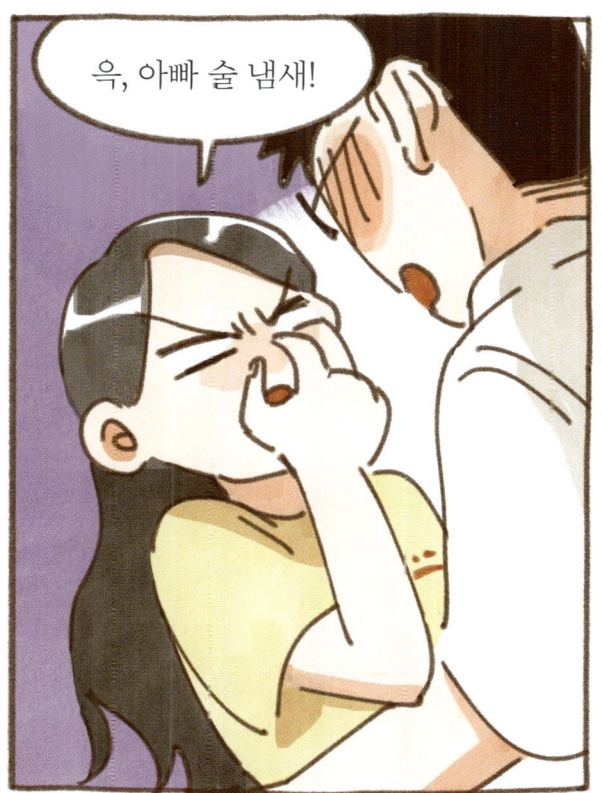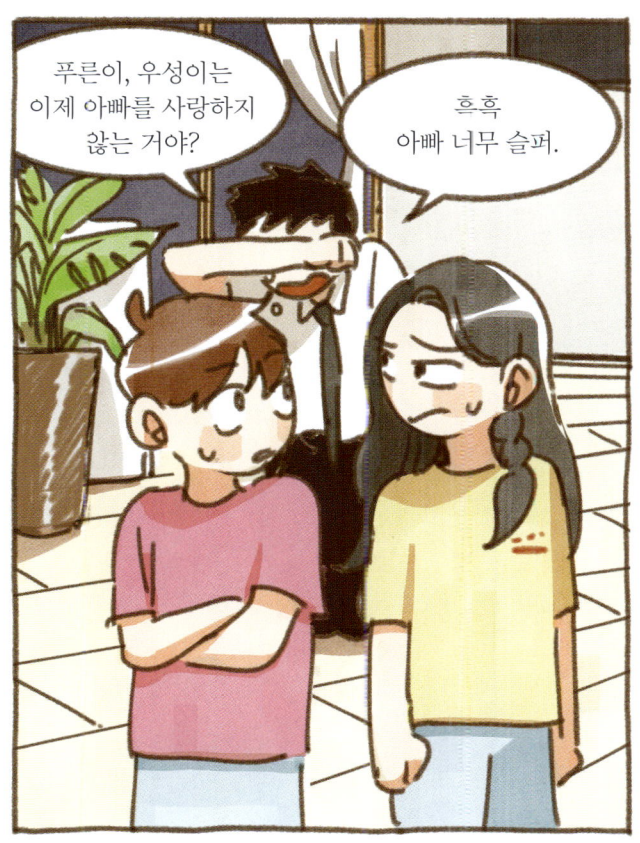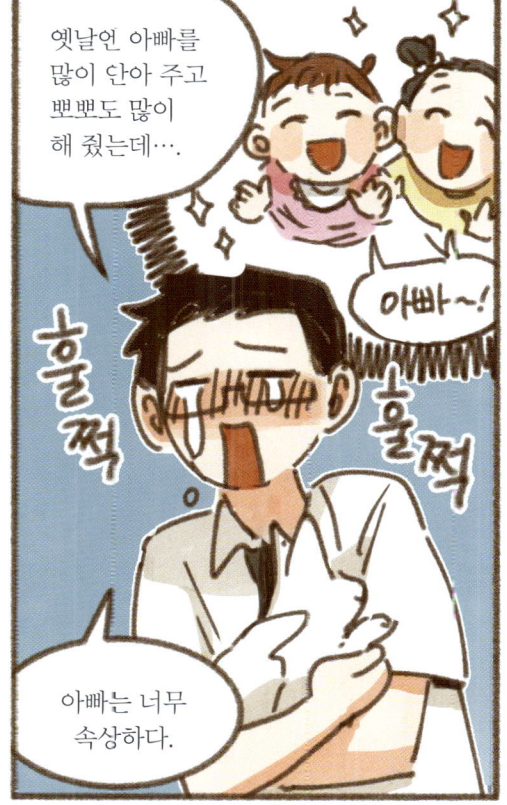

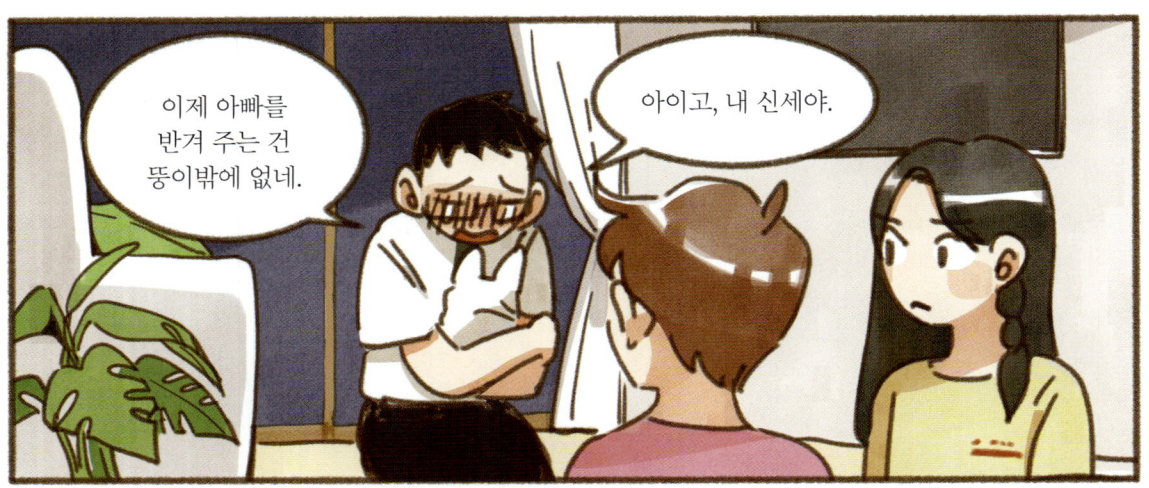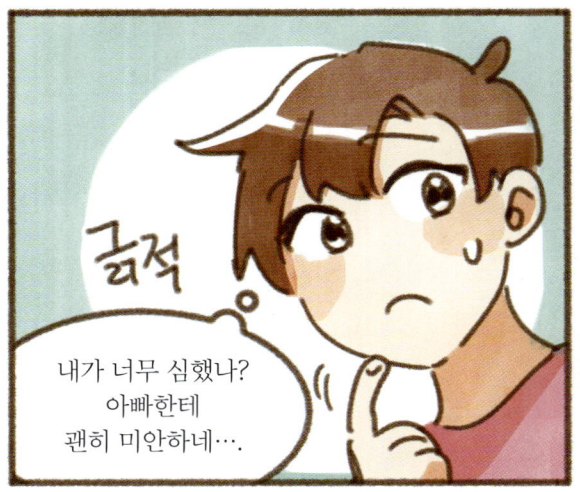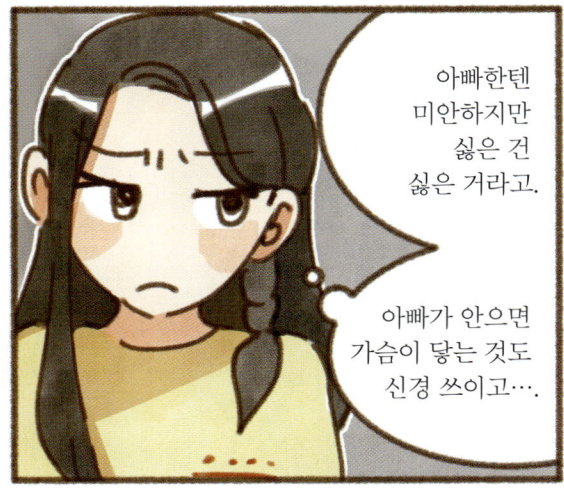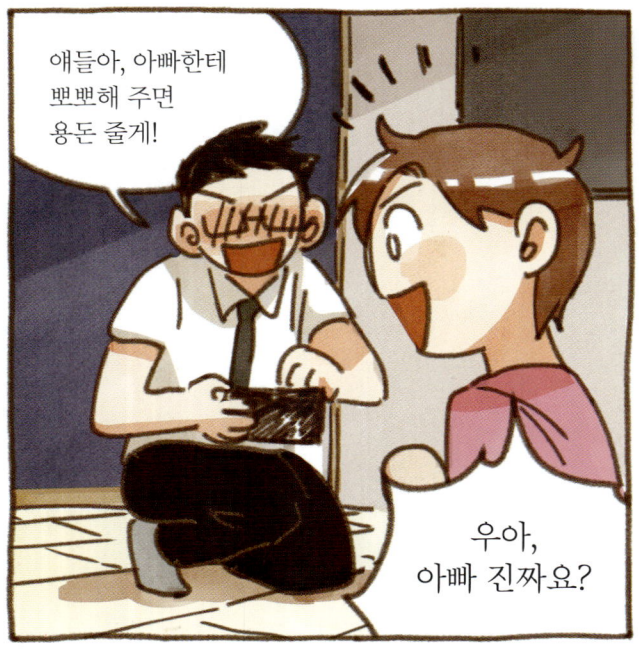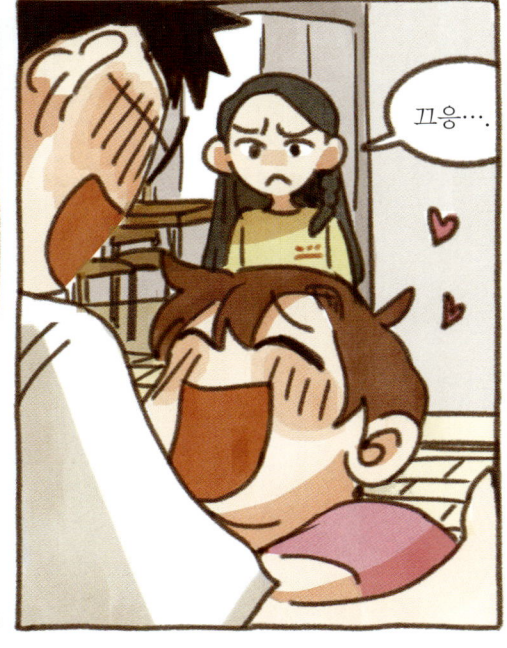

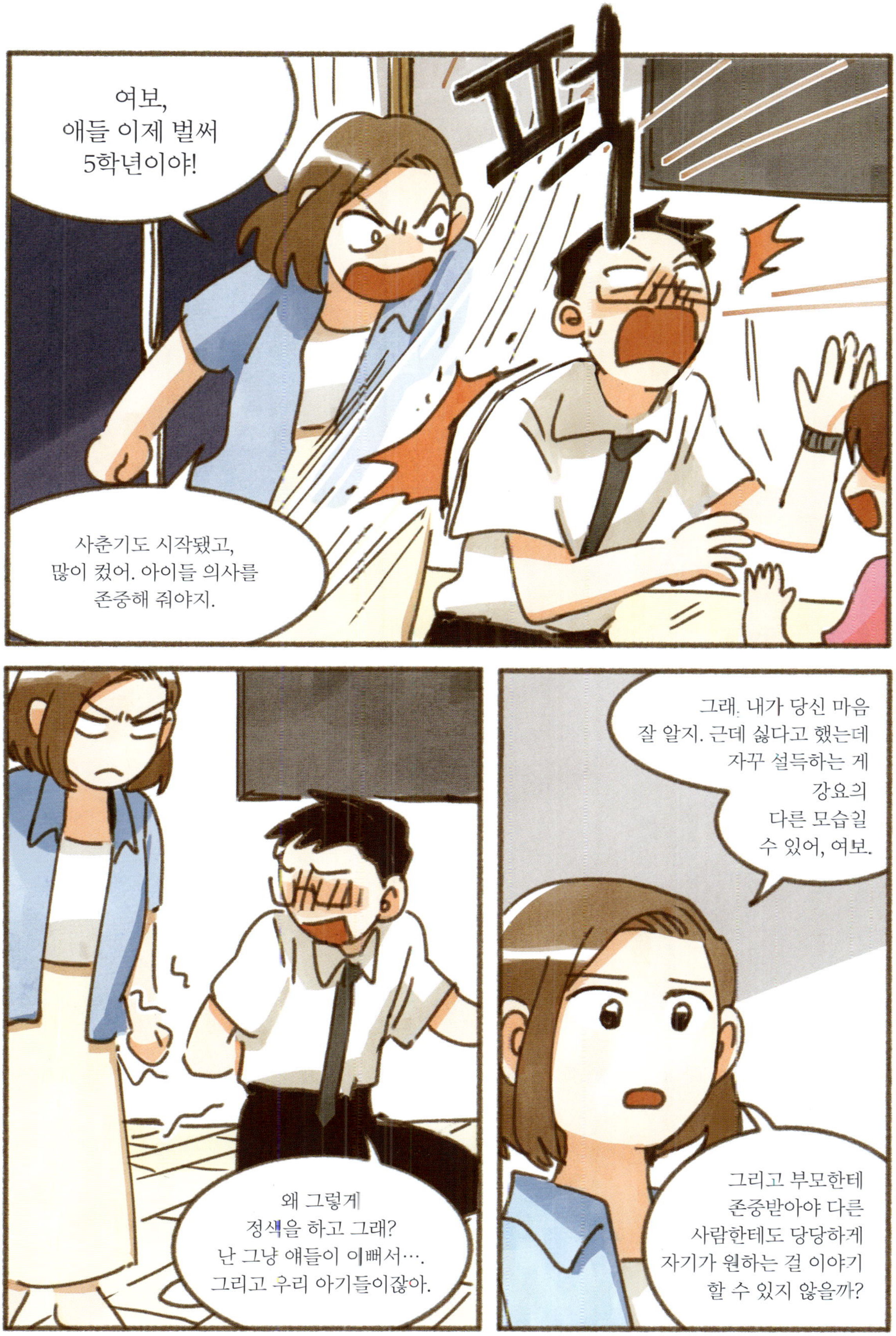

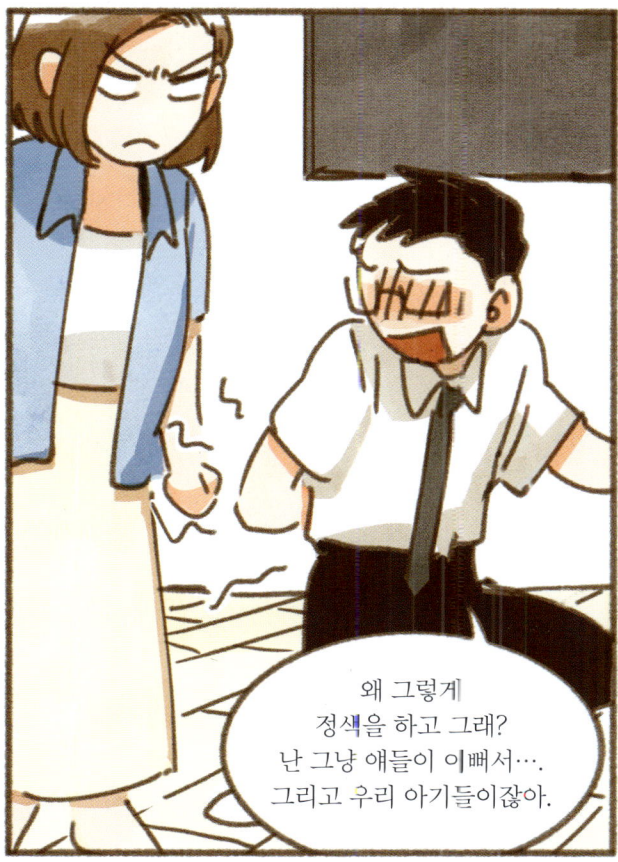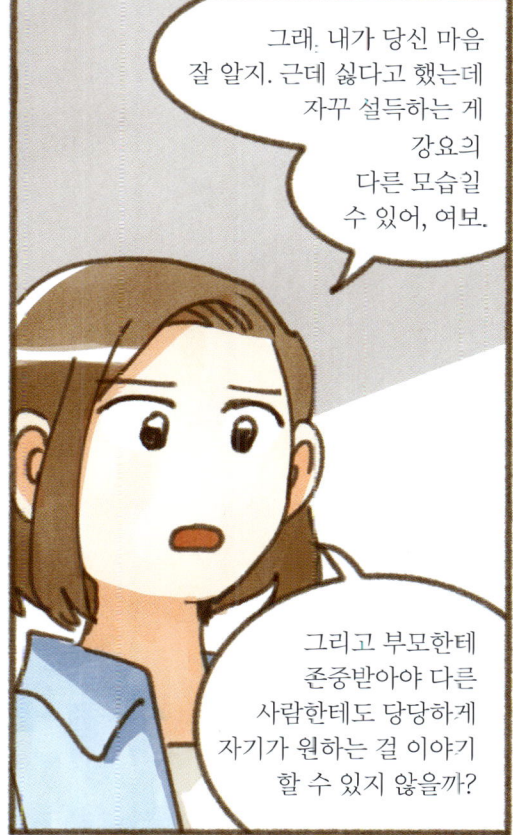

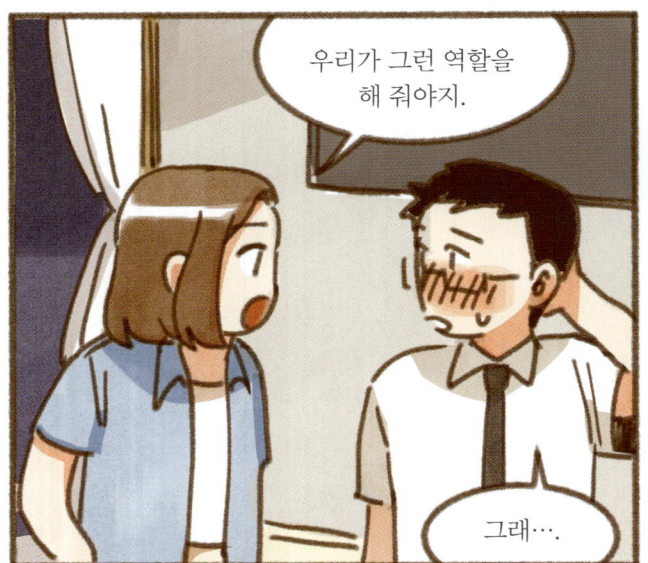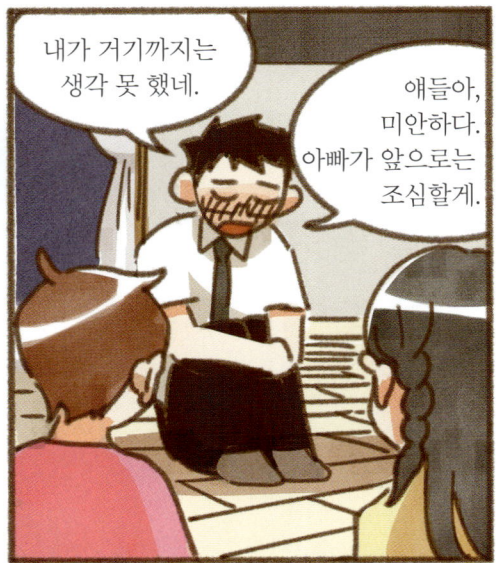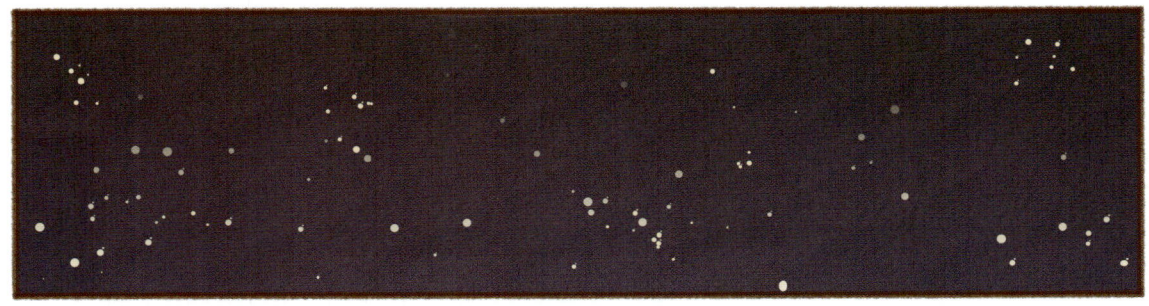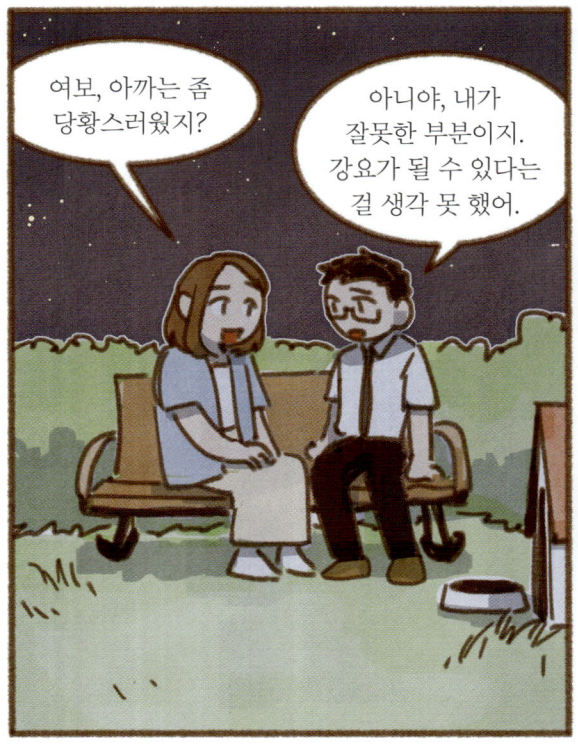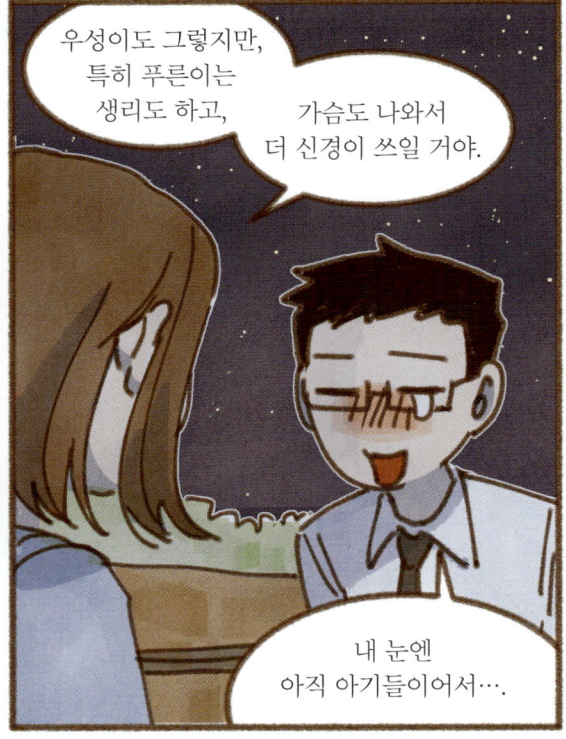

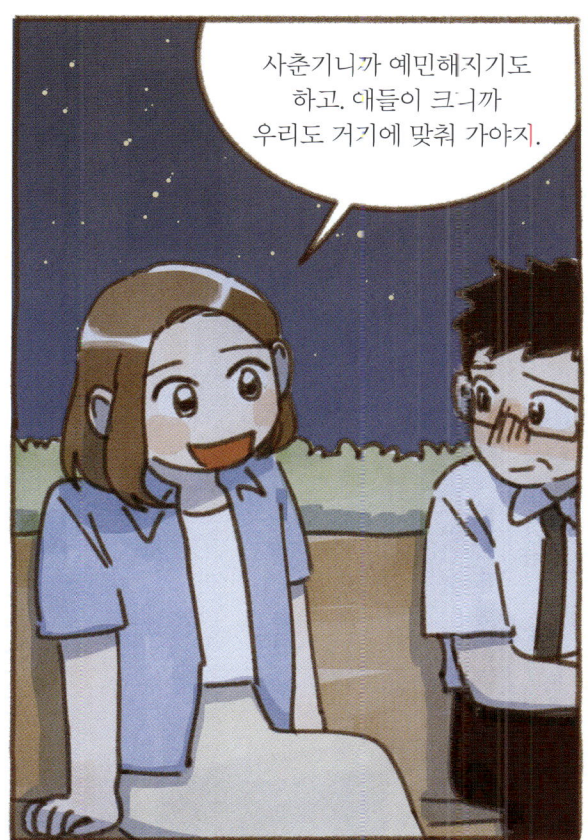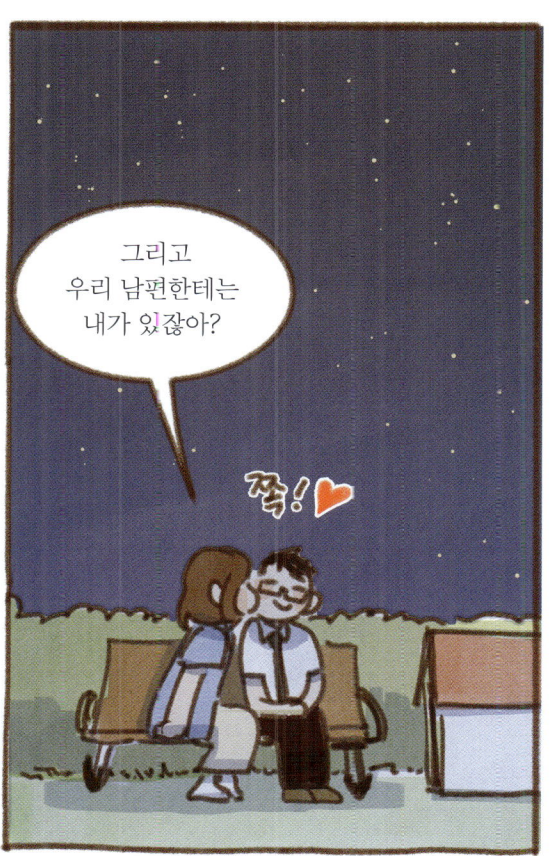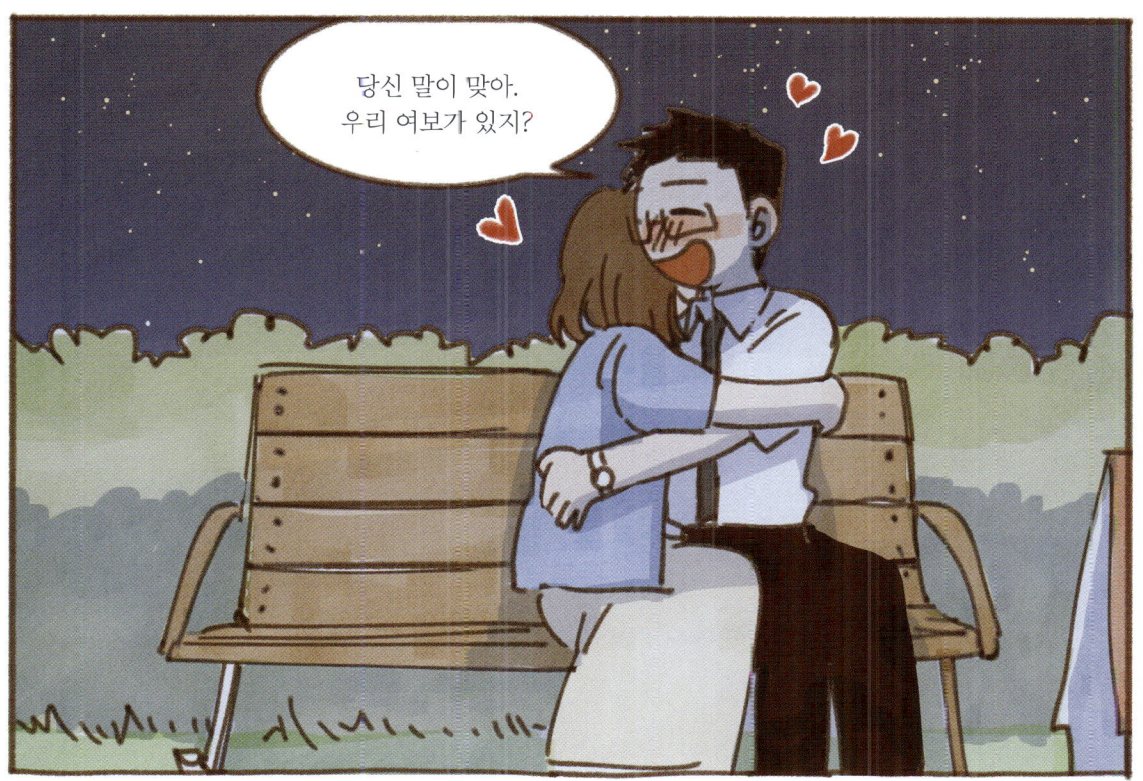

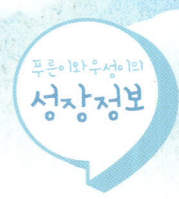

# 사랑은 강요하지 않아요.

<u>우리는 몸으로 사랑을 표현할 수 있어요.</u> 뽀뽀하고, 손을 잡고, 안아 주고, 어깨를 감싸 줘요. 하지만 남이 내 몸을 만지는 정도가 어디까지 괜찮은지는 사람마다 달라요. 똑같은 사람이라도 어떤 날은 괜찮고, 어떤 날은 싫어요. 근데 가끔은 다른 사람이 내 마음과 상관없이 억지로 몸을 만지려고 할 수 있어요.

그럴 때는 싫다고 표현해도 괜찮아요. 가족, 선생님, 친구, 여자 친구, 남자 친구 누구라도 거절해요. 섭섭하게 해도 돼요. 친절하고 상냥하게 굴지 않아도 돼요.

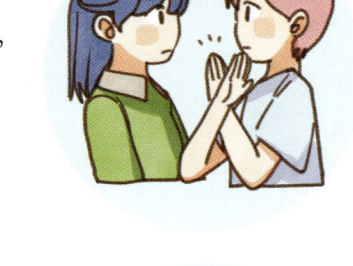

눈을 치켜뜨고, 몸에 힘을 주고, 목소리를 크게 내요. 만약 상대방이 여러분보다 나이가 많거나 힘이 센 사람이고, 싫다고 표현해도 같은 행동을 반복한다면 주위의 믿을 수 있는 어른들에게 꼭 알려서 도움을 받아야 해요.

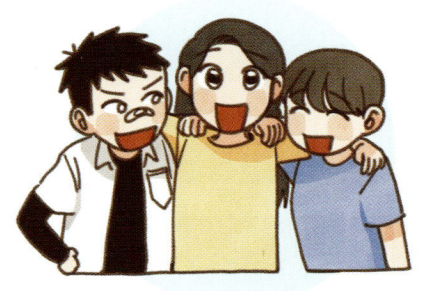

여러분도 상대방이 싫다고 하거나, 몸을 빼거나, 도망을 가거나, 표정을 찌푸린다면 바로 멈춰야 해요. 그러지 않으면 강요이고, 무례한 행동이에요. 폭력이 될 수도 있어요. 몸에 대한 존중은 상대에 대한 아주 기본적인 예의예요. 가족, 친구들, 선생님, 사람들을 잘 보면서 여러분을 존중하는 사람과 그렇지 않은 사람을 나눠 보세요. 작고 힘이 약한 사람, 마음을 잘 표현할 수 없는 아기, 동물, 나무와 꽃, 풀 <u>모든 생명을 존중하는 멋진 사람이 되길 바라요.</u>

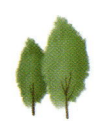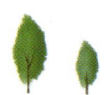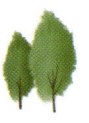

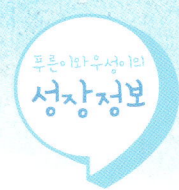

## 사랑을 표현하는 법을 배워요.

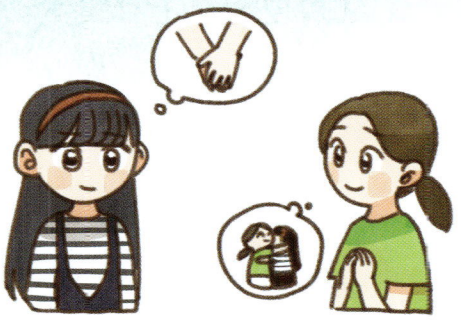

사춘기는 성적으로 성숙해지는 나이예요.
이때부터는 달라진 몸과 존재에 맞게 성을 표현할 수
있어야 해요. 혼자 하는 성 행동을 구분할 수 있고요.
사랑을 표현하는 방법도 달라져요.
서로 즐겁고 편안한 만큼 스킨십을 해요. 사람마다 원하는 스킨십이 달라요.
그날의 기분이나 감정, 몸, 둘의 관계에 따라서 달라질 수도 있어요.
사람마다 필요한 몸의 거리인 경계가 있다는 것도 알아야 해요.
상대방의 마음을 잘 살피고, 내 마음도 잘 표현하면 모두 다
즐겁고 편안하게 좋은 감정과 기쁨, 사랑을 주고받을 수 있어요.

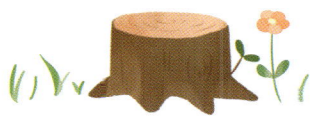

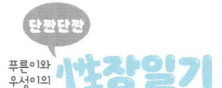# 스킨십 매너를 지켜라

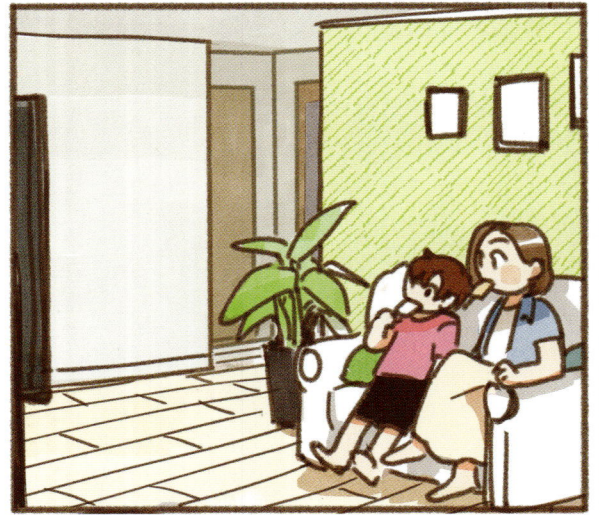
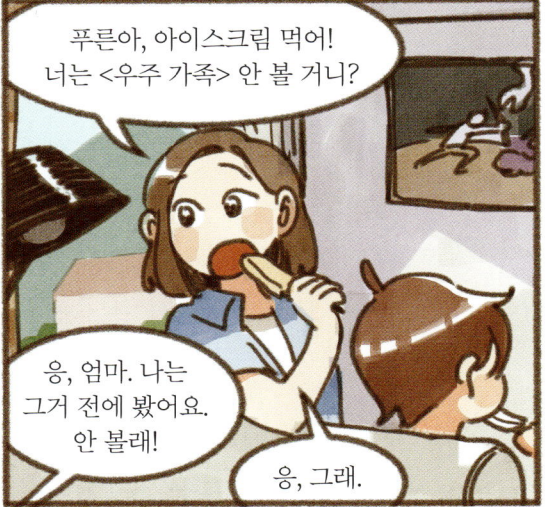
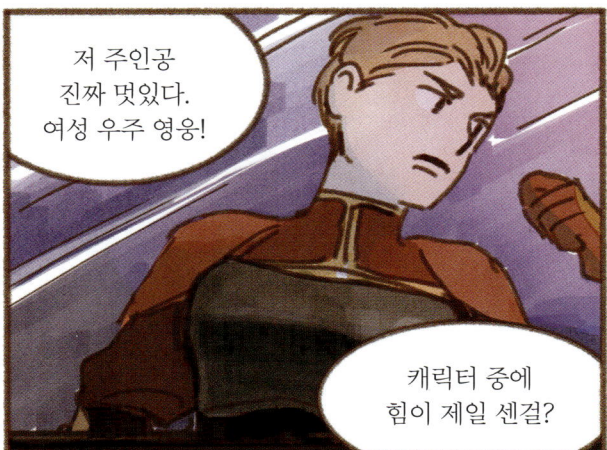
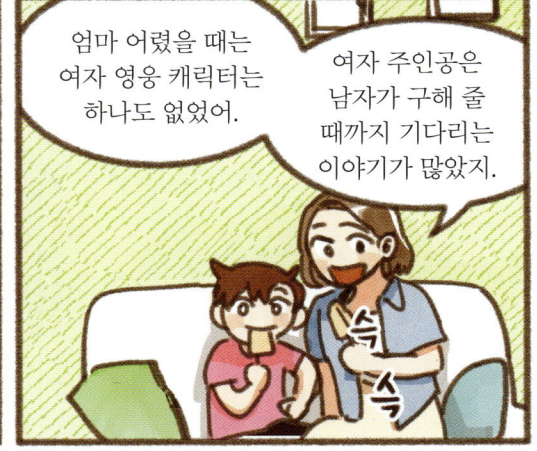
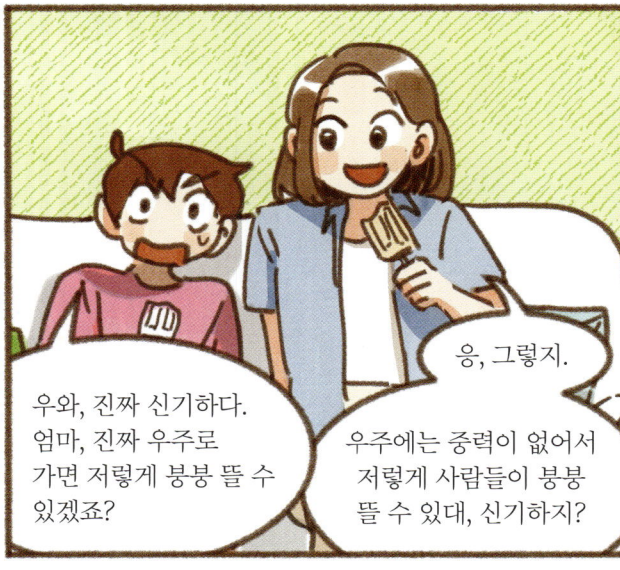
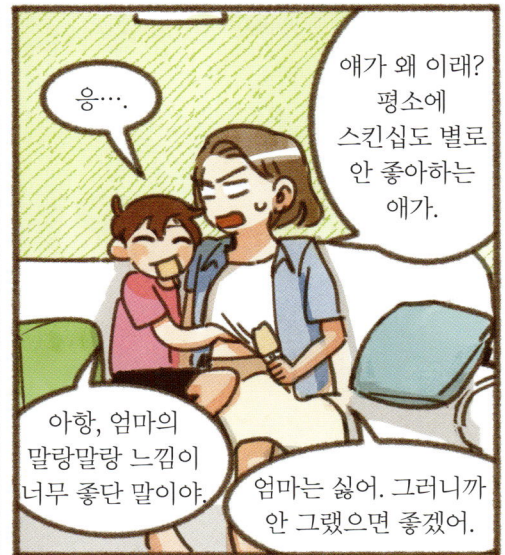

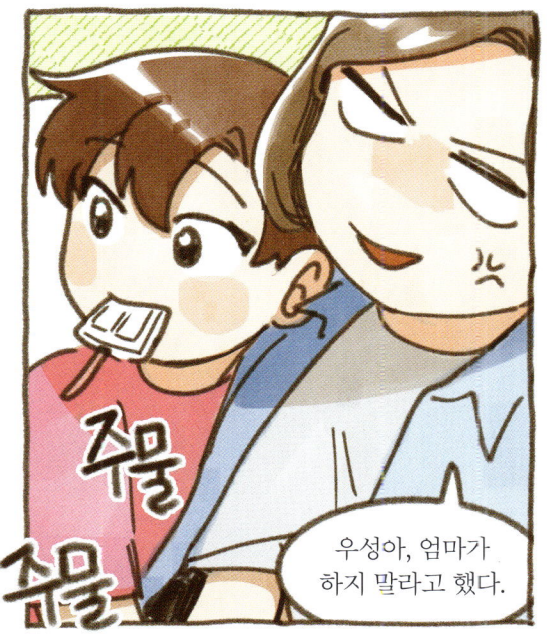
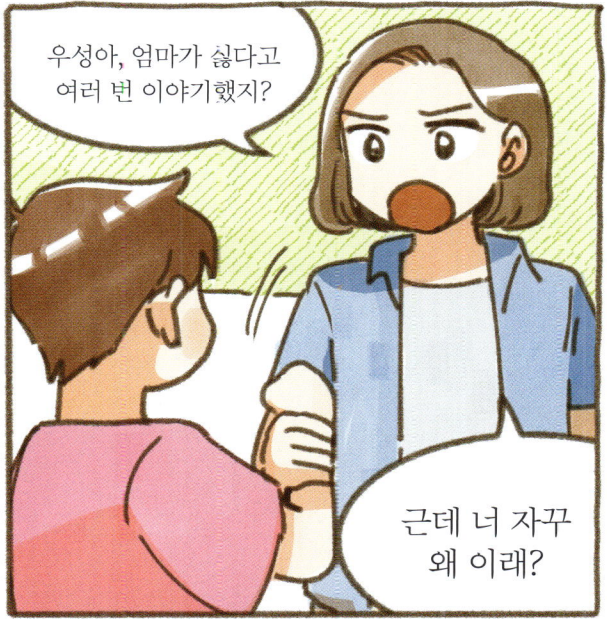
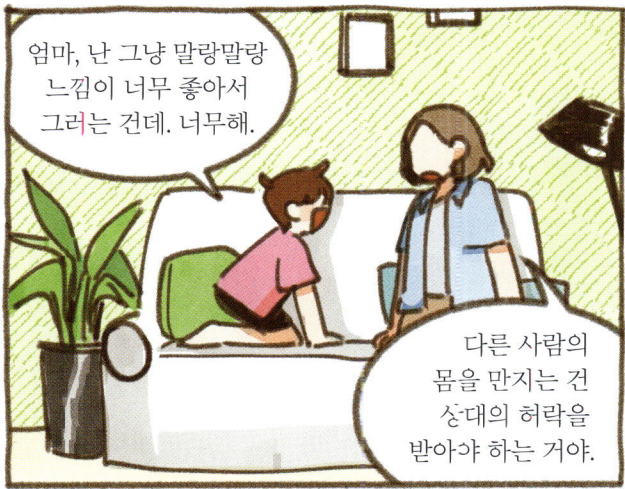
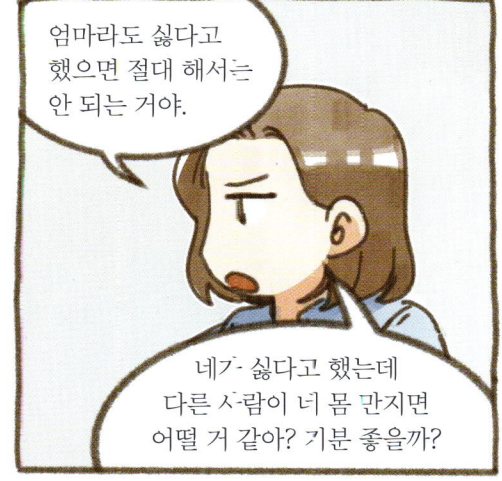
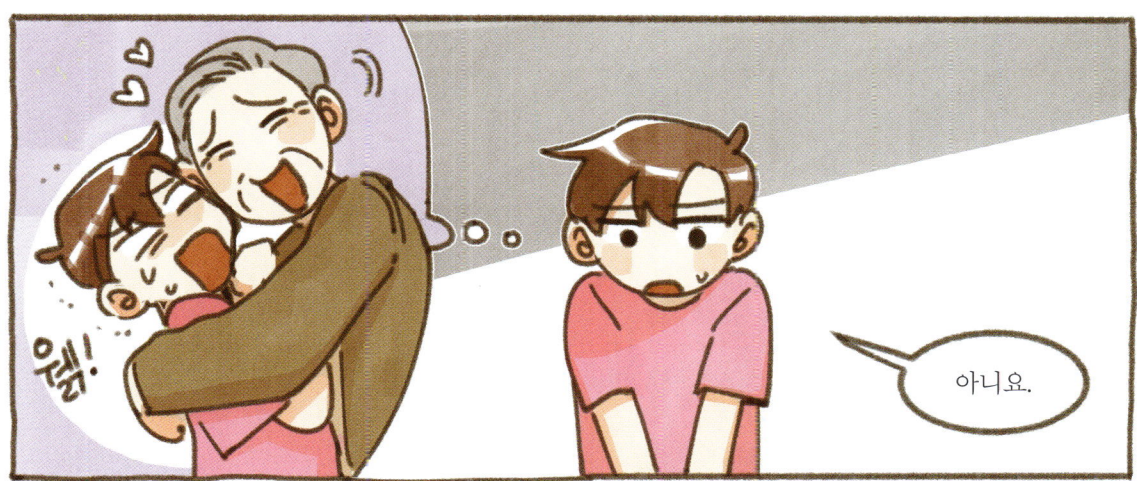

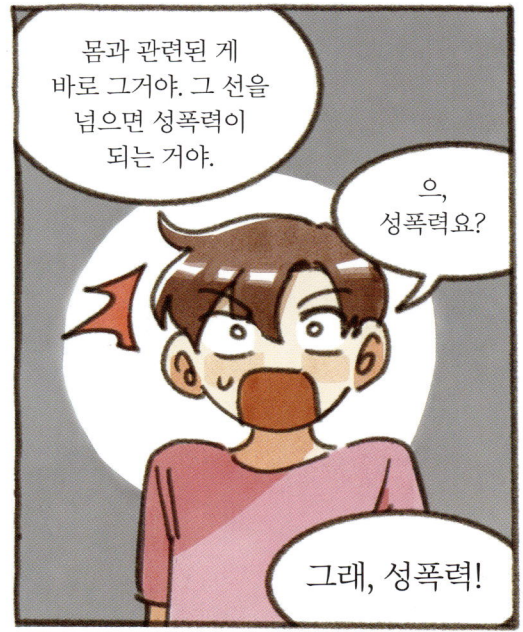
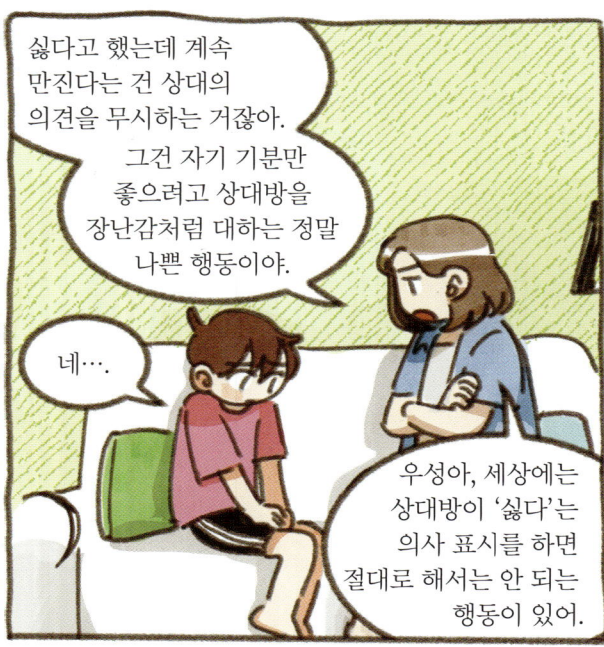
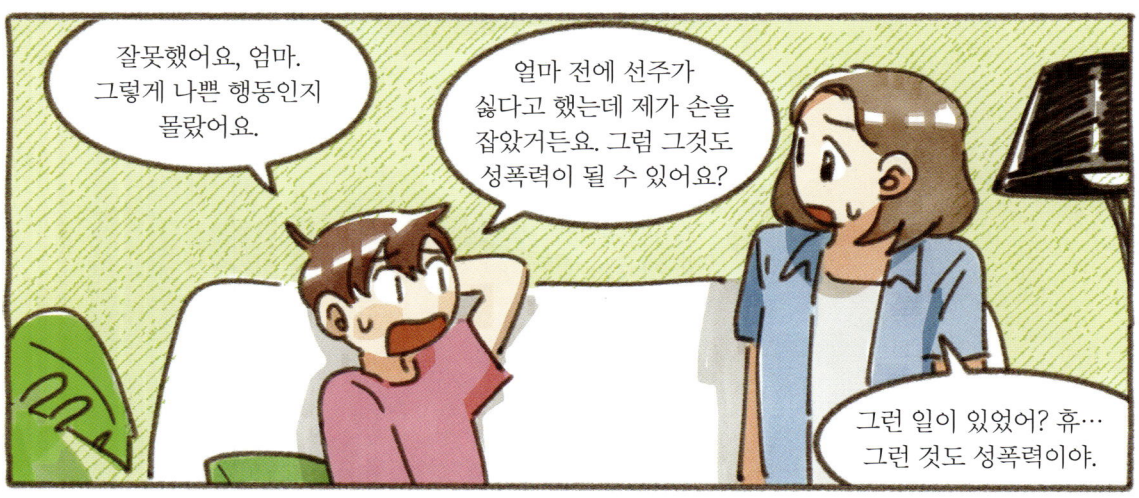
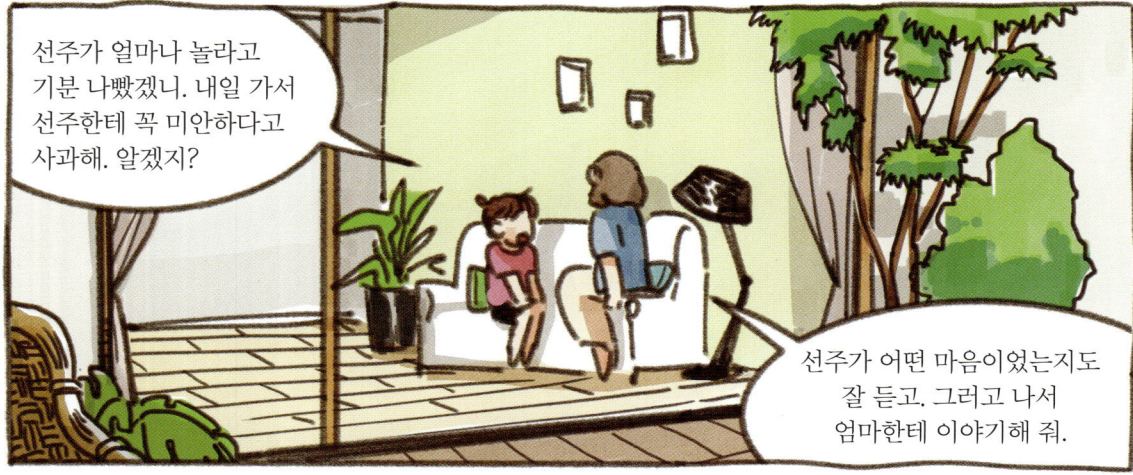

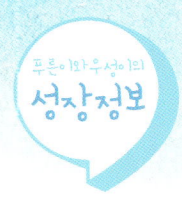

## 존중 없는 스킨십은 폭력이에요.

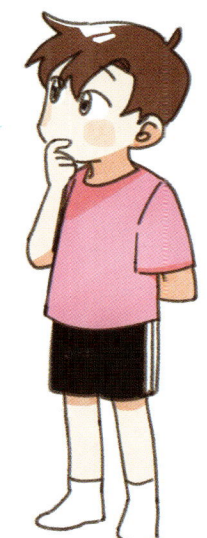

손을 잡으려고 했는데 상대방이 거절하면 기분이 나쁠 거예요.
민망하고 창피하고요. 나를 기분 나쁘게 했으니까
"나도 너를 기분 나쁘게 해 줄 거야!"라고 마음 먹을 수도 있어요.
나를 싫어하는 것 같아서 더 이상 친구를 하고 싶지 않을 수도 있어요.
그런데요, 사실 그 친구는 그냥 다른 사람이 자신의 몸을 만지는 걸 좋아하지
않을 수 있어요. 오늘은 누구와도 손을 잡기 싫은 날일 수도 있어요.
몸이 아프고 기분이 안 좋을 수도 있어요.
힘들어서 아무것도 하기 싫고, 그냥 혼자 있고 싶을 수도 있어요.
운동하고 땀을 흘려서 끈적끈적한 돈이 창피할 수도 있어요.
그러니까 상대방이 거절했다고 해서 내가 싫은 거라고 생각하지 않아도 돼요.
그렇게 생각하면 거절당해도 기분이 괜찮을 거예요.
그래도 화가 난다면 상대방을 존중하지 않고 내 마음대로 하고 싶었던 건 아닌지
자신의 마음을 잘 살펴보아야 해요.

# 우성이의 사랑 고백

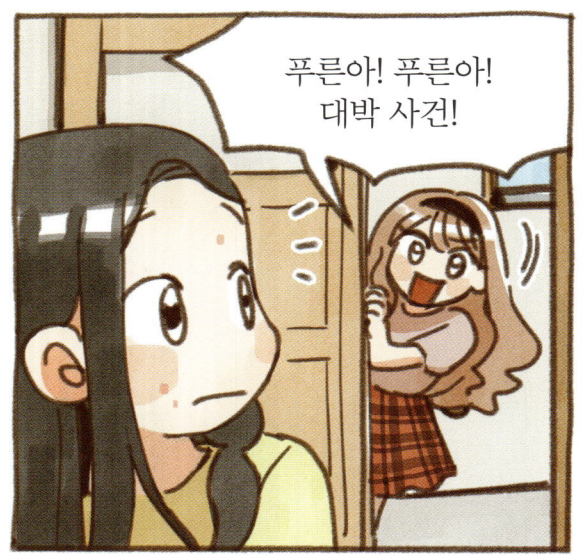
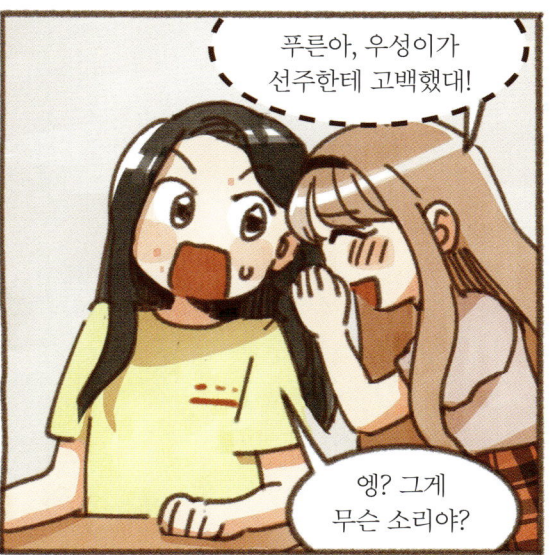
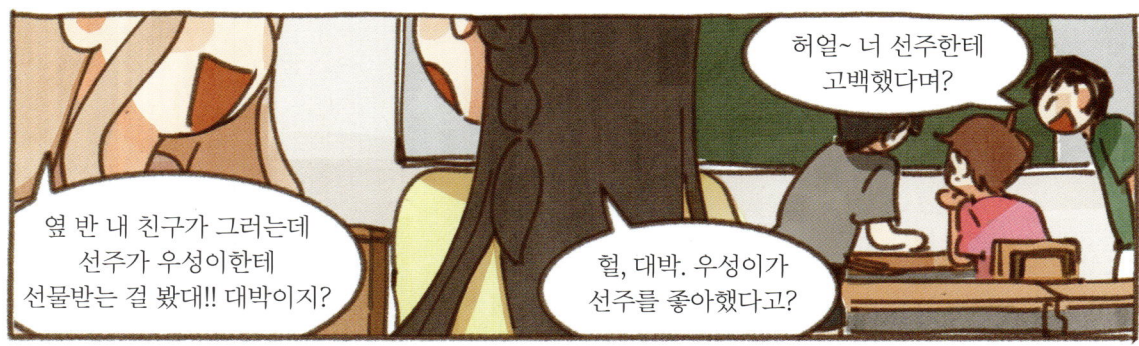
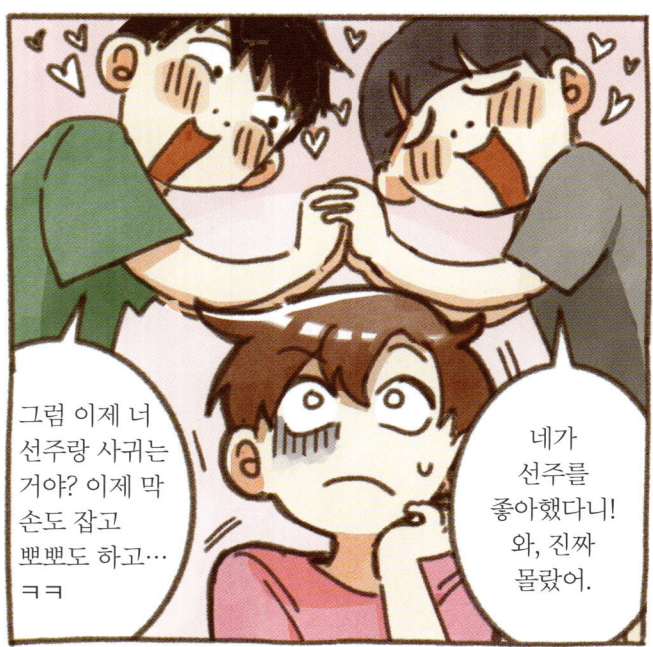
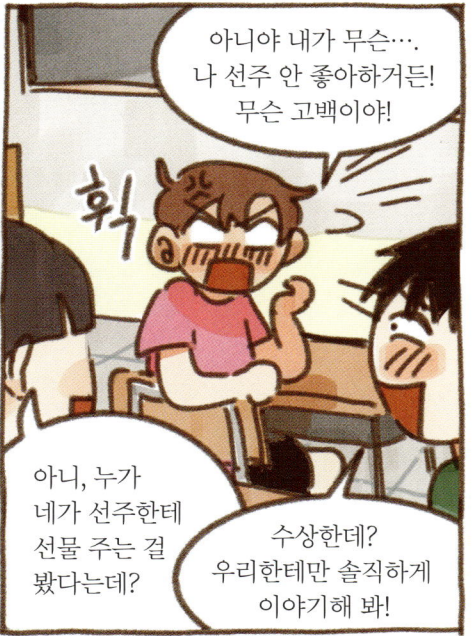

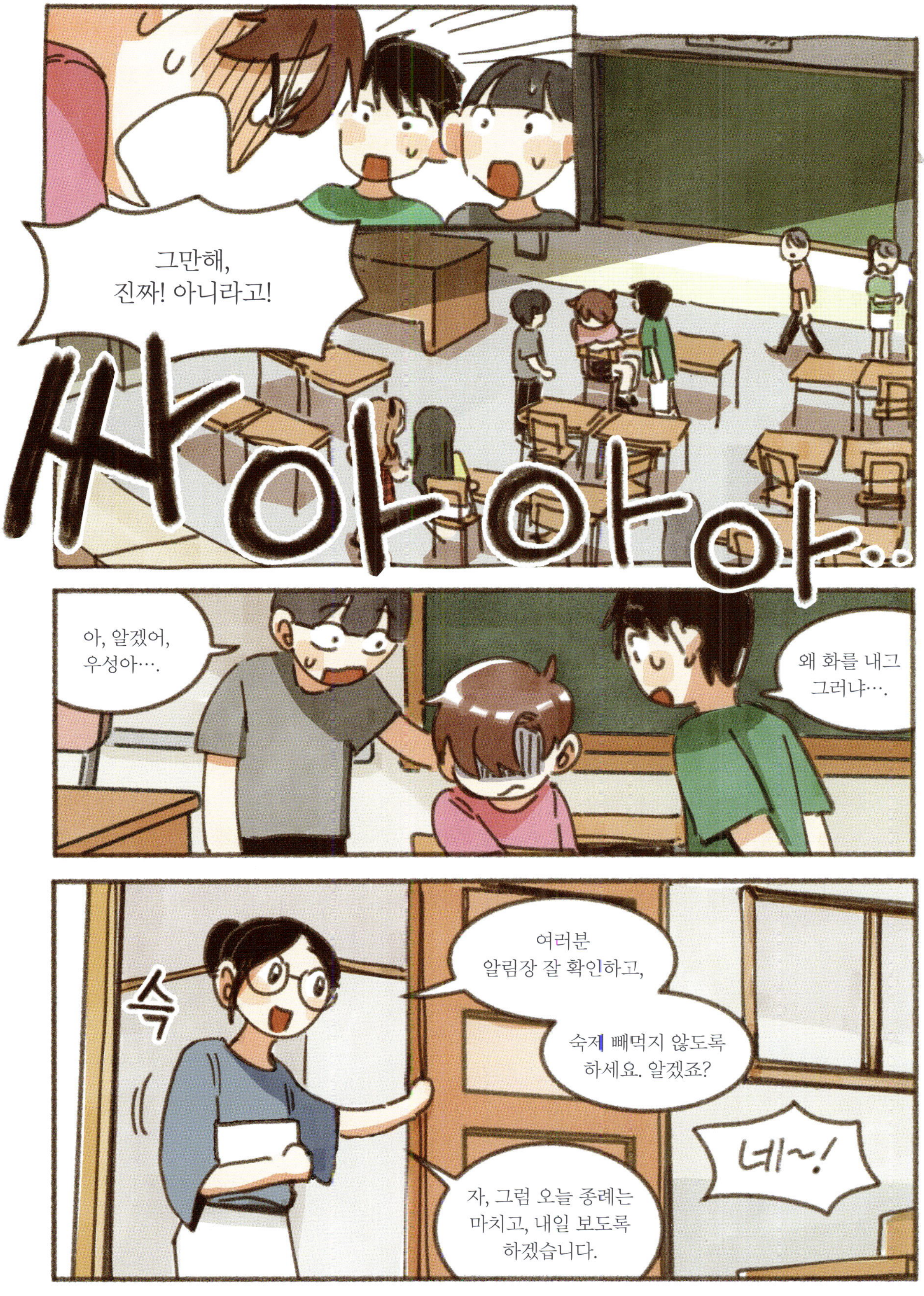

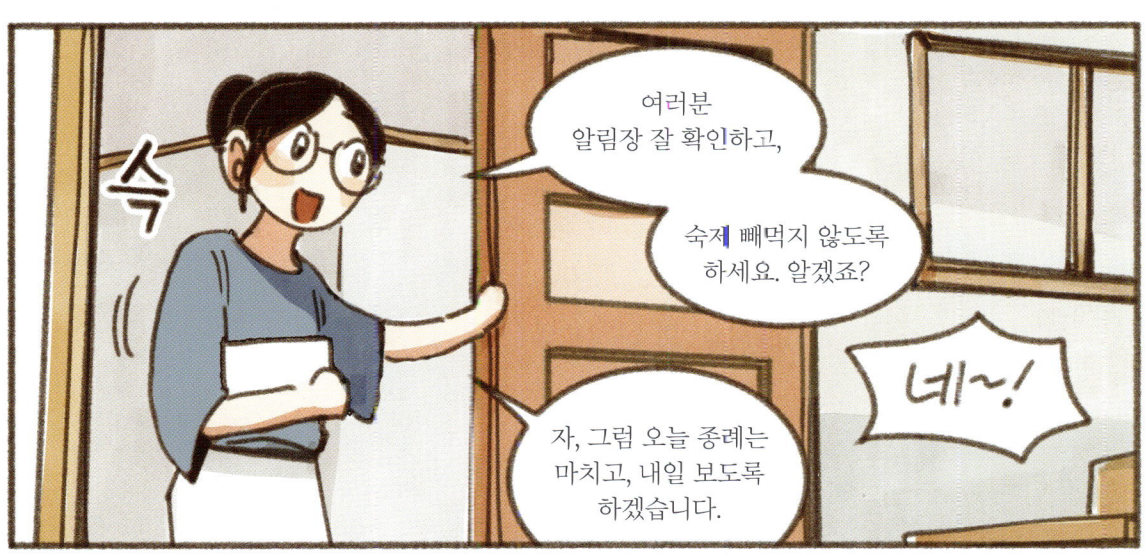

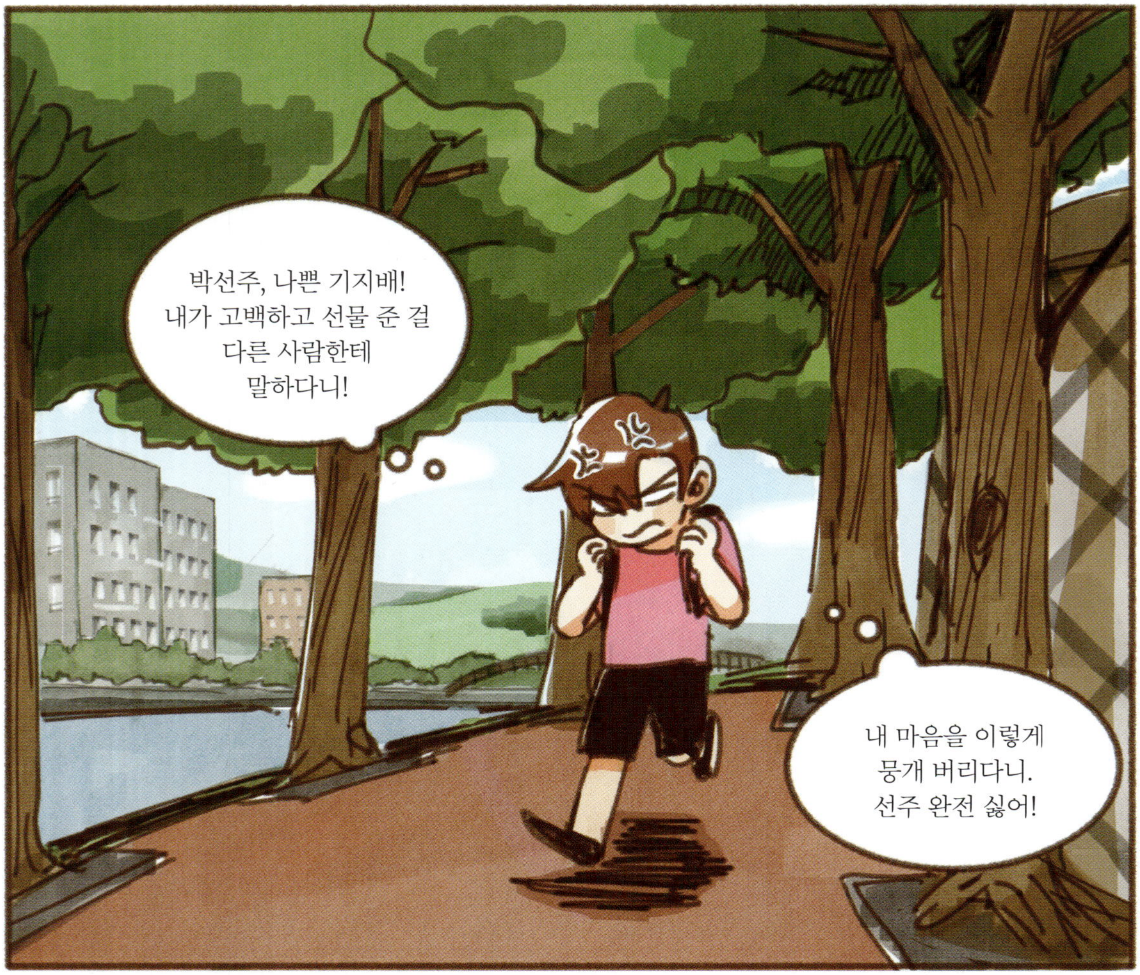

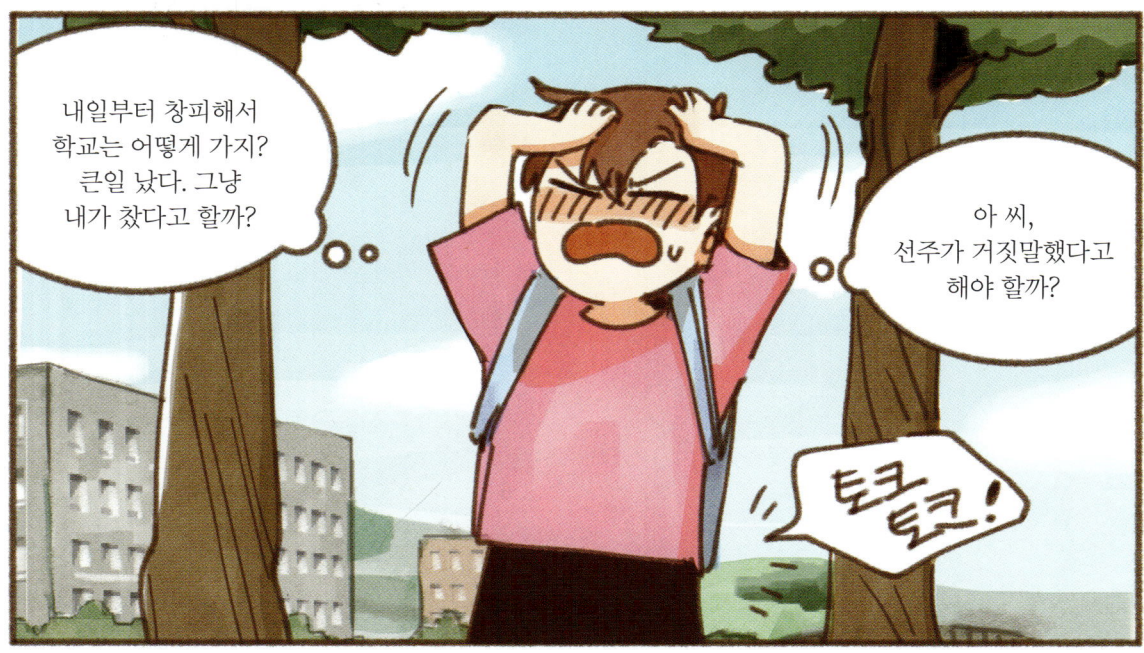

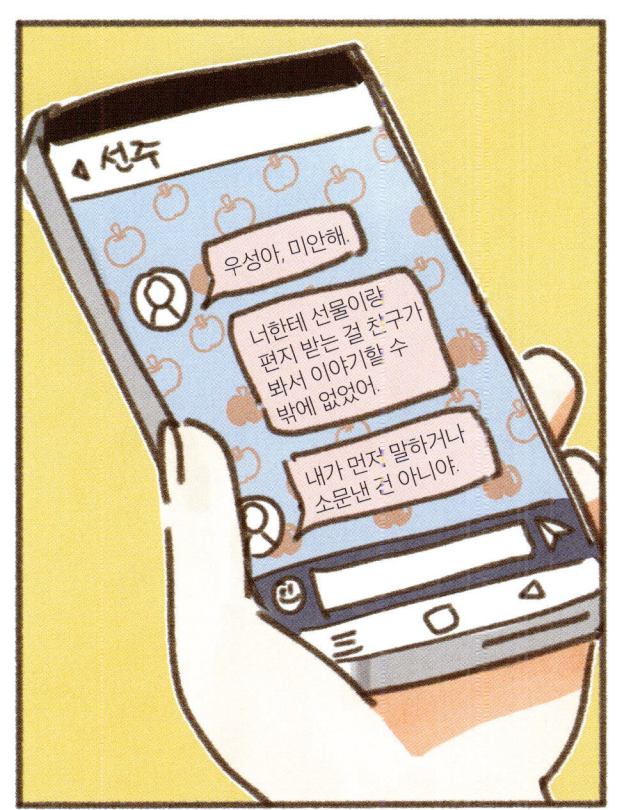
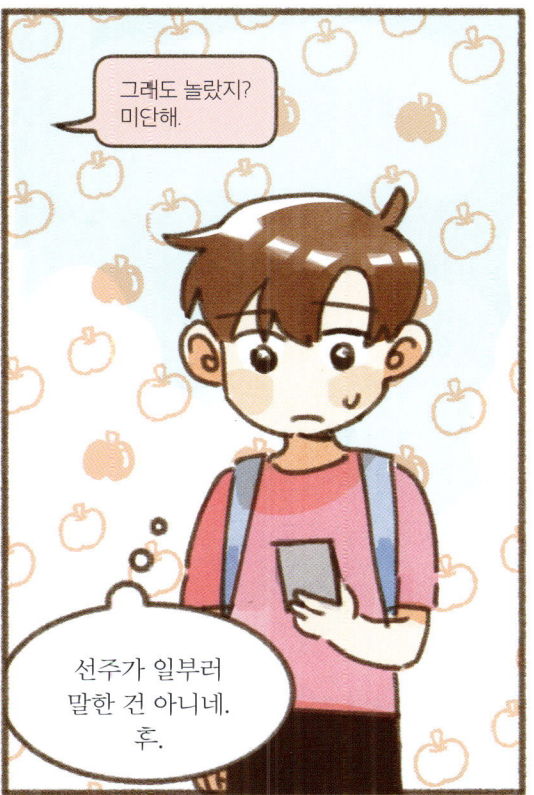

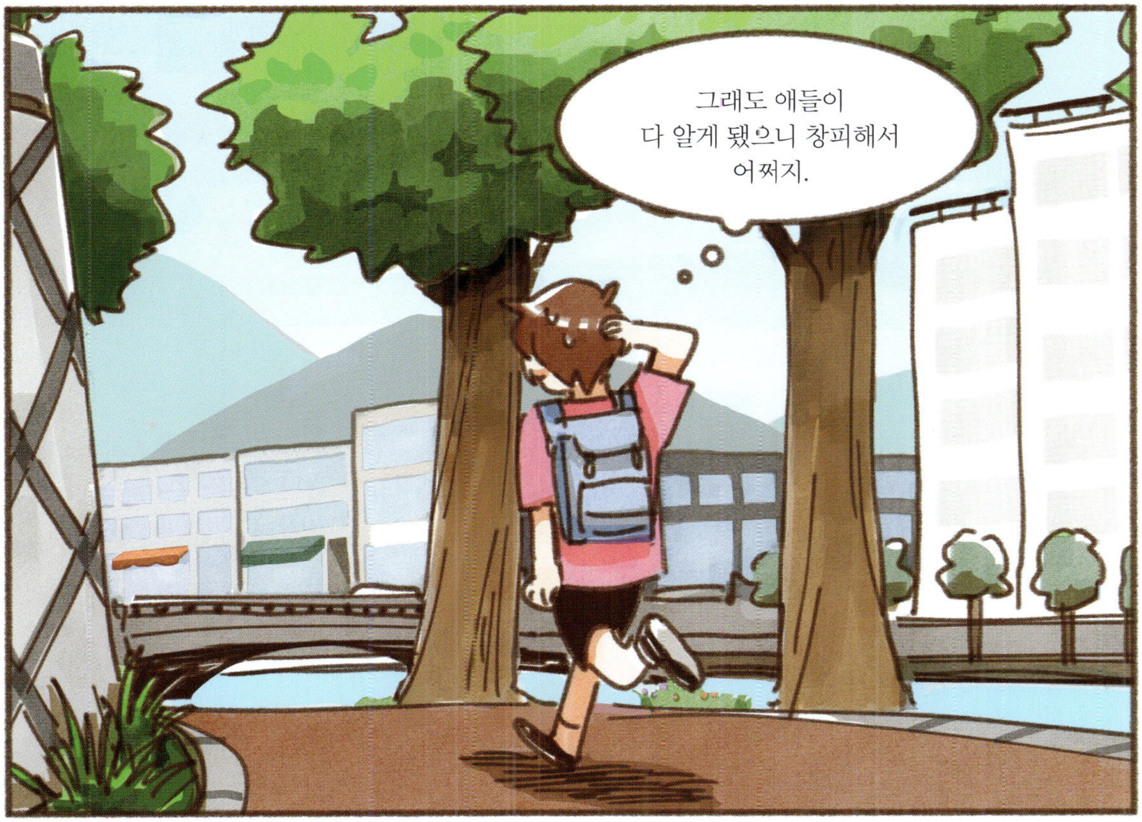

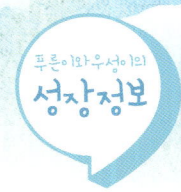

# 고백하기 전에 먼저 생각해야 하는 몇 가지

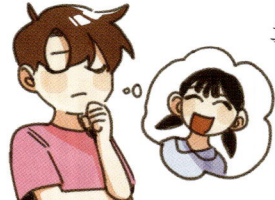

혹시 자꾸 생각나고, 궁금하고, 좀 더 특별한 사이가 되고 싶은 친구가 있나요? 이런 마음을 표현하고 <u>더 특별한 사이가 되고 싶다고 말하는 걸 '고백'</u>이라고 해요. 오늘은 고백하기 전에 친구들이 알아 두면 좋을 것들을 알려 주려고 해요.

### 넌 왜 특별할까?

스스로에게 질문하는 시간을 가져 보세요. 그 친구가 나에게 특별한 이유가 무엇인지, 그 친구를 보면 왜 기쁘고 즐거운지, 어떤 점이 좋은지요. 그리고 내가 이 친구와 사귀고 싶은 것인지, 아니면 조금 더 친하게 지내고 싶은 건지 생각해 보세요. 이렇게 정확하게 내 마음을 알아야 고백할지 말지 정할 수 있어요. 그리고 좋아하는 친구에게 내 마음을 잘 말할 수 있어요.

### 너의 마음은 어떨까?

고백하기 전에 상대방의 마음도 알아야 해요. 막무가내로 고백을 해 버리거나 사귀자고 하면 상대방 친구는 당황스럽고, 장난을 친다고 생각하고, 기분이 나쁠 수도 있어요. 여러분의 마음을 제대로 말해 보지도 못하고 차일 수 있어요. 그건 정말 속상한 일이거든요. 상대방도 여러분을 보면 즐거워하고, 둘이 대화하는 걸 재밌어하나요? 상대방도 여러분에게 말을 먼저 걸고 있나요? 고백은 상대방도 어느 정도 여러분을 좋아하는 마음이 있을 때 하는 거예요.

### 우리 같이 이야기해 볼까?

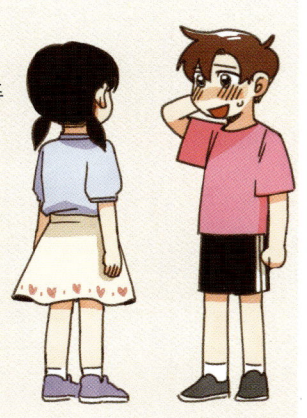

고백은 나의 마음을 솔직하게 보여 주는 거예요. 얼마나 그 친구를 자주 생각하는지, 너의 어떤 점이 좋고 나를 행복하게 하는지 알려 주세요. 어디를 같이 가고 싶고, 뭘 하고 싶은지 알려 주세요. 좋아한다고, 사귀자고만 하면 당황스럽고 겁이 날 수 있어요. 서로 좋아하고 사귀면 어떤 일이 벌어질지, 뭘 하고 싶은지는 사람마다 생각이 다르거든요. 이렇게 구체적으로 이야기해 줘야 상대방도 자신이 원하는 걸 생각해 볼 수 있어요. 사귈지 말지는 그다음에 둘이 함께 결정하는 거예요.

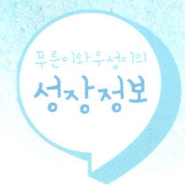

# 내 마음이 소중한 만큼 상대방의 마음도 소중해요.

고백을 했는데 상대방이 거절하면 기분이 나쁠 거예요. 속상하고 민망하고 창피하고요. 나를 싫어하는 것 같아서 더 이상 친구로 지내고 싶지 않을 수도 있어요. 하지만 진짜 상대방을 좋아한다면 상대방이 나와 같은 마음이 아니라고 화를 내거나 불편하게 만들지 않아요.

상대방의 결정을 받아들이는 것까지가 고백이랍니다.

만약 계속 화가 나고 화를 상대방에게 표현하고 싶다면 여러분이 상대방을 인형이나 장난감처럼 마음대로 하고 싶은 건 아닌지 자신의 마음을 잘 살펴보아야 해요.

상대방이 거절했다고 화를 낸다면 그건 좋아하는 마음을 강요하는 거예요.

여러분의 마음과 생각이 소중하고 중요한 만큼 상대방의 마음도 똑같이 중요해요.

여러분이 이렇게 존중하는 모습을 보여 준다면 여러분도 다른 사람에게 존중받을 수 있어요.

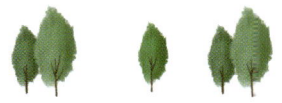

## 김우성 엉덩이 사건

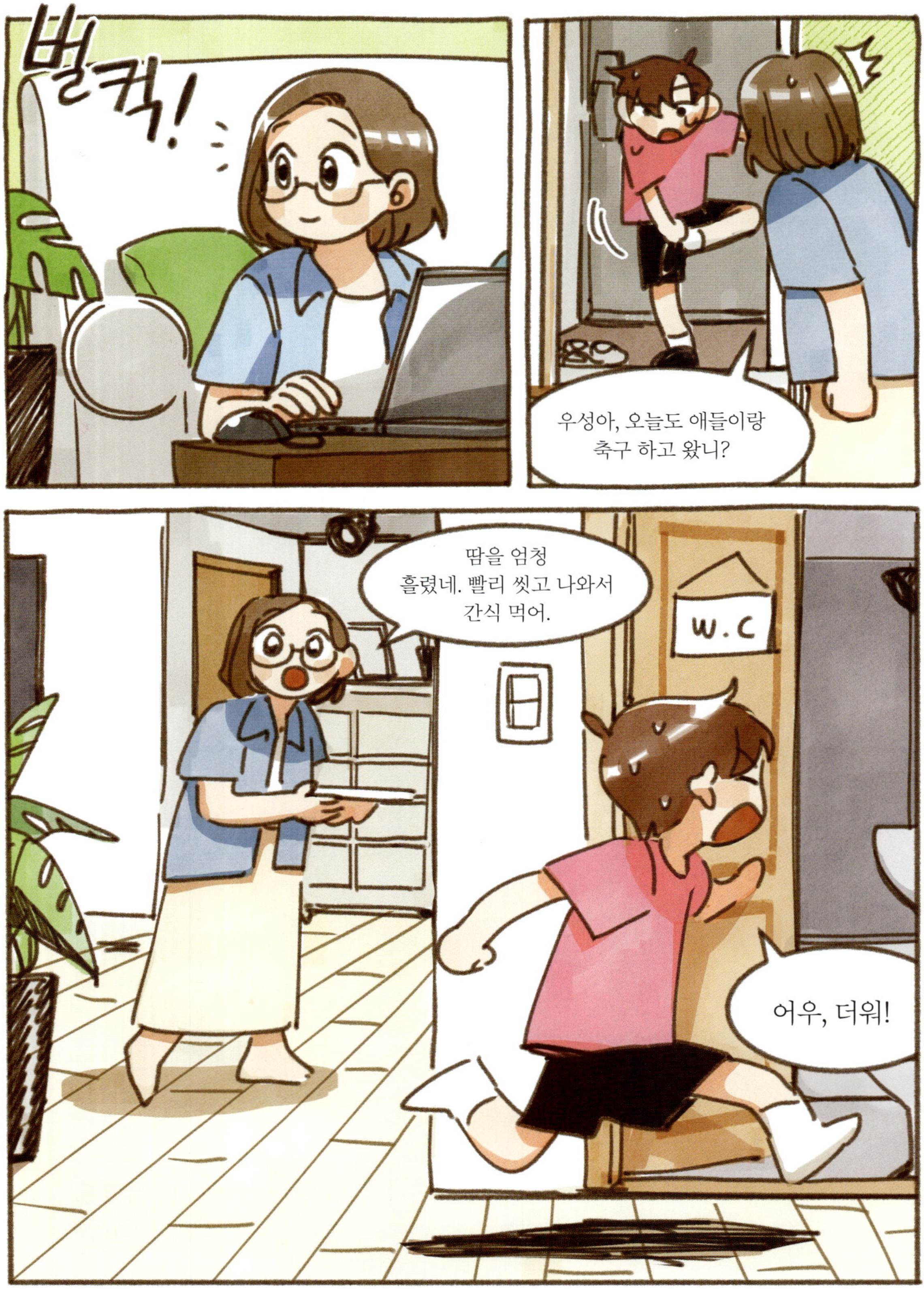

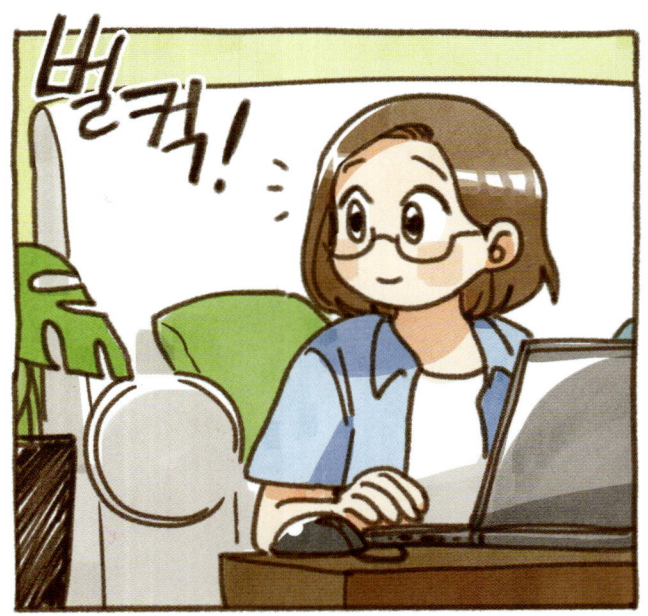
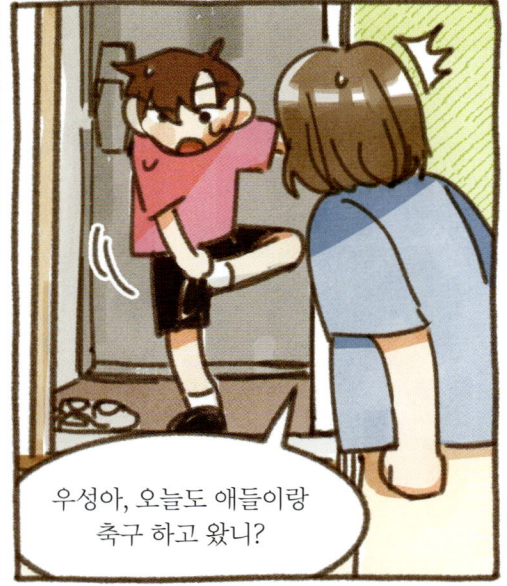

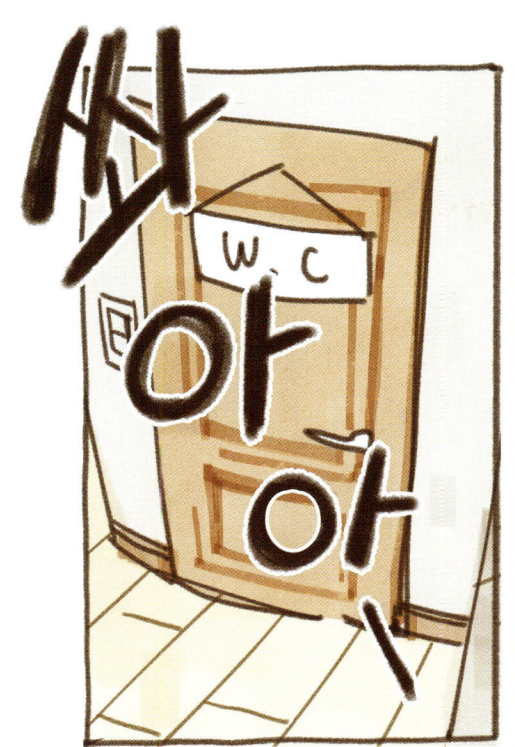
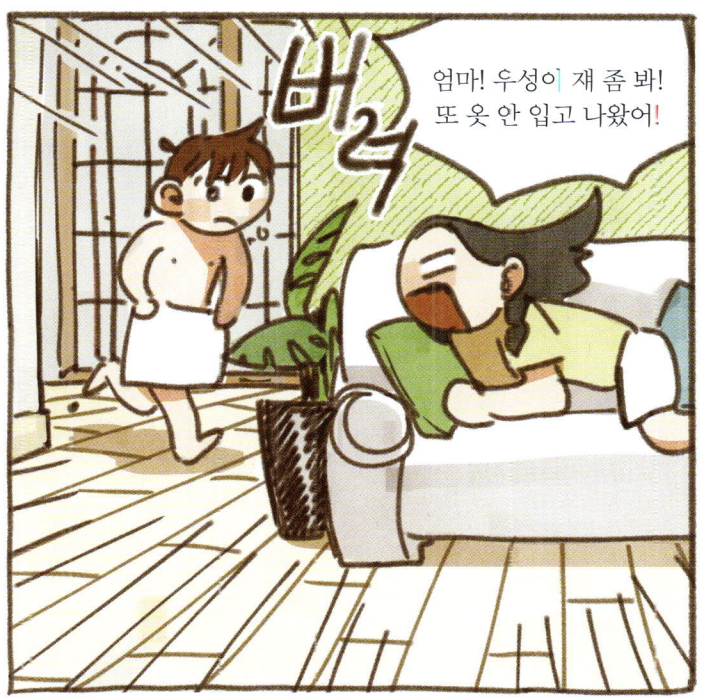

엄마! 우성이 쟤 좀 봐! 또 옷 안 입고 나왔어!

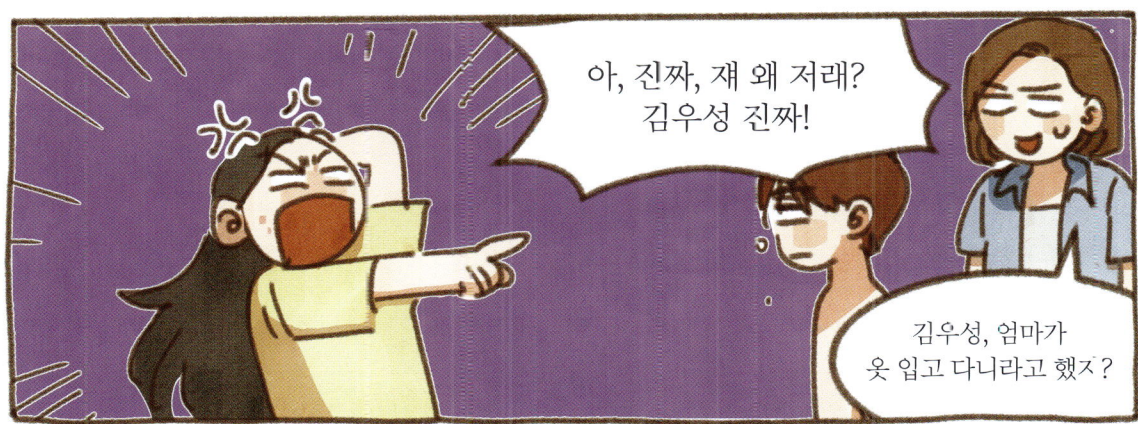

아, 진짜, 쟤 왜 저래? 김우성 진짜!

김우성, 엄마가 옷 입고 다니라고 했지?

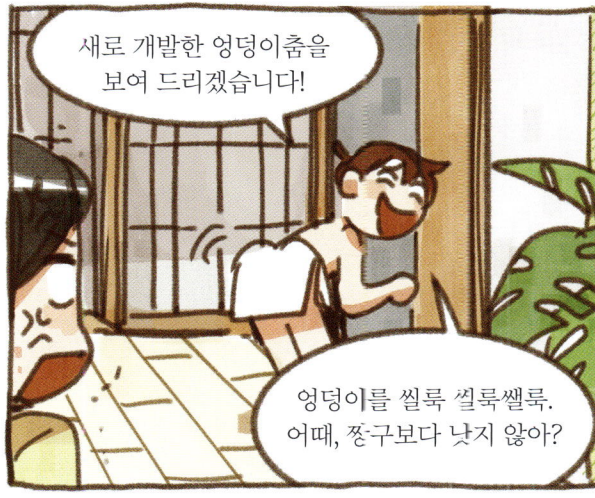

새로 개발한 엉덩이춤을 보여 드리겠습니다!

엉덩이를 씰룩 썰룩쌜룩. 어때, 짱구보다 낫지 않아?

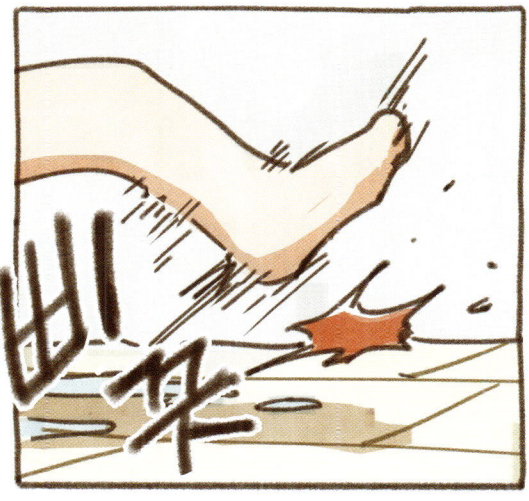

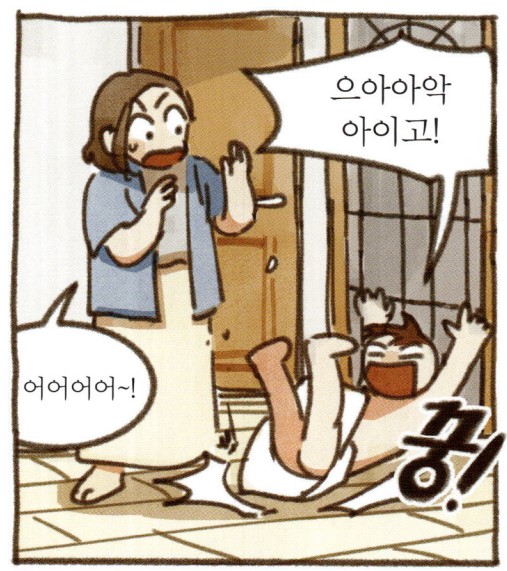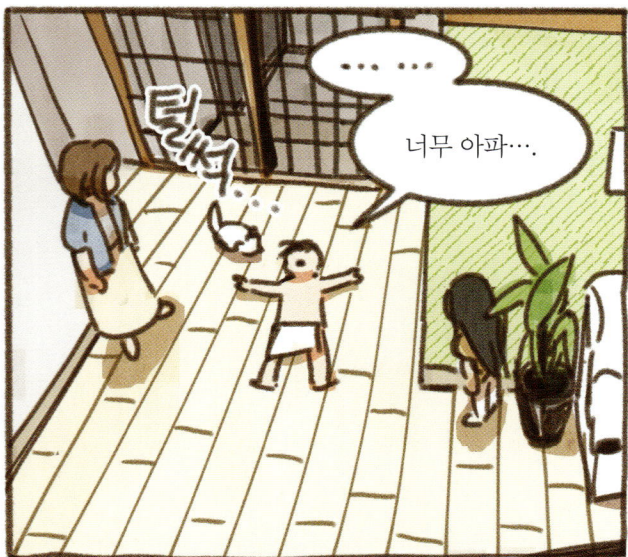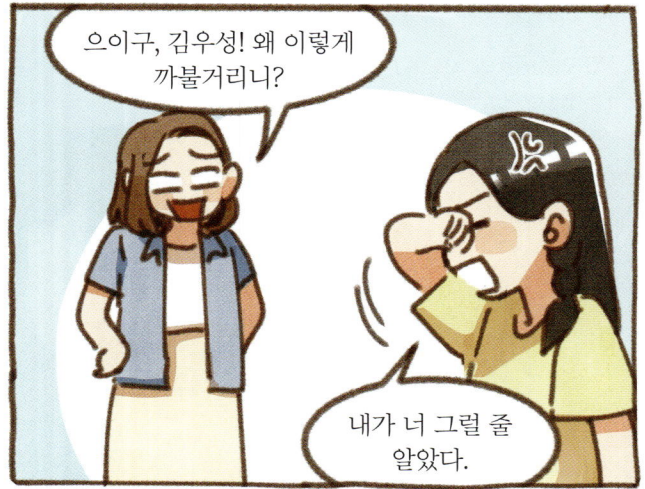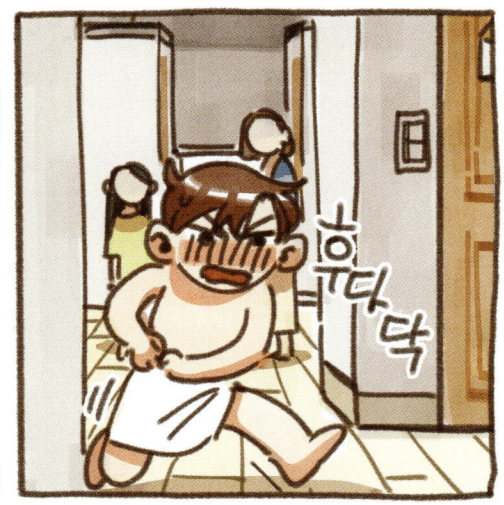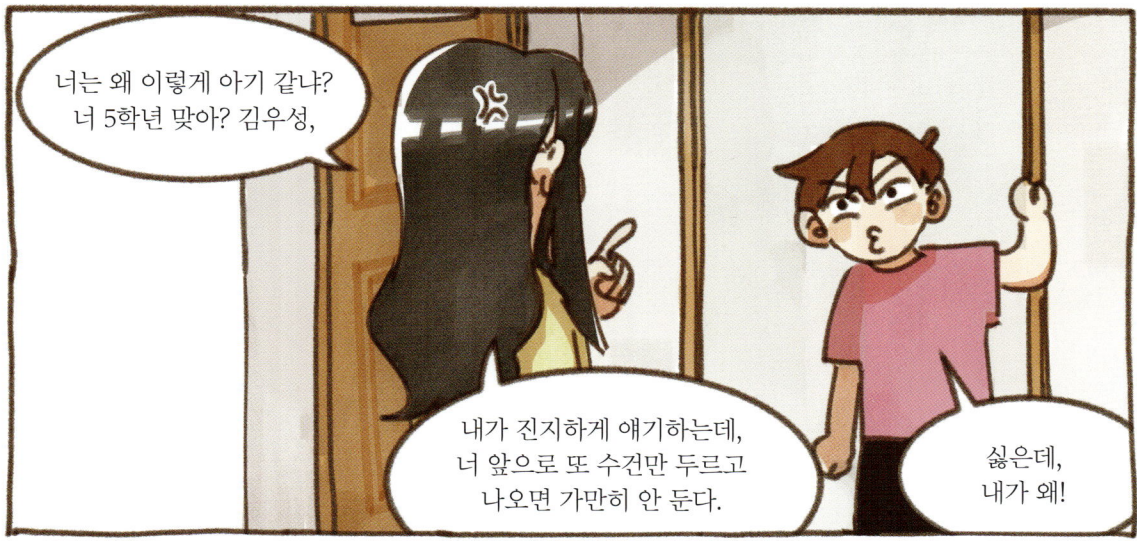

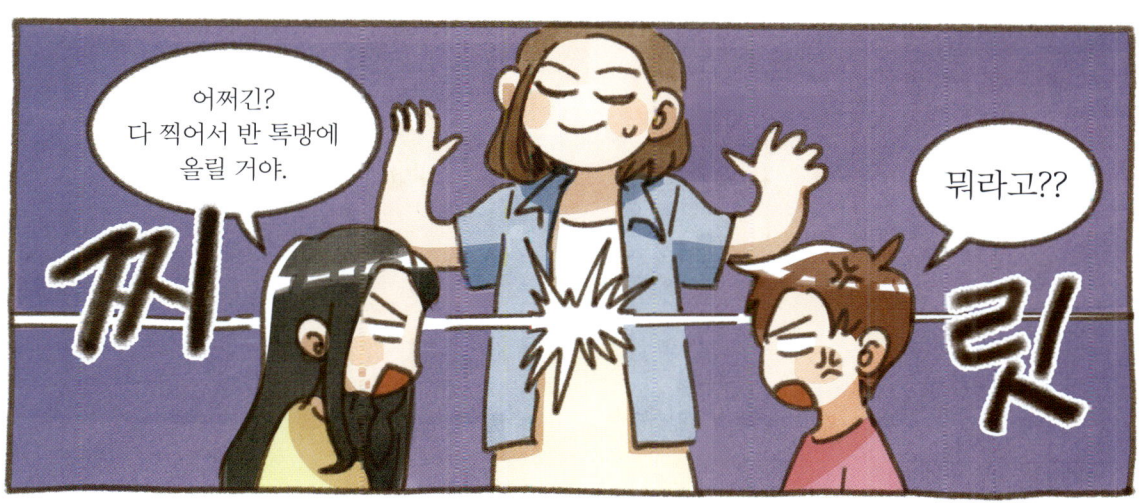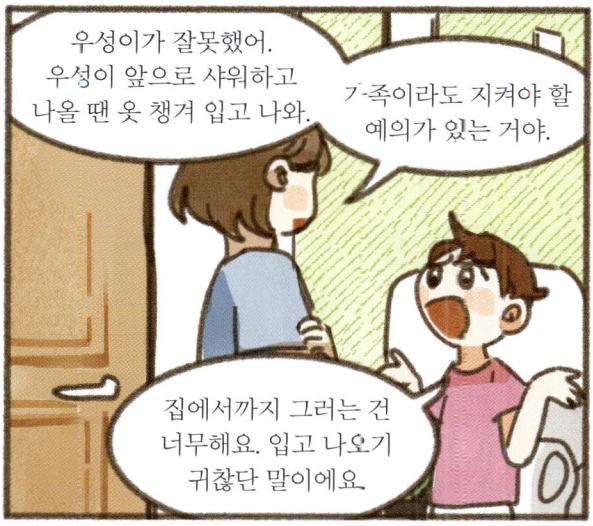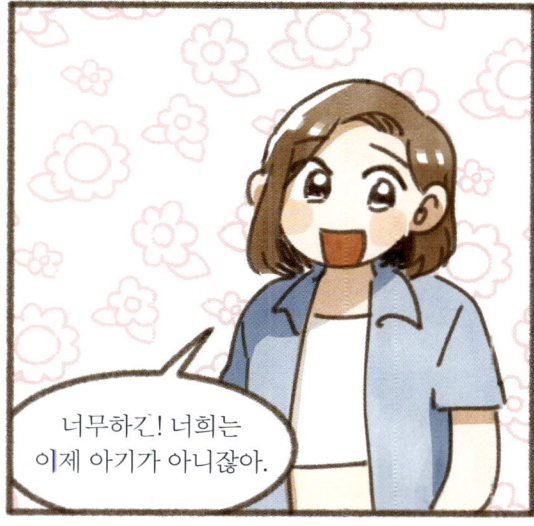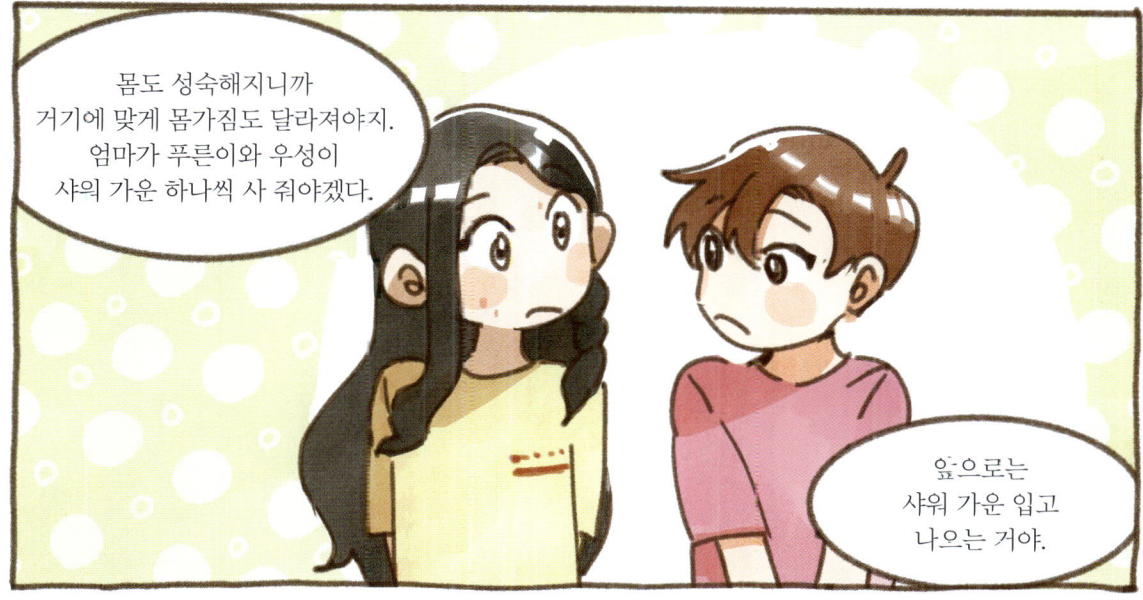

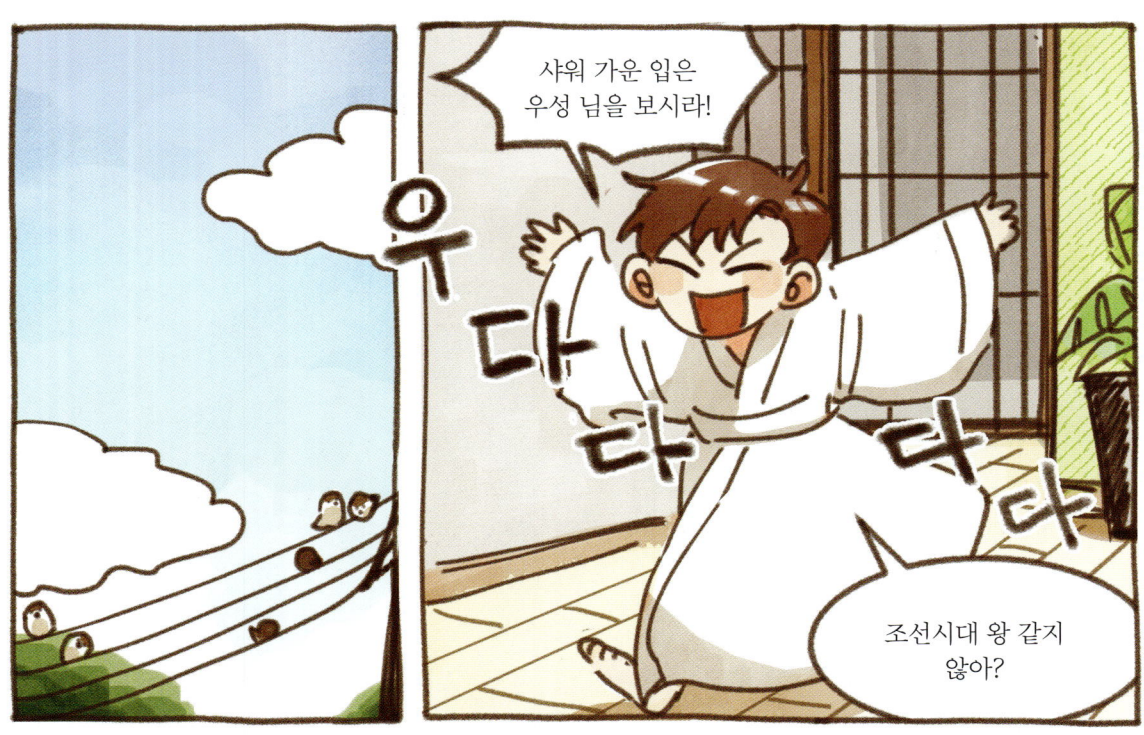
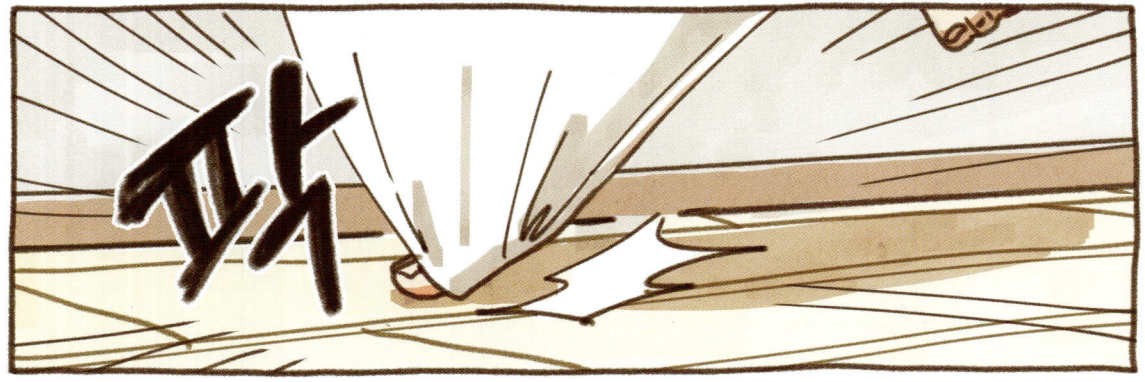
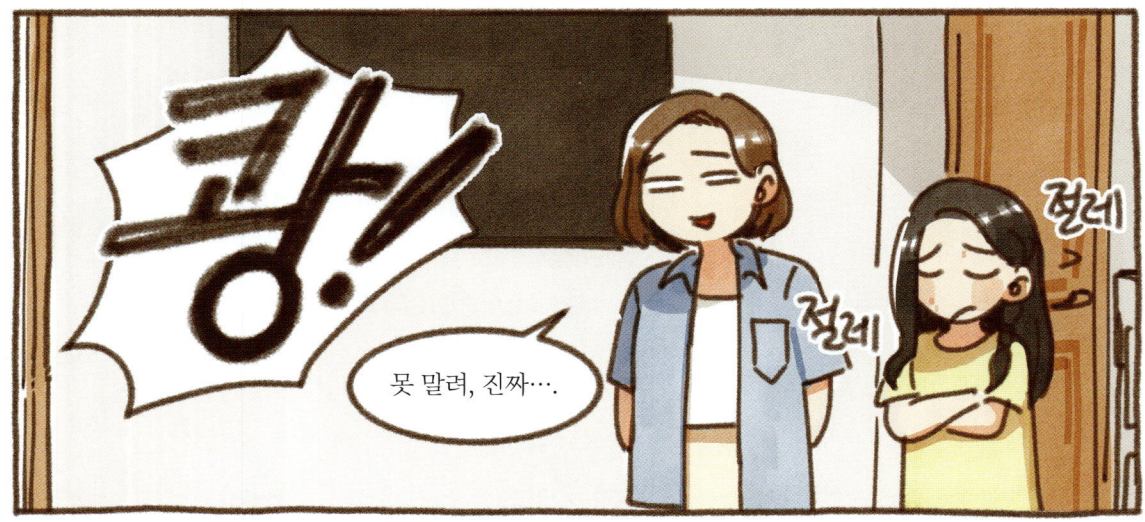

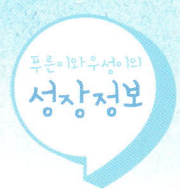

## 사춘기에는 청결이 더 중요해요.

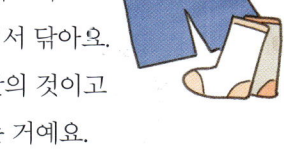

성숙한 성 태도는 상황과 장소, 관계에 어울리게 행동하는 거예요.
목욕과 샤워 예절도 변해야 해요. 가슴이 나오고 털이 나오기
시작했다면 이제 샤워를 스스로 하고, 생식기도 신경 써서 닦아요.
성과 내 몸이 부끄러워서 가리는 것이 아니라 성은 나만의 것이고
모든 사람과 공유하고 보여 주는 게 아니라는 걸 배우는 거예요.
이렇게 하면 다른 사람들도 여러분의 몸과 성을 정중하게 대해야 한다는 걸 알 수 있어요.
사춘기에는 성호르몬 때문에 냄새가 많이 날 수 있어요.
얼굴에 기름도 많이 나서 여드름도 나고요.
매일매일 샤워를 잘 하고, 머리도 잘 감고 잘 말려요.
생식기에서 전에 나오지 않던 분비물도 나오기 때문에
생식기도 빼놓지 않고 씻어 줘야 해요. 항문은 약간 비누칠을 해서 닦아 주고요.
땀 흘린 옷은 다시 입지 않고 속옷과 양말도 잘 갈아입어요.
청결하게 씻고, 깨끗한 옷을 입는 건 자신을 잘 보살피는 중요한 일이랍니다.

# 푸른이, 친구와 다투다

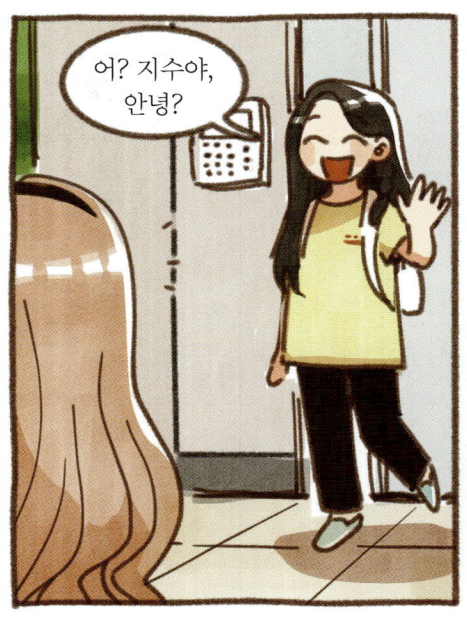
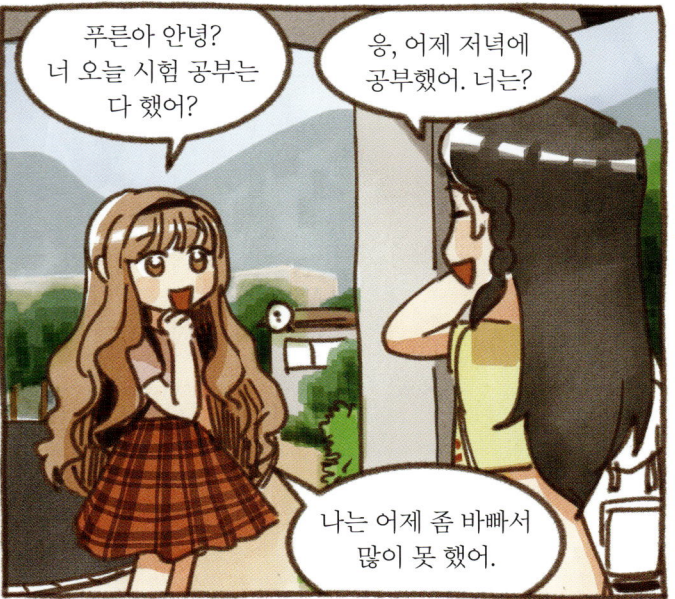
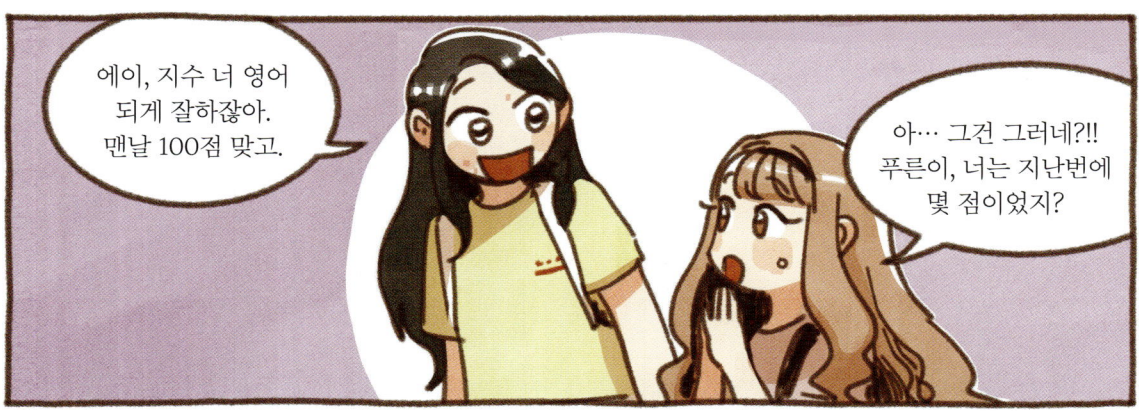
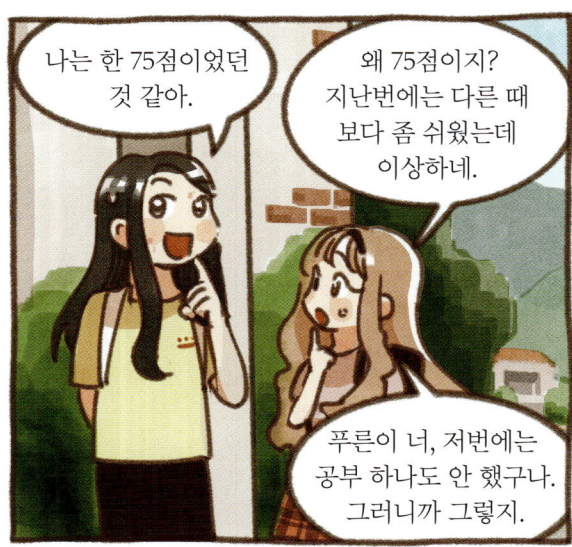
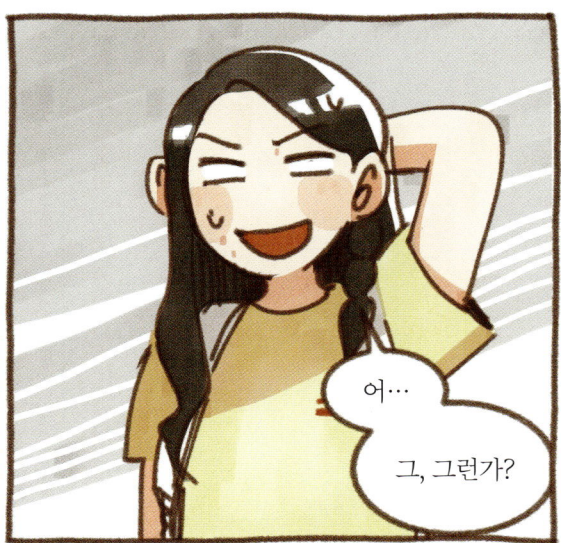

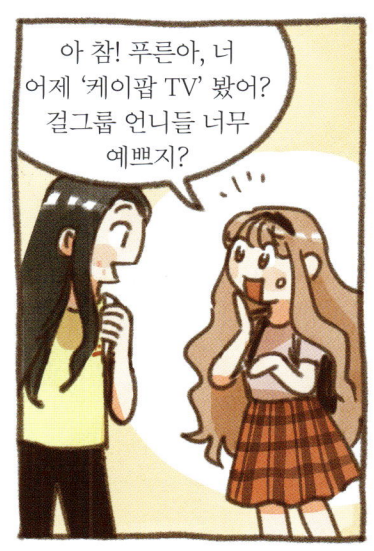
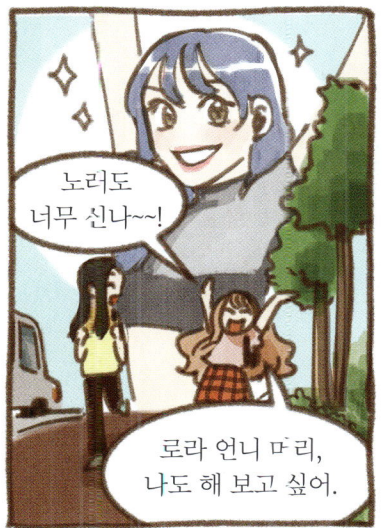
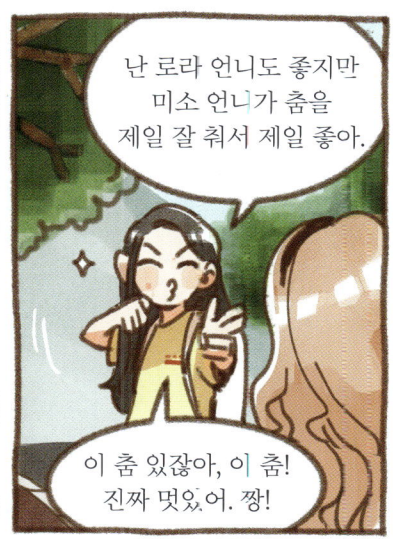
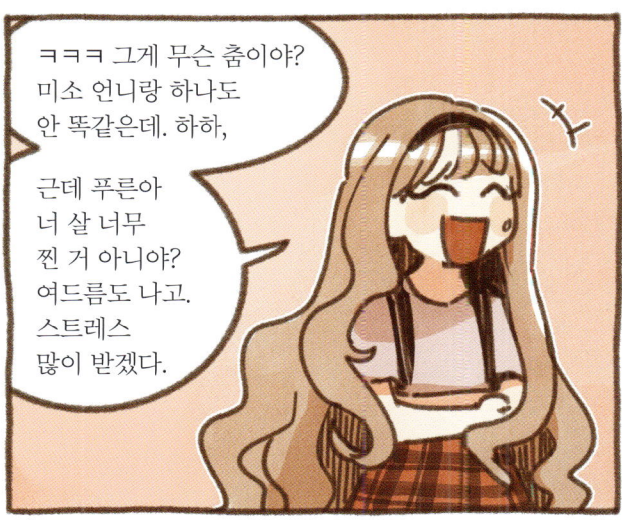
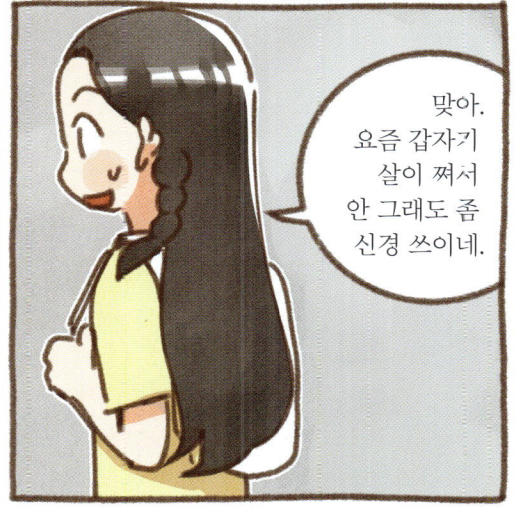
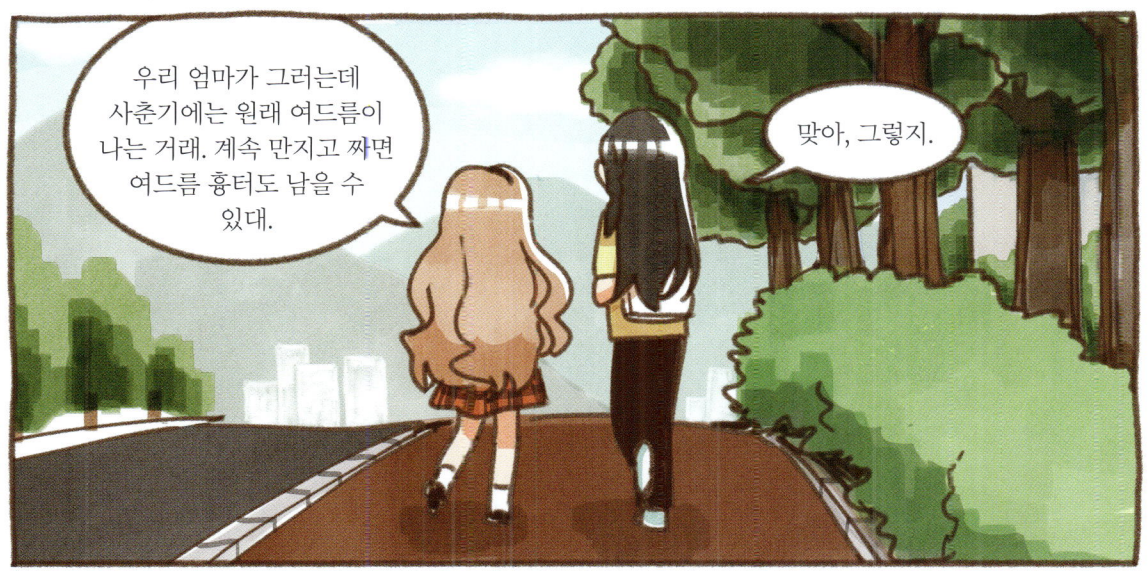

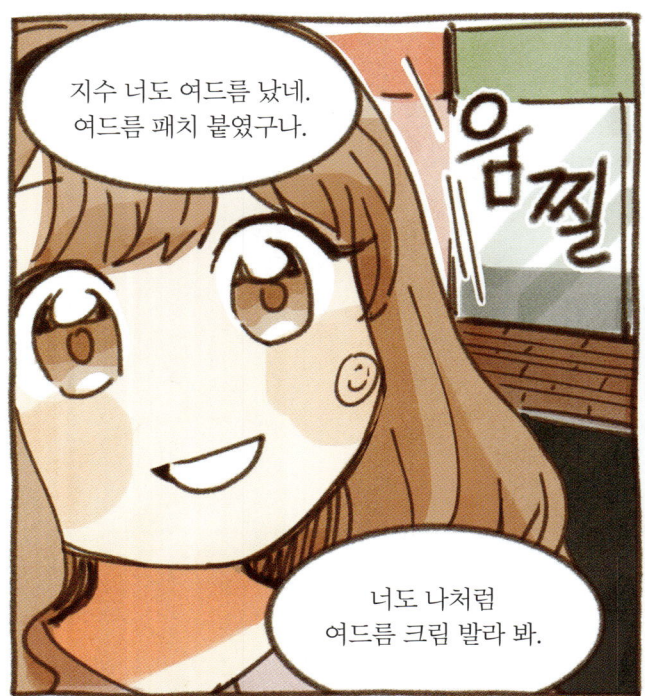
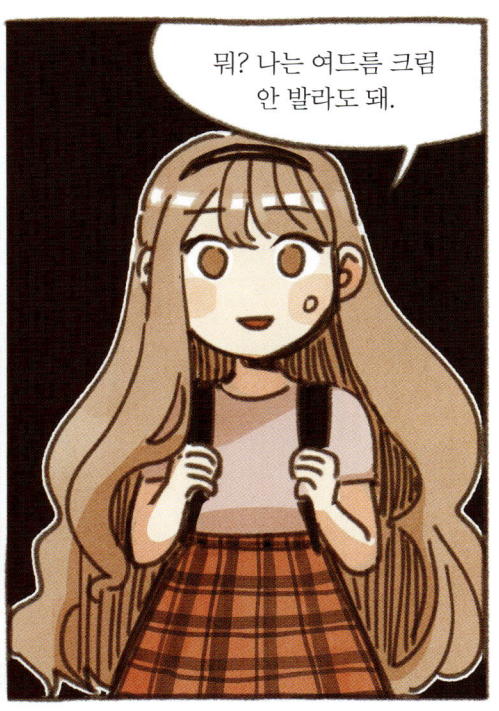
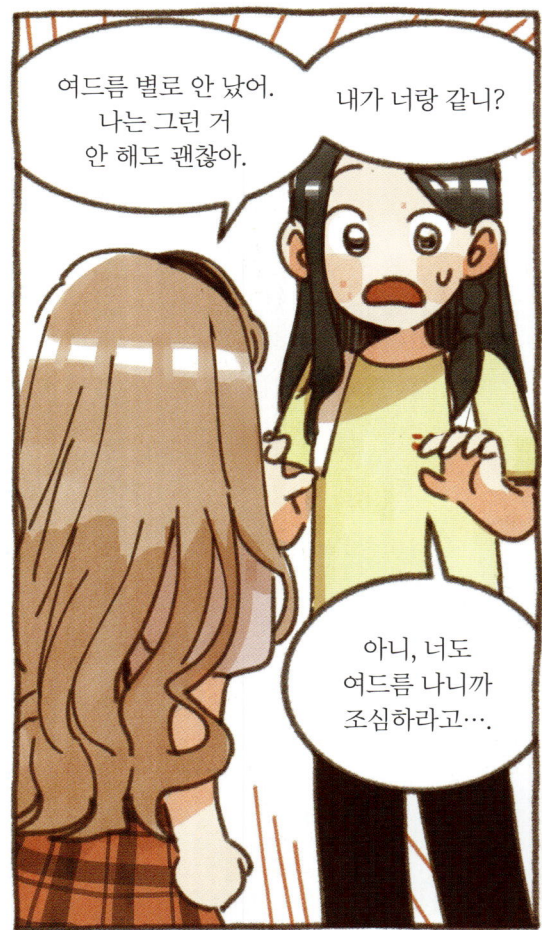
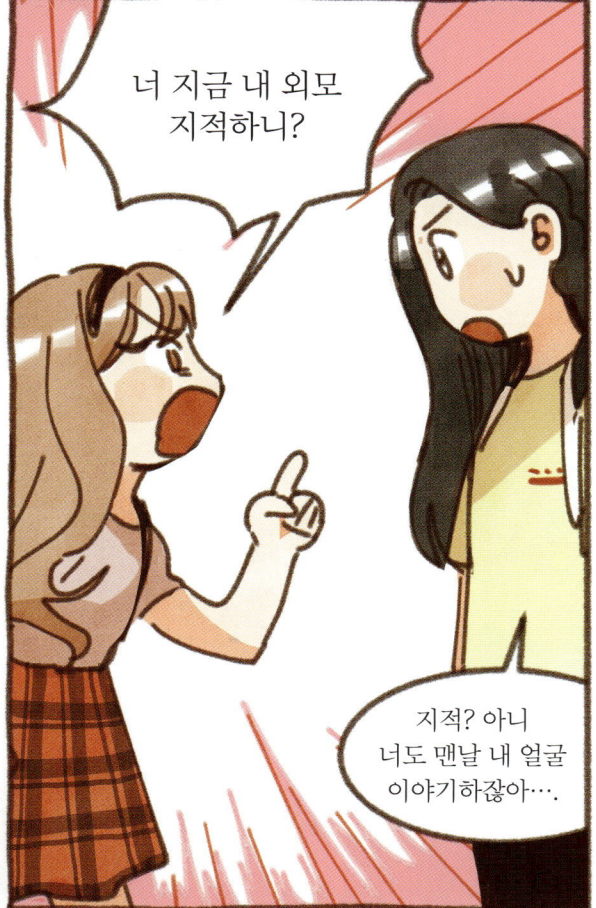

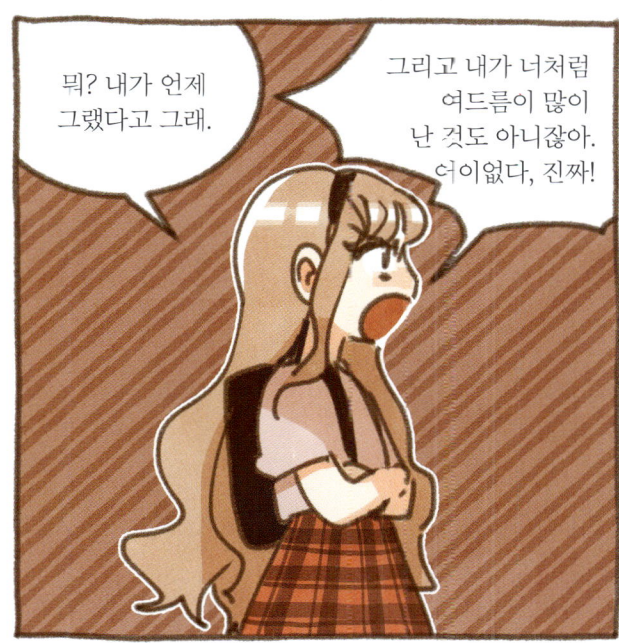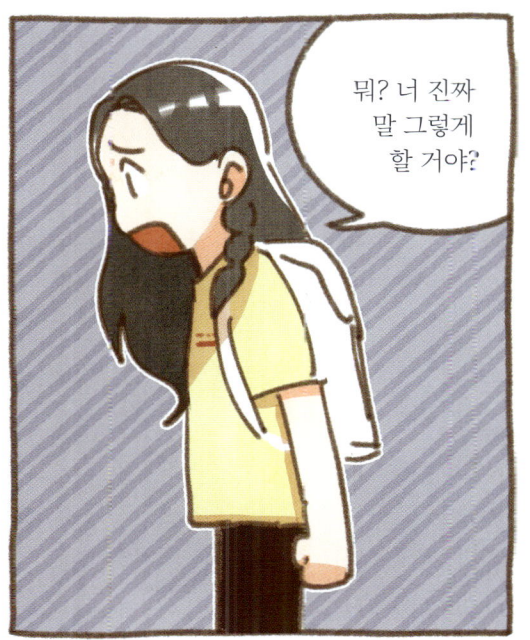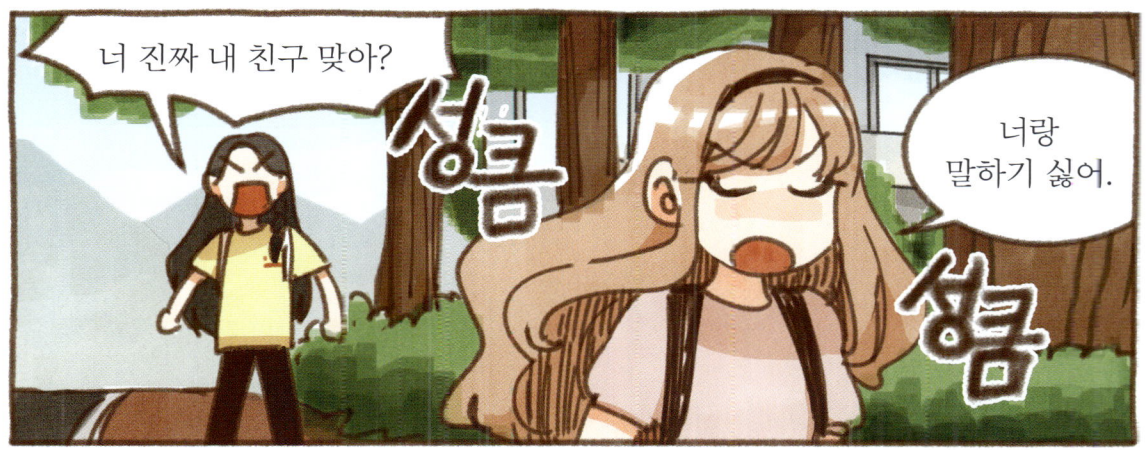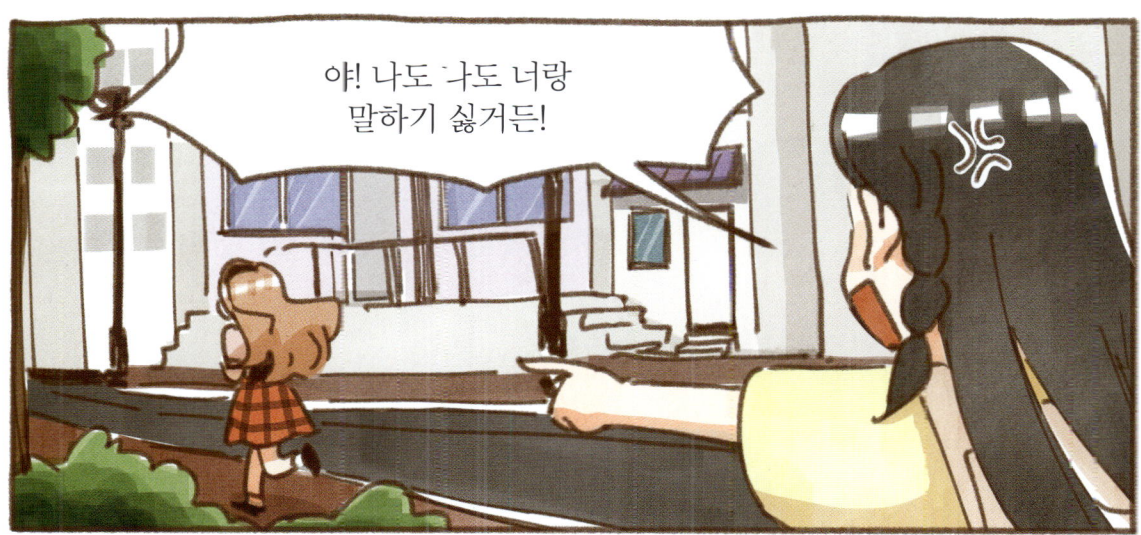

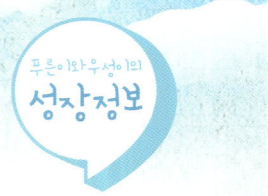

## 예쁘다고 하지 말아 주세요.

외모 칭찬은 독이 든 사과 같아요.
겉으로는 좋아 보이지만 사실 내 외모에 대한 평가예요.
누군가 외모 이야기만 한다면 여러분의 생각이나 능력에는 관심이
별로 없다는 뜻이에요. 외모 칭찬은 위험할 수 있어요.
외모 칭찬을 받으면 더 칭찬을 받고 싶어서 외모를 꾸미게 되거든요.
하지만 외모는 노력으로 바꾸거나 좋아지게 만들기 어려워요.
게다가 좋은 외모의 기준은 머리 모양이나 옷이 유행하는 것처럼 계속 바뀌어요.
그때마다 내 얼굴과 몸을 바꿀 수는 없잖아요. 그럴 필요도 없고요.
멋진 연예인의 외모와 비교하면 내 얼굴, 내 몸을 싫어하게 되지요.

그건 나를 미워하고 얼굴을 지적하는 사람과 하루 종일 같이 있는 거랑 같아요.
진짜 좋은 칭찬이라면 나를 미워하는 마음이 생기지 않을 거예요.

못생겼다는 말만큼이나 예쁘거나 잘생겼다는 말도 나쁠 수 있다는 걸
기억하세요.

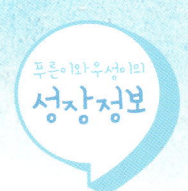

# 좋은 친구는 누구일까?

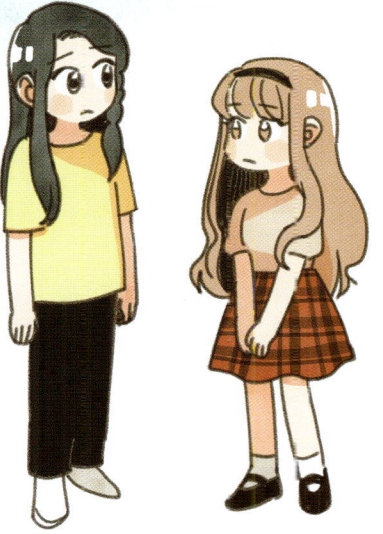

많은 시간을 함께 보낸다고 좋은 친구는 아닐 수 있어요.
나를 좋아해 주는 것 같지만 사실은 나쁜 친구일 수 있고요.
좋은 친구의 기준을 잘 보고 누가 좋은 친구인지 아닌지 생각해 보세요.
그리고 무엇보다 여러분과 항상 함께하고, 가장 소중한 사람인
자기 자신에게 다정한 친구가 되어 주세요. 그러면 힘든 일이 있어도
다시 일어날 수 있어요. 공부를 못해도, 인기가 없어도,
부자가 아니어도 여러분은 괜찮을 수 있어요.

좋은 친구는
내가 공부를 못하고, 예쁘고, 잘생기지 않아도 날 좋아해 줘요

좋은 친구는
내가 실패하고, 100점을 받지 못해도 괜찮다고 이해해 줘요.

좋은 친구는
나를 다른 사람과 비교하지 않아요.

좋은 친구는
내가 슬퍼하고, 화내고, 짜증을 내면 왜 그러는지 궁금하고 듣고 싶어 해요.

좋은 친구는
때로는 포기해도 괜찮다고, 더 즐겁고 잘하는 걸 하라고 이야기해 줘요.

좋은 친구와 함께 있으면
나를 더 좋아하게 되고, 꽤 멋진 사람이 된 기분이 들어요.

# 선생님은 왜 여자 편만 들어요?

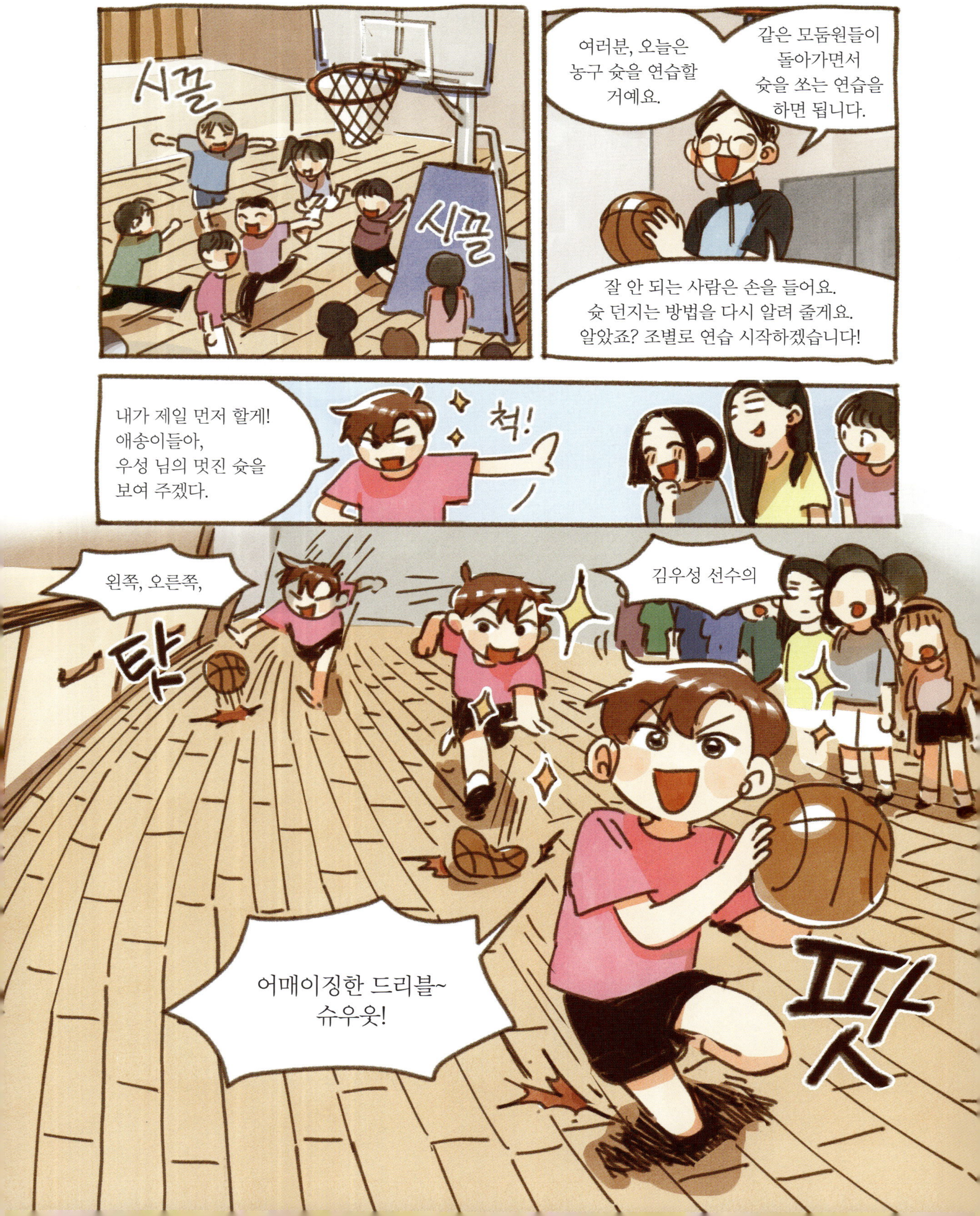

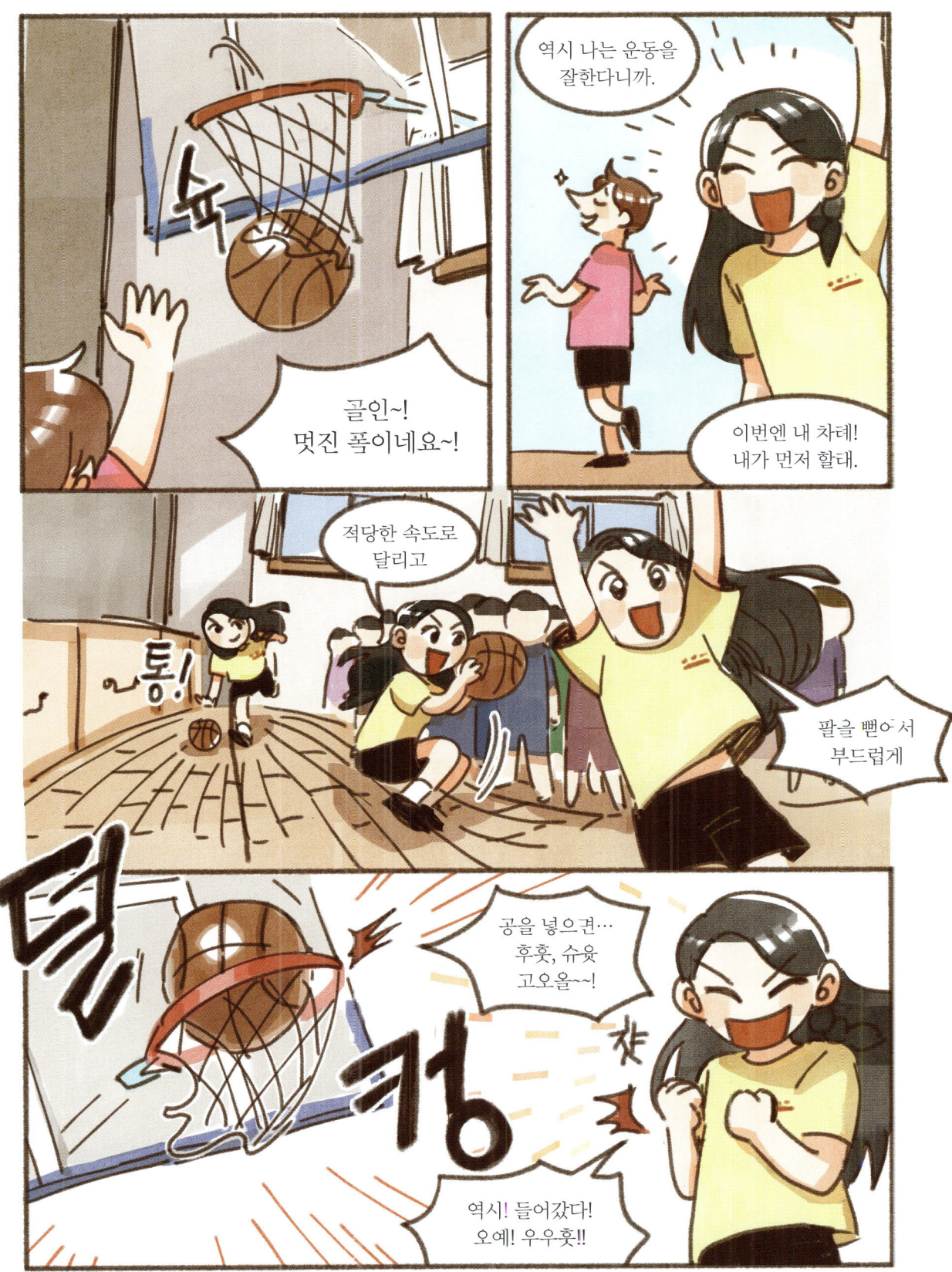

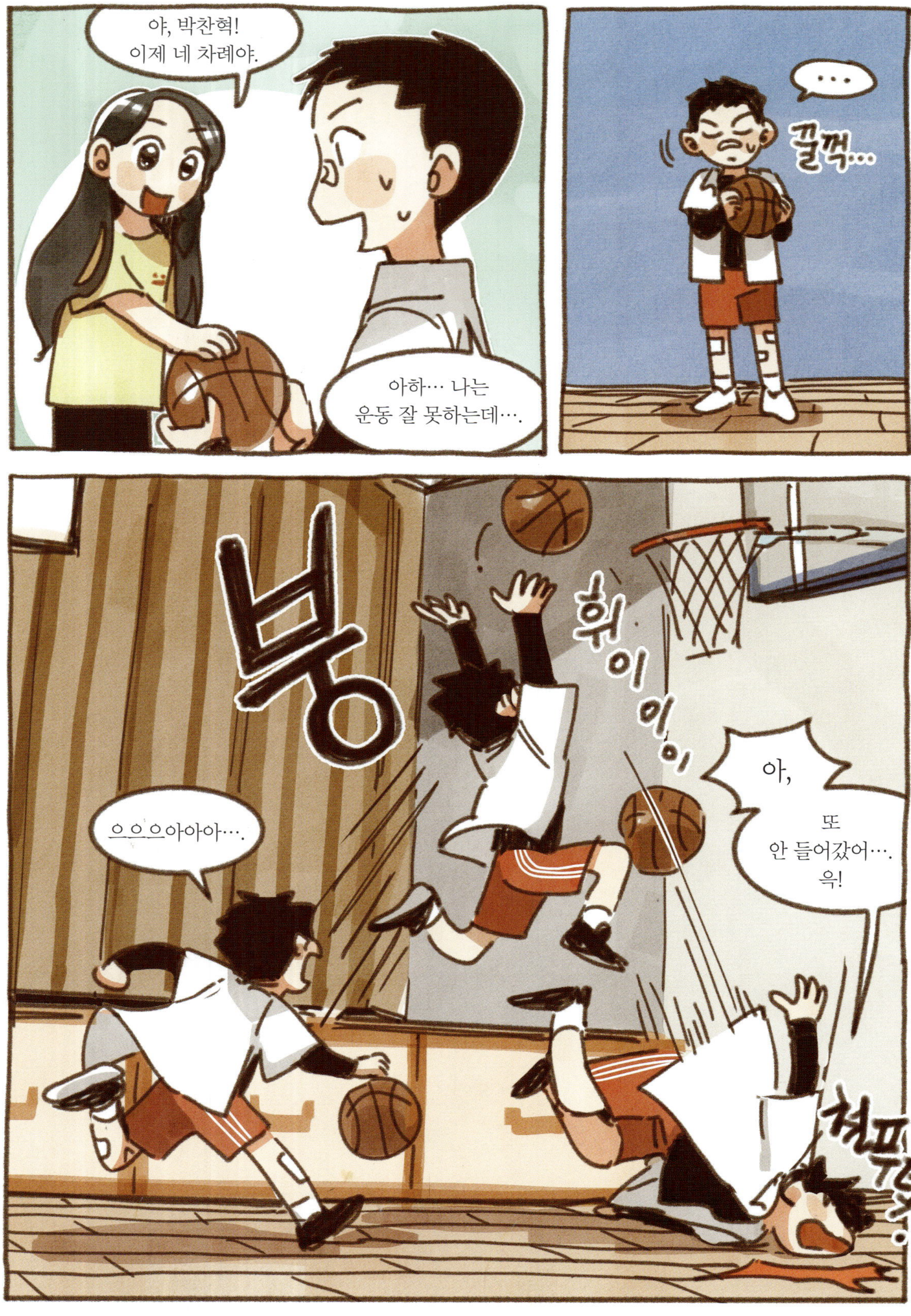

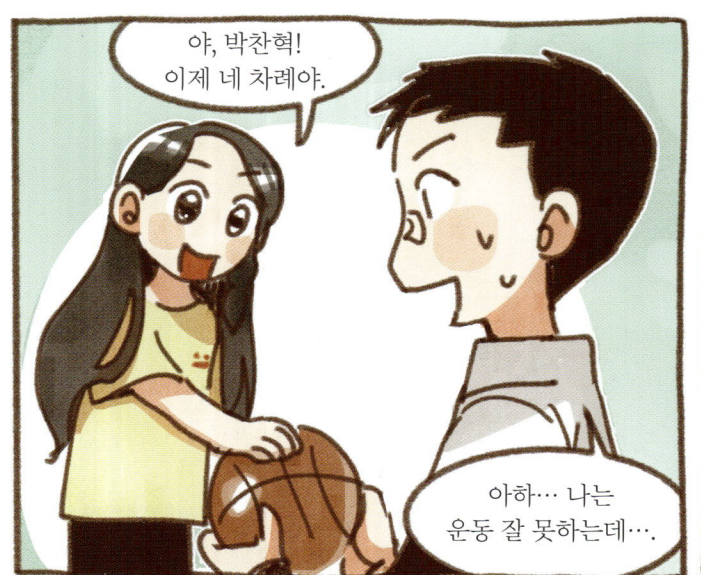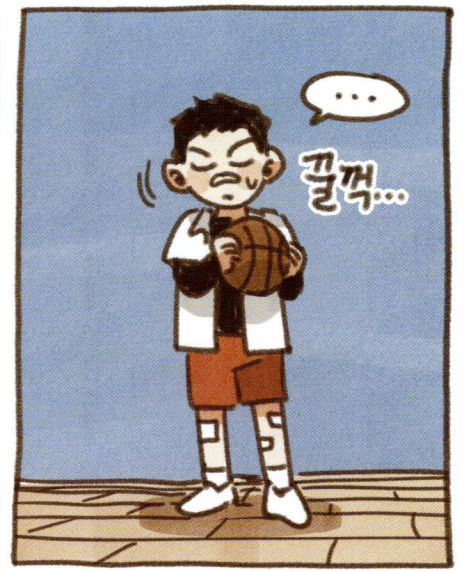

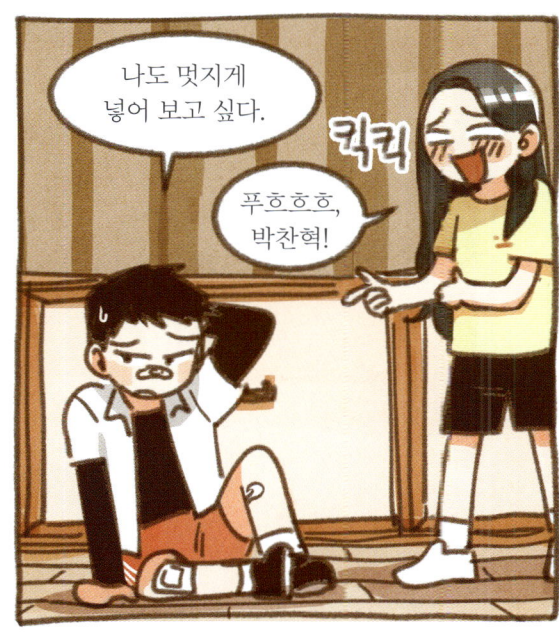
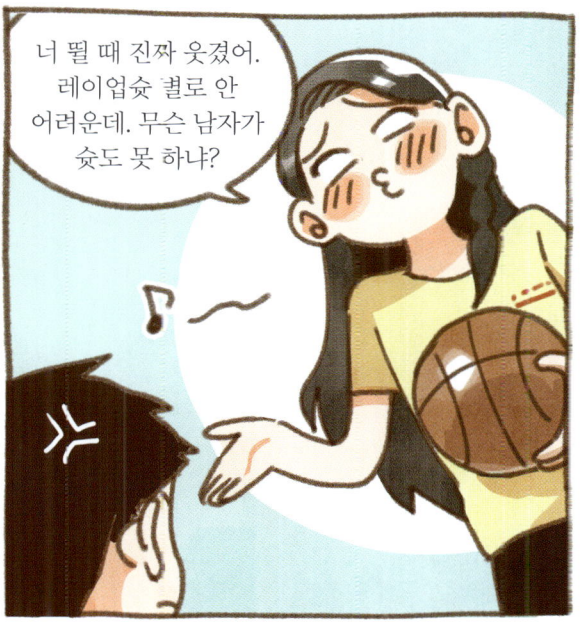
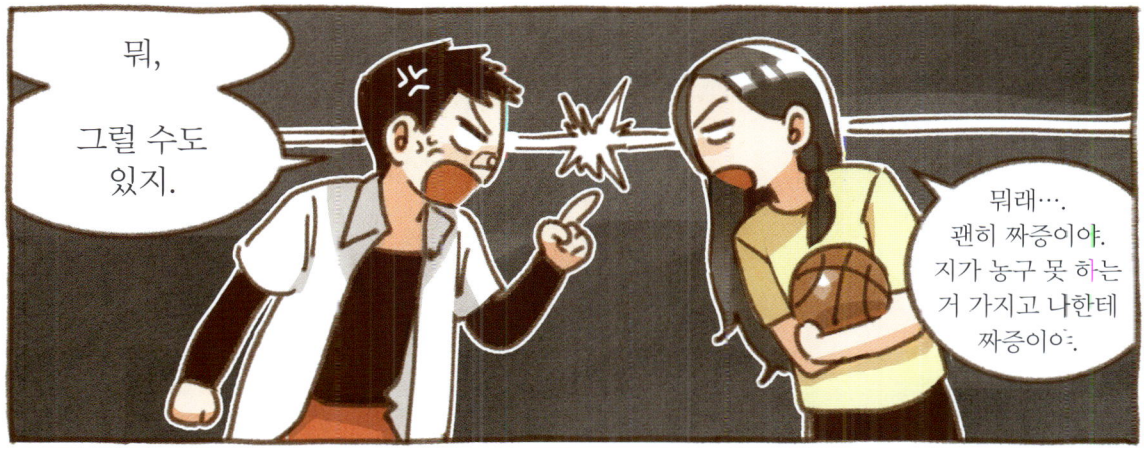
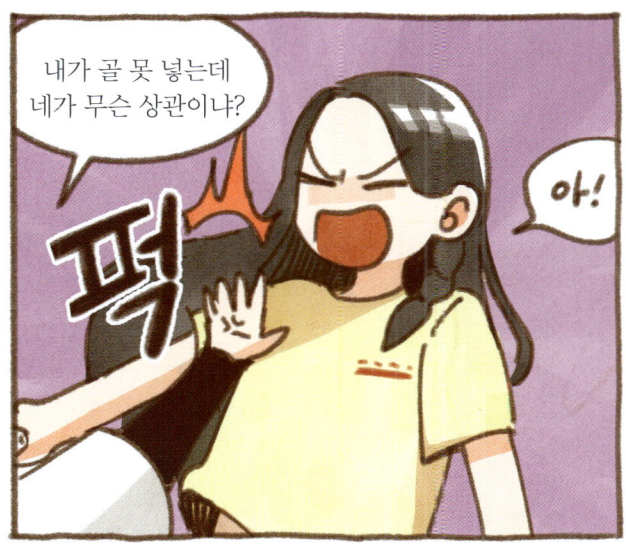
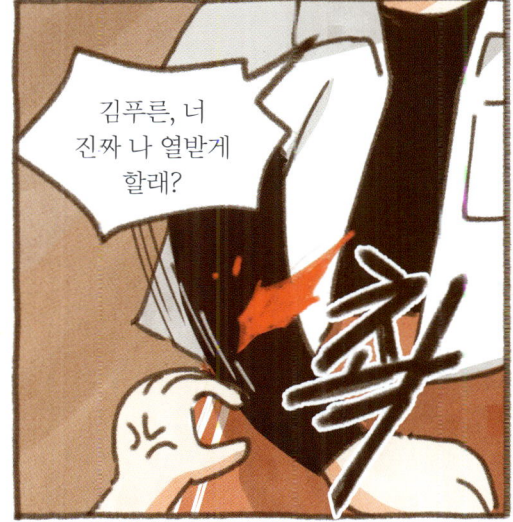

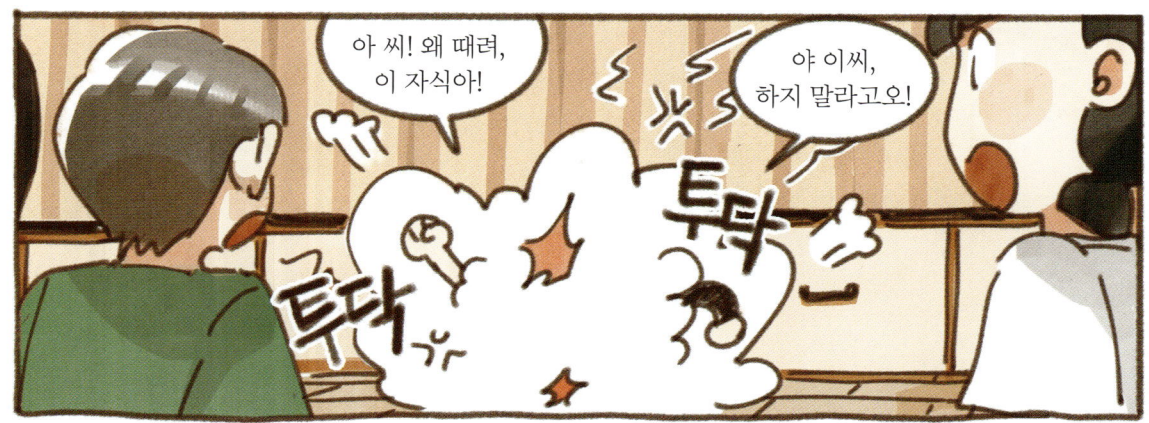
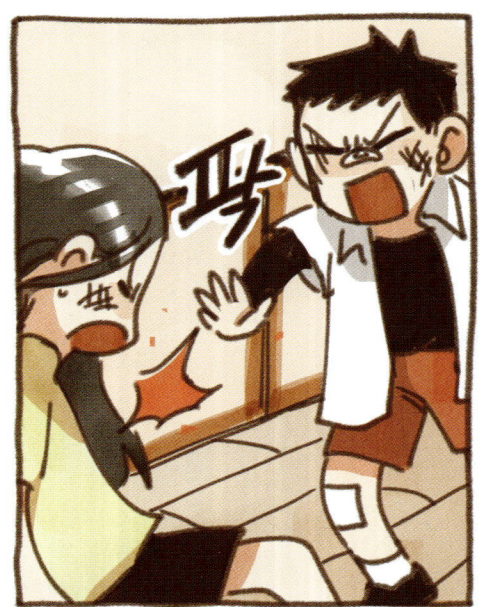
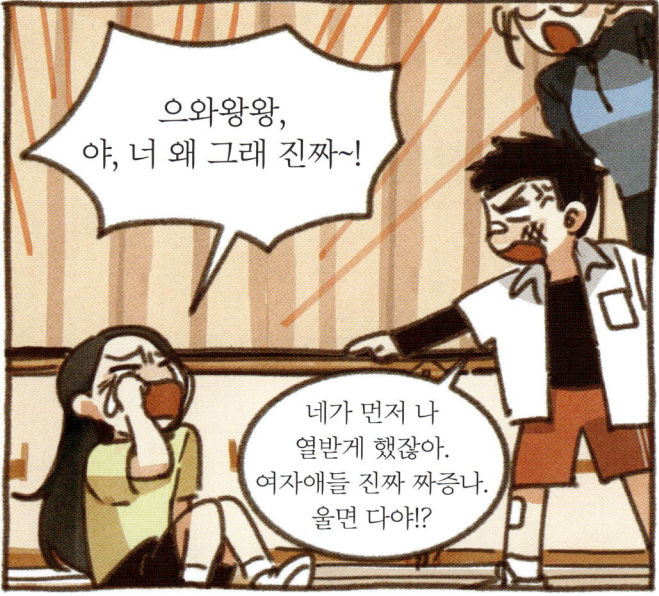
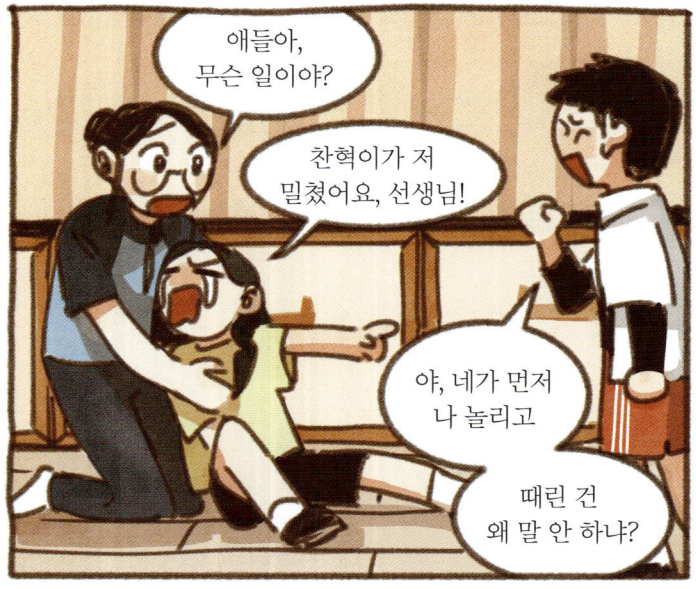
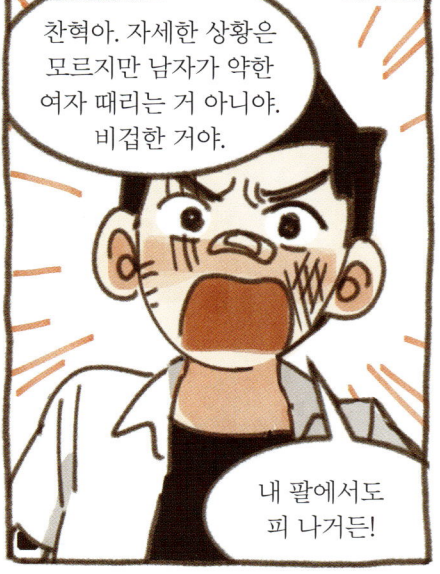

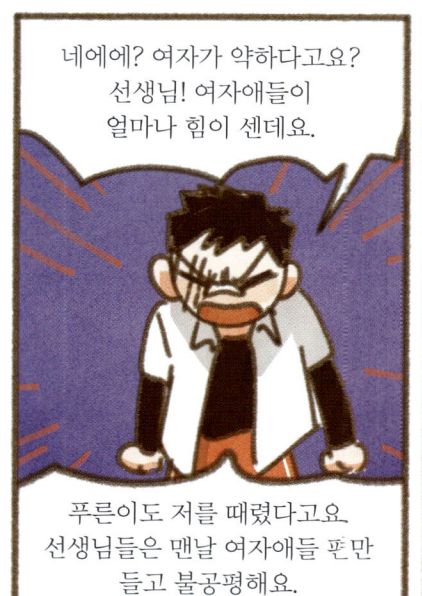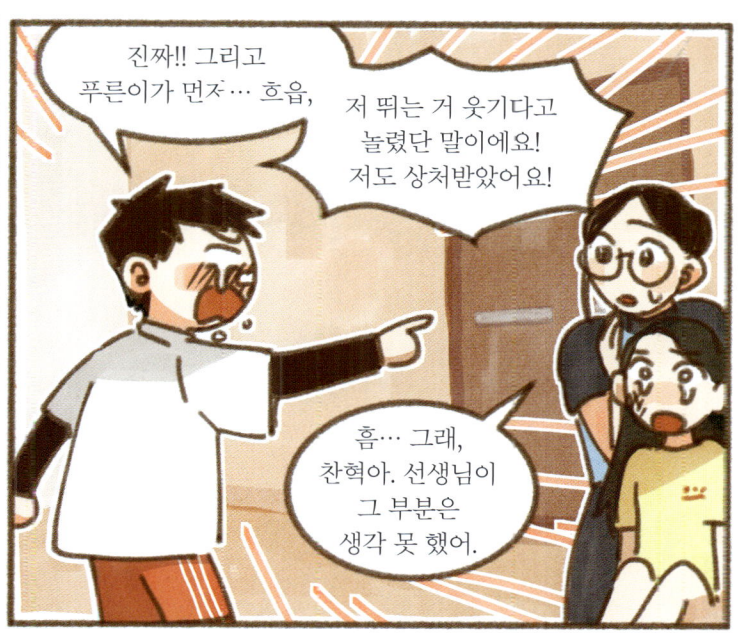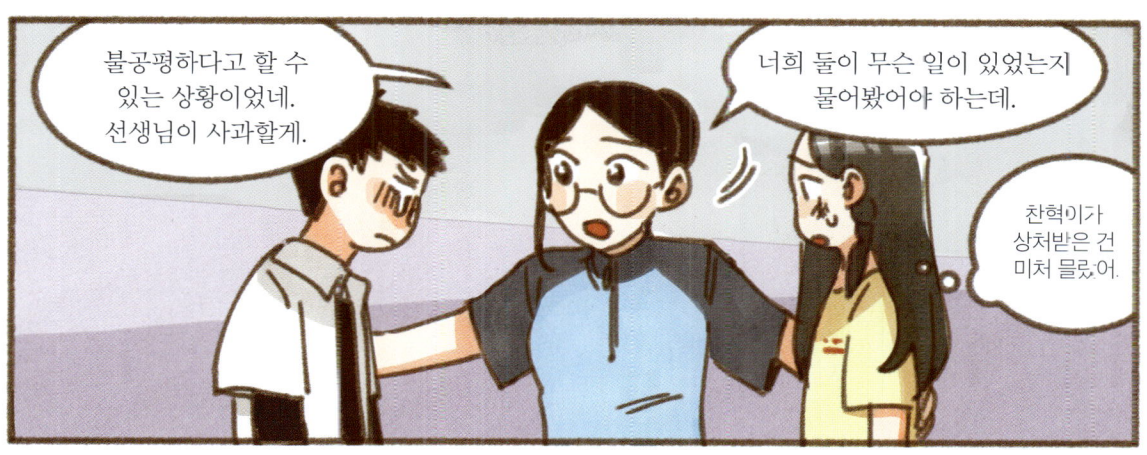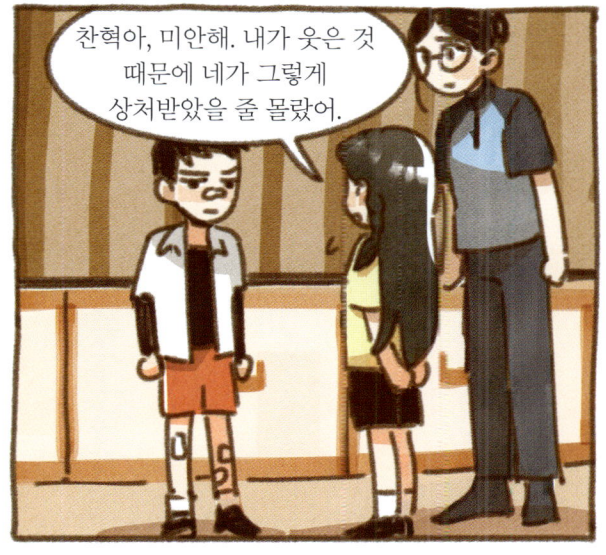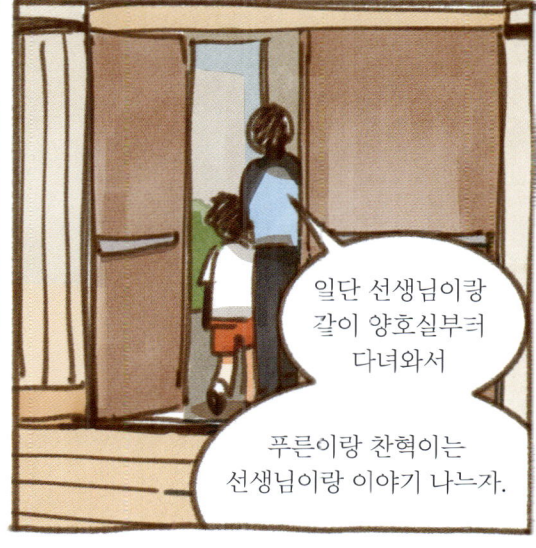

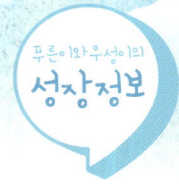

## 마음의 상처는 눈에 보이지 않아요.

마음은 눈에 보이지 않아서 그 상처도 보이지 않아요.
내가 이야기해 주지 않으면 얼마나 아픈지, 상처가 났는지 다른 사람은 잘 몰라요.
게다가 다른 사람의 마음을 찌르고 할퀸 말은 금세 사라지고 없어져요.
그래서 말로 하는 폭력보다는 몸으로 하는 폭력이 더 크고 나쁜 거라고 생각할 수 있어요.
하지만 말도 칼처럼 날카롭게 베고, 발로 차는 것처럼 다른 사람을 아프게 할 수 있어요.
그래서 그냥 장난이나 나쁜 말이 아니라 언어 폭력이라고 하는 거예요.
여자든 남자든 언어 폭력을 당해서는 안 돼요.
남자라고 해서 마음이 덜 아프거나 덜 속상한 건 아니에요.
소년들도 섬세하고 여린 마음을 가진 존재라는 걸 기억해 주세요.

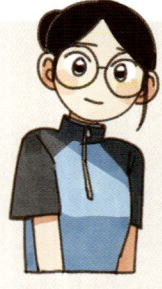

### 어른들도 틀릴 때가 있어요.

친구들도 이미 눈치채고 있었죠?
선생님은 찬혁이를 혼내기 전에 무슨 일이 있었는지 먼저 물어봤어야 해요.
그랬다면 찬혁이의 속상한 마음을 먼저 알아줬을 거예요.
그리고 푸른이가 한 말이 얼마나 나쁜 말인지 알려 주고, 찬혁이에게는 화났을 때
몸 말고도 표현할 수 있는 여러 가지 방법이 있다고 알려 줄 수 있어요.
그래도 안 될 때는 어른들의 도움도 받을 수 있고요. 어른, 아이 우리 모두 실수해요.
잘못할 때도 있어요. 중요한 건 자기 잘못을 알고 사과하고, 배우고,
다시는 반복하지 않으려고 노력하는 마음이에요.

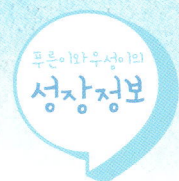

# 남자는 강하고 여자는 약하다?

소녀들의 힘은 약하지 않아요. 충분히 힘이 세죠.
하지만 사춘기가 시작되면 남자 친구들의 몸이 급격하게 커져요.
몸무게도 많이 늘어나고, 근육도 붙기 시작해요. 그래서 상대적으로
남자가 여자보다 힘이 더 세다고 생각할 수 있어요.
문화도 영향을 미쳐요. 힘이 세고 운동을 잘 하는 것이 남성다운 것이라고 생각하죠.
그래서 남자 친구들은 열심히 운동을 하고 힘을 기르는 걸 중요하게 여겨요.
반대로 여자 친구들은 날씬해야 칭찬받을 수 있어요.
마르려면 밥을 충분히 먹을 수 없고 힘에 필요한 근육을 키울 수 없어요.
힘을 키우는 운동을 하다가도 울퉁불퉁 근육이 나오면 운동을 포기하기도 해요.
이렇게 사춘기 신체 변화와 여자다운 몸과 남자다운 몸에 대한
고정관념 때문에 실제로 점점 힘의 차이가 생기기도 해요.

<u>하지만 우리의 몸은 모두 다 달라요.</u>
운동보다는 책을 읽고 음악을 듣고,
그림을 더 그리고 싶은 남자 친구들도 있어요.
여자 친구들 중에도 수영, 클라이밍, 검도, 태권도를 잘하고,
힘이 세고, 운동을 잘하는 친구들이 있어요.
생김새가 다르듯이 몸의 기능과 능력은 모두 달라요.

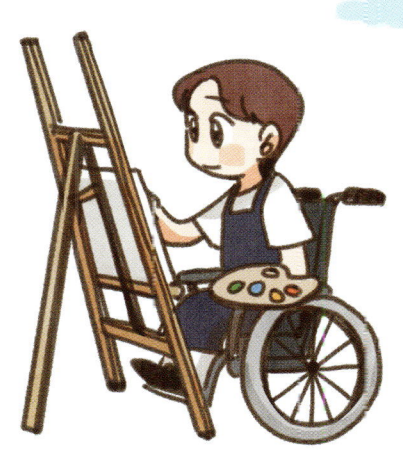

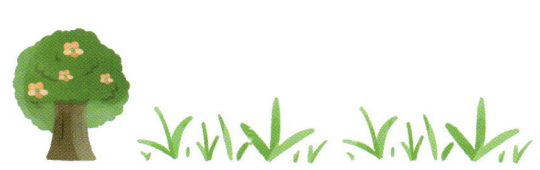

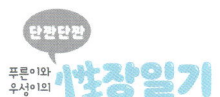

# 우리 집에도 성 평등이 필요해

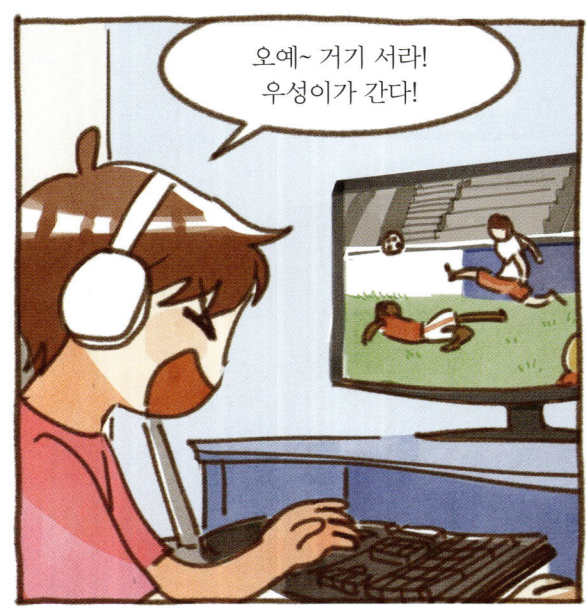

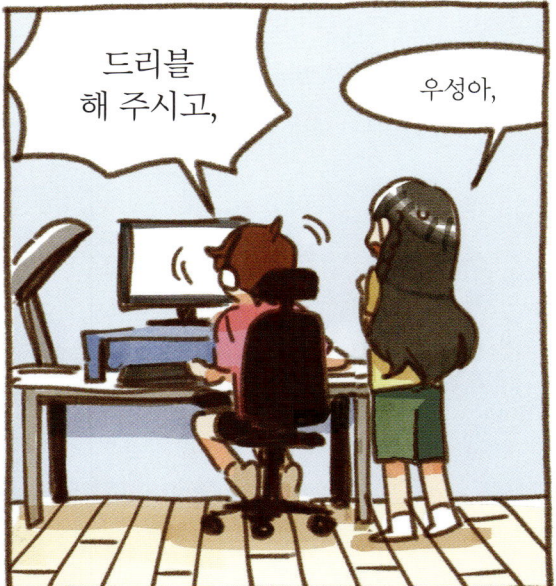

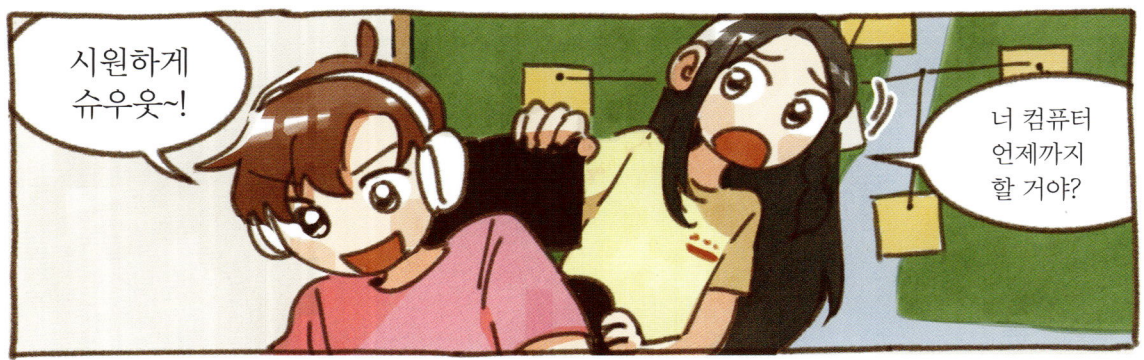

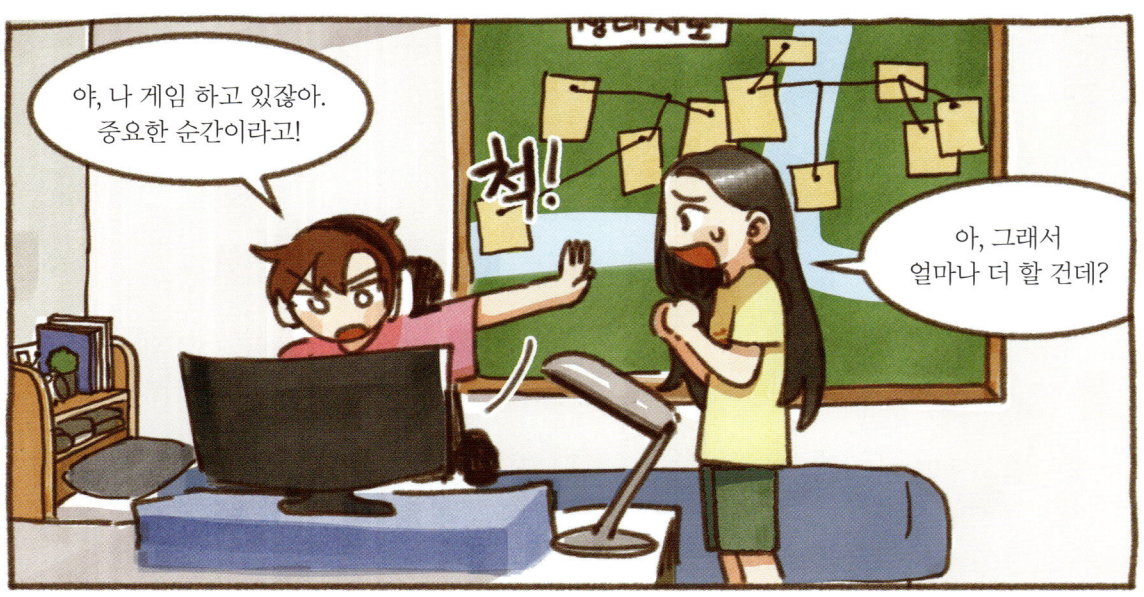

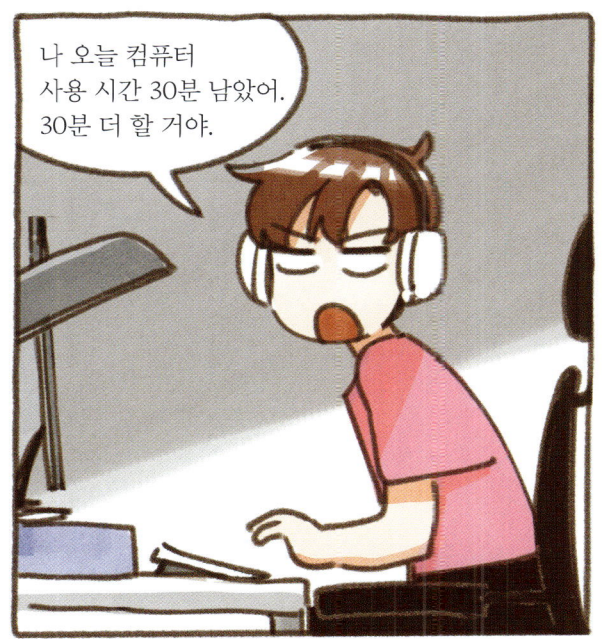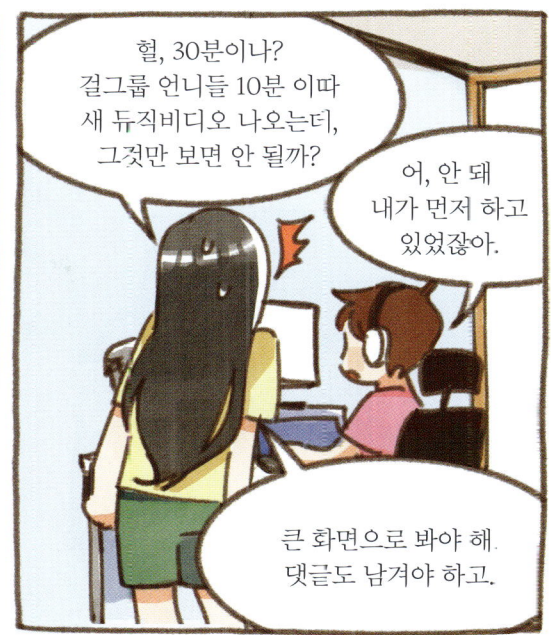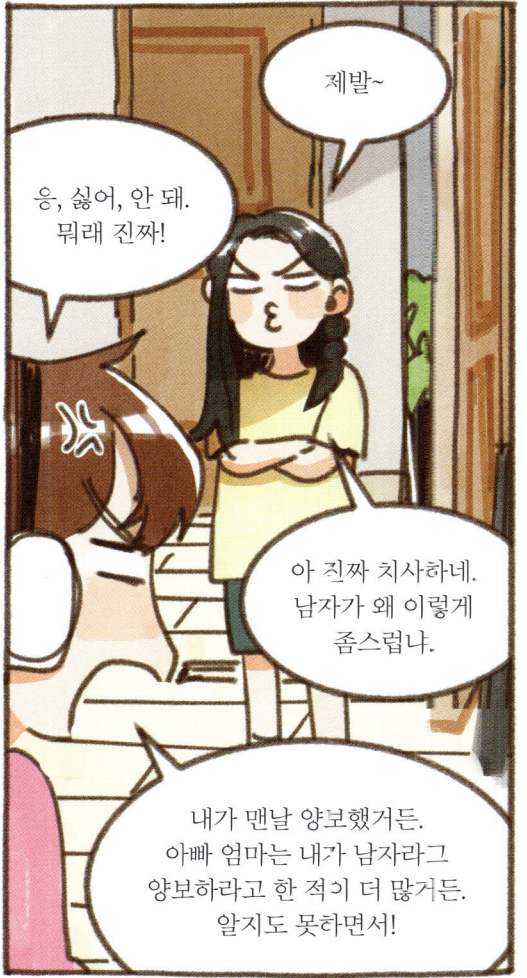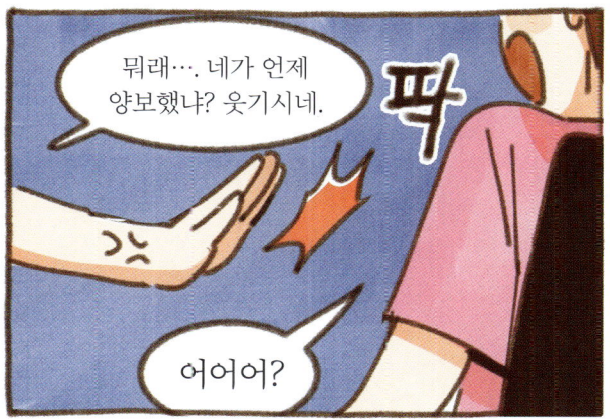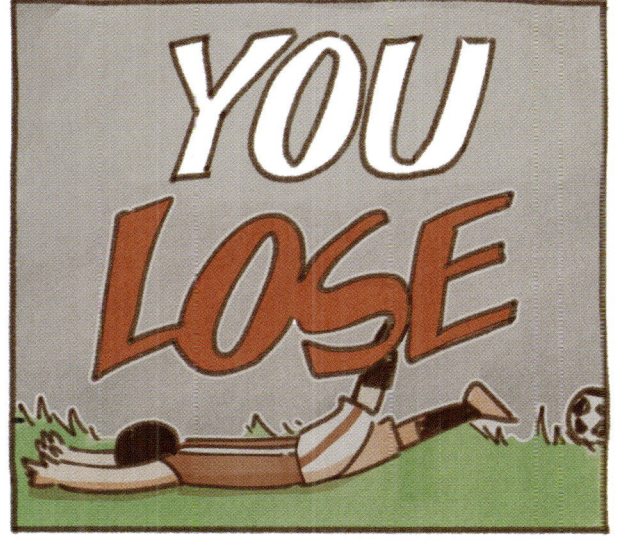

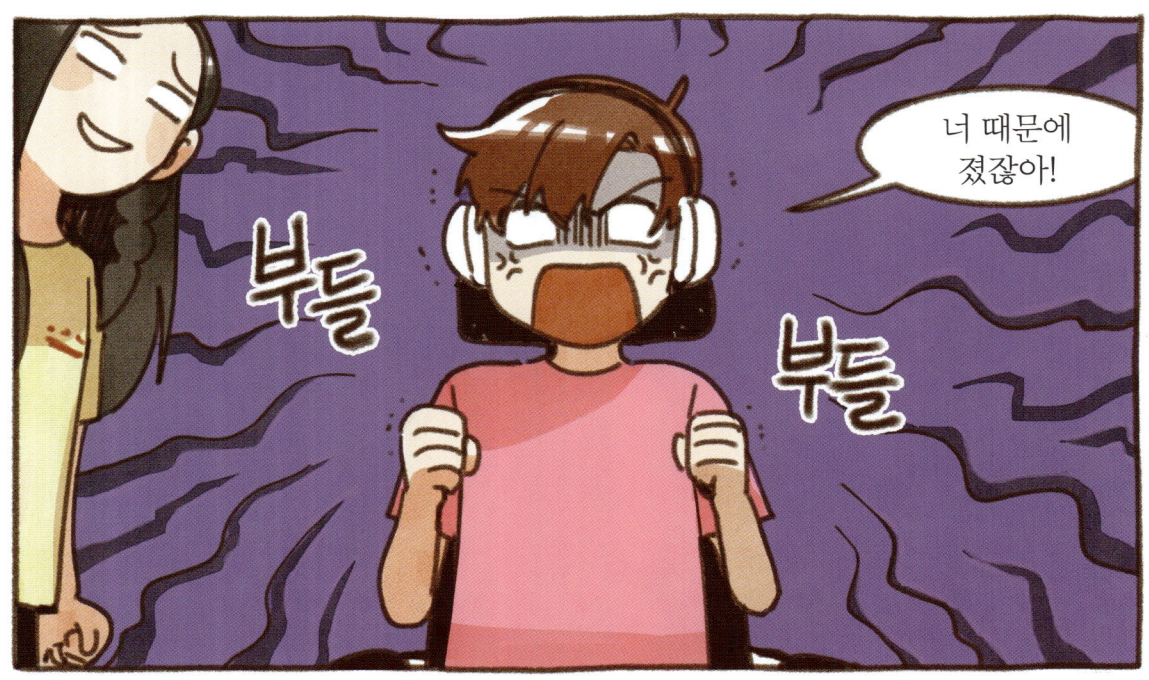
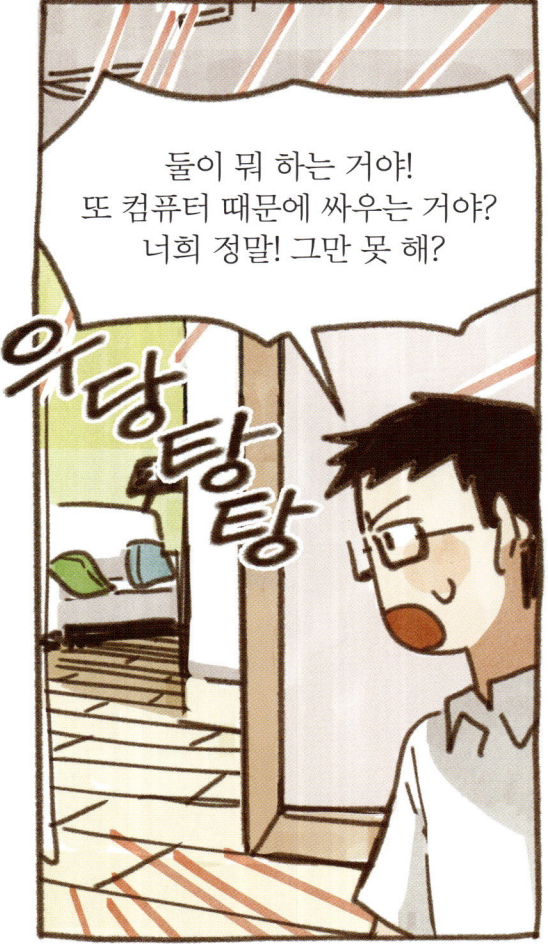
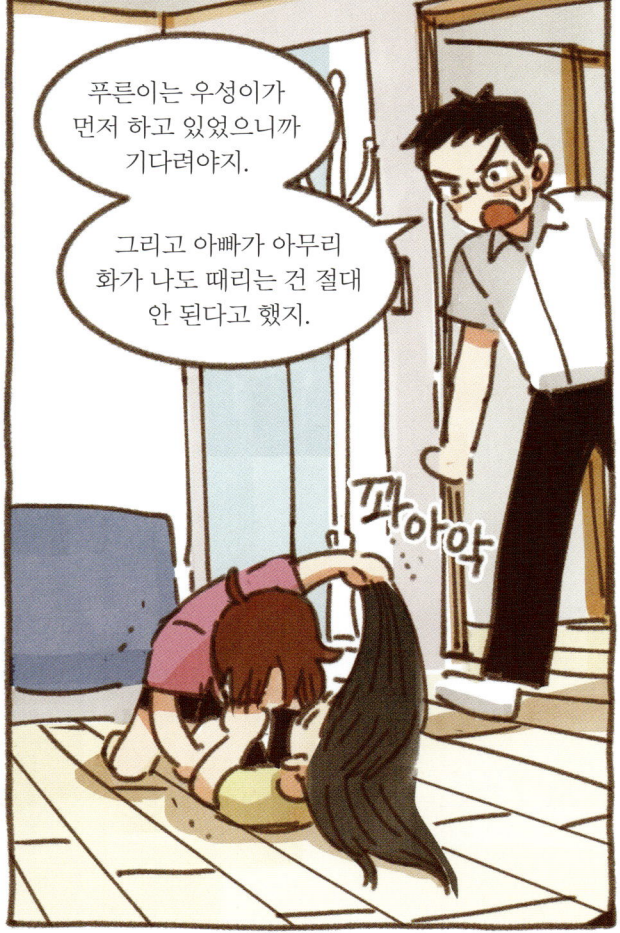

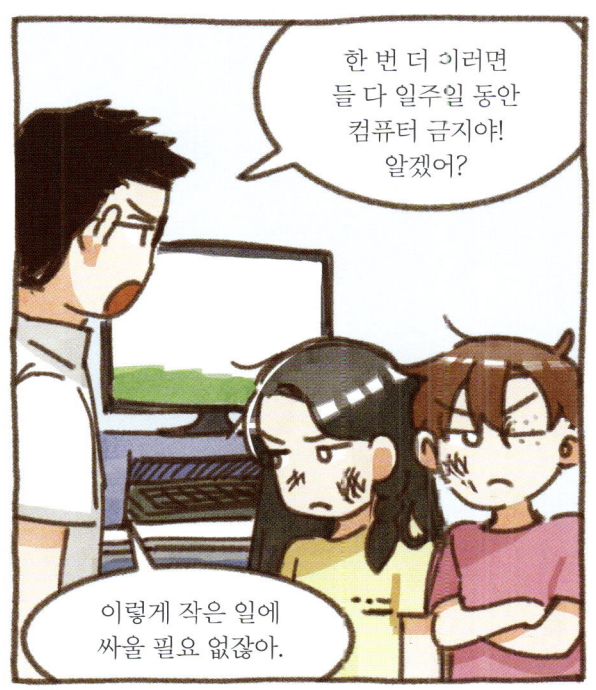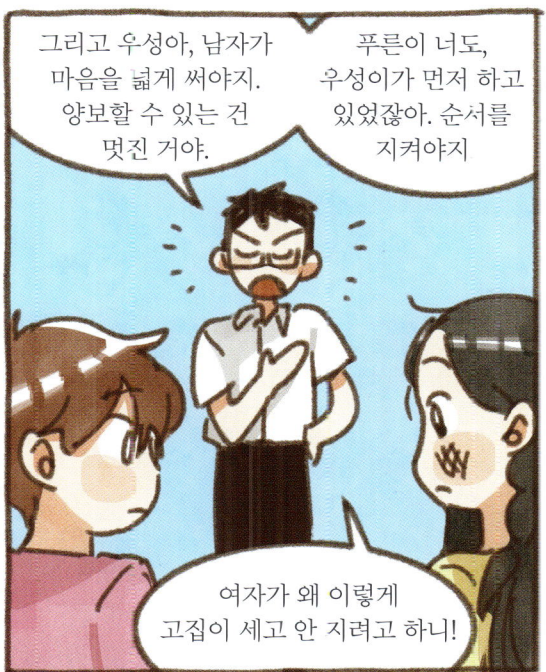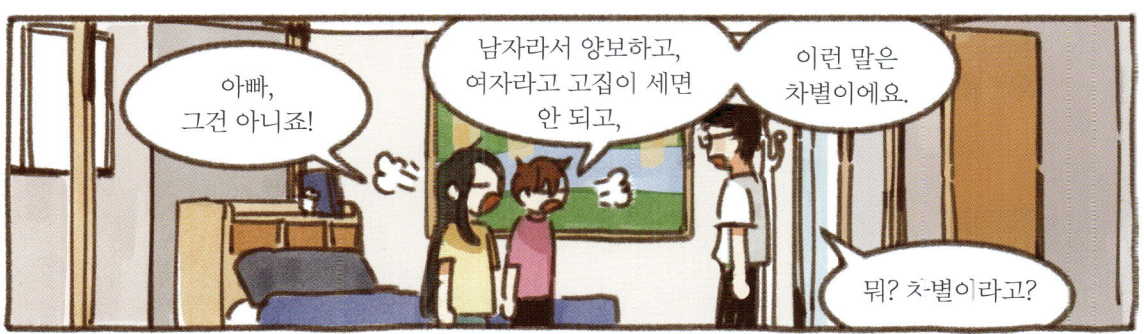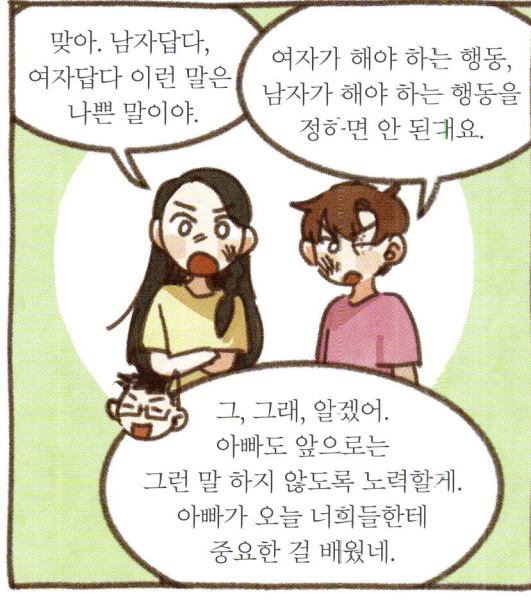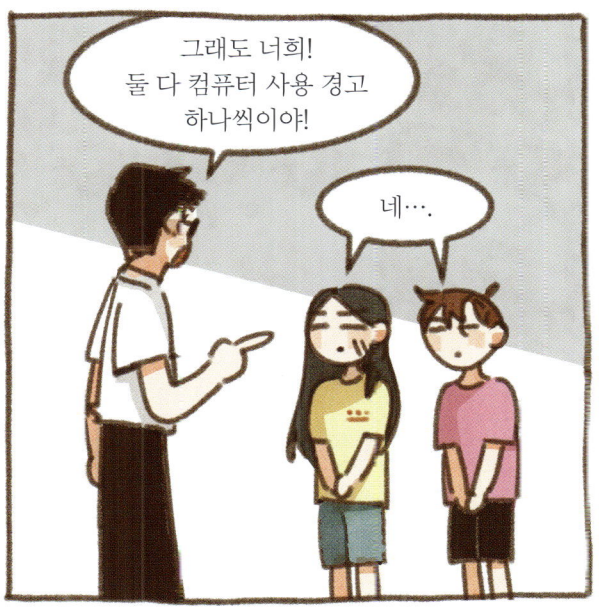

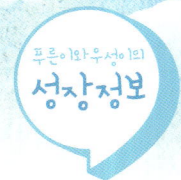

# 성차별 표현은 나빠요.

여러분도 가족, 선생님, 친구들에게
"남자니까, 여자니까 이렇게 해, 이렇게 하지마."라는 말을
들어 본 적이 있을 거예요. 이런 말이 나쁜 이유는
여러분이 진짜로 하고 싶은 걸 하지 못하게 하기 때문이에요.
성차별 표현은 다른 사람을 내 마음대로 조정하는 말이에요.
"남자가~, 여자가~"라는 말은 여러분이 꿈을 정할 때, 감정을 표현할 때,
하고 싶은 운동을 정할 때, 입고 싶은 옷과 머리 모양을 정할 때, 모두 다 참견해요.
여러분이 자주 듣는 두 가지 성차별 표현에 얼마나 무서운 뜻이 들어 있는지 살펴볼게요.

### 소년은 울면 안 돼, 소심하면 안 돼.

속상하고, 섭섭하고, 우울한 마음은 약하다고 생각해서 남자는 울면 안 된다고 해요. 하지만 이런 감정은 사람이고, 친구들과 잘 지내고 싶고, 무엇인가를 소중하게 생각하기 때문에 느낄 수 있는 감정이에요. 이런 마음을 표현해야 상대방도 어떤 마음인지 알고 도와 줄 수 있고, 더 친해질 수도 있어요. 속상하고, 섭섭하고, 우울하지 않은 사람은 없어요. 남자니까 울면 안 된다고 하는 사람이 있다면 이렇게 이야기해 보세요. "제가 울지 않으면 제가 속상한 걸 어떻게 알아요? 속상하고 섭섭한 걸 못 느끼면 로봇이잖아요. 제가 로봇이 됐으면 좋겠어요?"라고요. 그리고 계속 이렇게 마음을 숨기면 마음이 딱딱해져서 다른 사람의 마음도 못 느끼게 될지도 몰라요.

### 소녀는 상냥하고 잘 웃고 착해야 해.

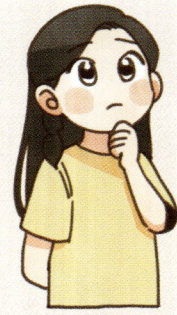

상냥하고, 잘 웃고, 착해야 한다는 말은 굉장히 좋은 말 같아요. 그런데 문제는 목적을 가지고 이 말을 소녀들에게만 한다는 것이에요. 이 말은 사실 어른들의 말을 잘 듣고, 자신보다는 다른 사람들의 기분을 더 중요하게 여기라는 말이에요. 이렇게 상냥하고, 잘 웃고 착한 것을 너무 중요하게 생각하면 내가 싫어도 참고, 별로 하고 싶지 않은 일도 하게 돼요. 그러다 보면 내가 뭘 좋아하는지 싫어하는지도 잊어버리게 돼요. 억울하고 화가 난 마음이 자라요. 여러분이 대통령처럼, 왕처럼 최고로 대접해 줘야 하는 사람은 바로 여러분 자신이에요.

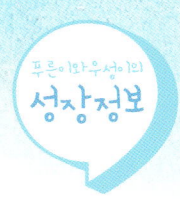

# 사춘기 성 에티켓을 배워 봐요.

**여자(가)는, 남자(가)는으로 시작하는 말을 하지 않습니다.**

'여자(가)는', '남자(가)는'으로 시작하는 말은 성별로 상대방을 차별하는 말일 때가 많아요. 저런 말을 들으면 여러분의 감정이나 생각, 마음, 자신의 모습을 있는 그대로 표현할 수 없어요. 여러분 스스로 저런 말을 하지 않으려 노력하고, 저런 말을 하는 사람에게는 잘못된 말이라는 걸 알려 주세요. 아래 문장들은 생활 속에서 만날 수 있는 '여자(가)는', '남자(가)는'으로 시작하는 표현들입니다. 이것 말고도 여러분이 들었거나 말했던 차별 언어는 무엇이 있는지 생각해 봅시다.

여자애가 왜 이렇게 고집이 세?

남자가 여자애한테 지면 어떻게 하니?

남자가 왜 이렇게 소심해?

남자가 왜 이렇게 잘 울어?

이런 일은 남자가 하는 거야.

남자가 왜 운동을 못해?

여자는 왜 이렇게 예민해?

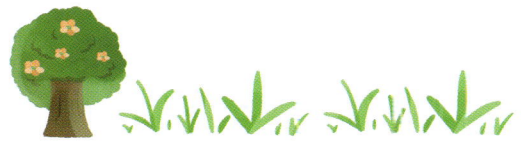

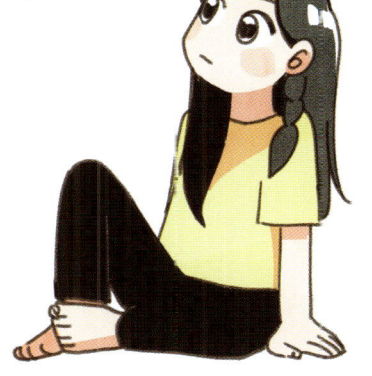

# 가을 생명과 성

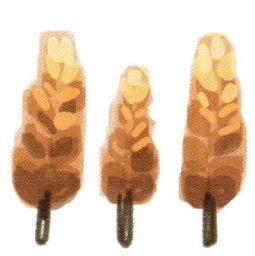

난자와 정자는 어떻게 만날까? | 성관계
우리들의 행복한 시간 1 | 임신 1~5개월
우리들의 행복한 시간 2 | 임신 5~10개월
우리가 태어나던 날 | 출산
세상에서 가장 특별한 도장 | 다양한 가족
만남과 이별 그 사이에서 | 낙태와 피임

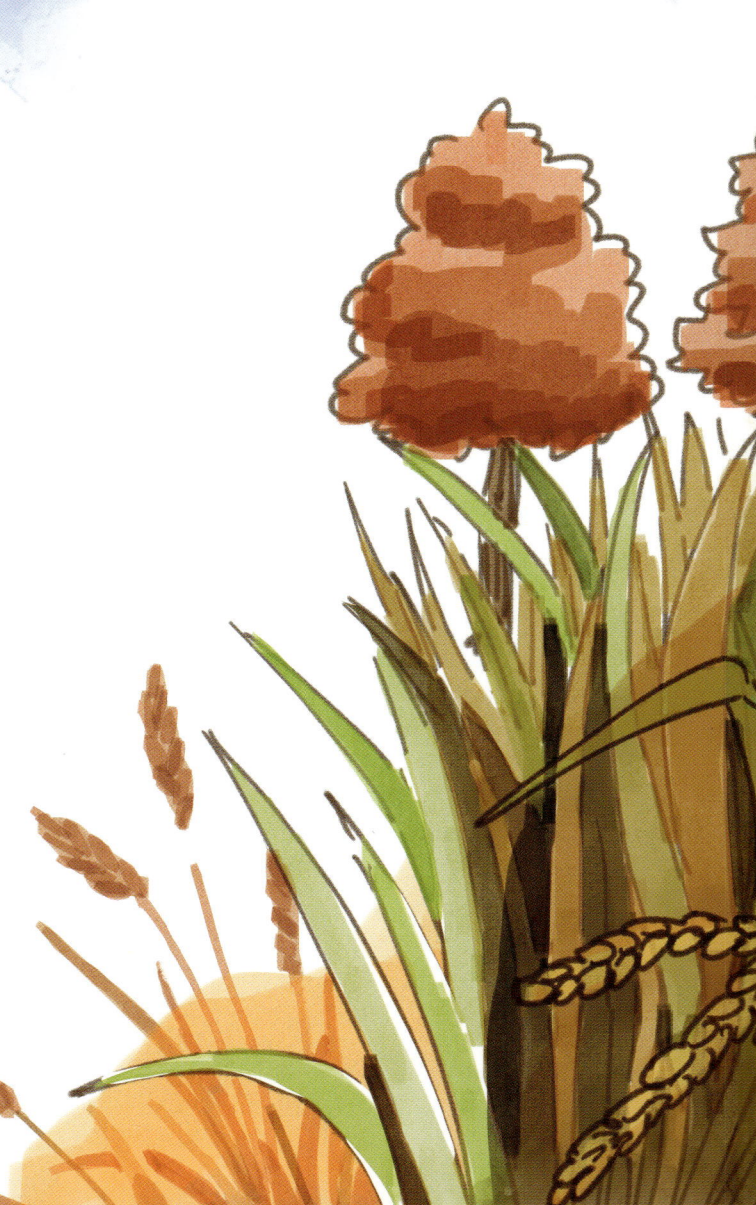

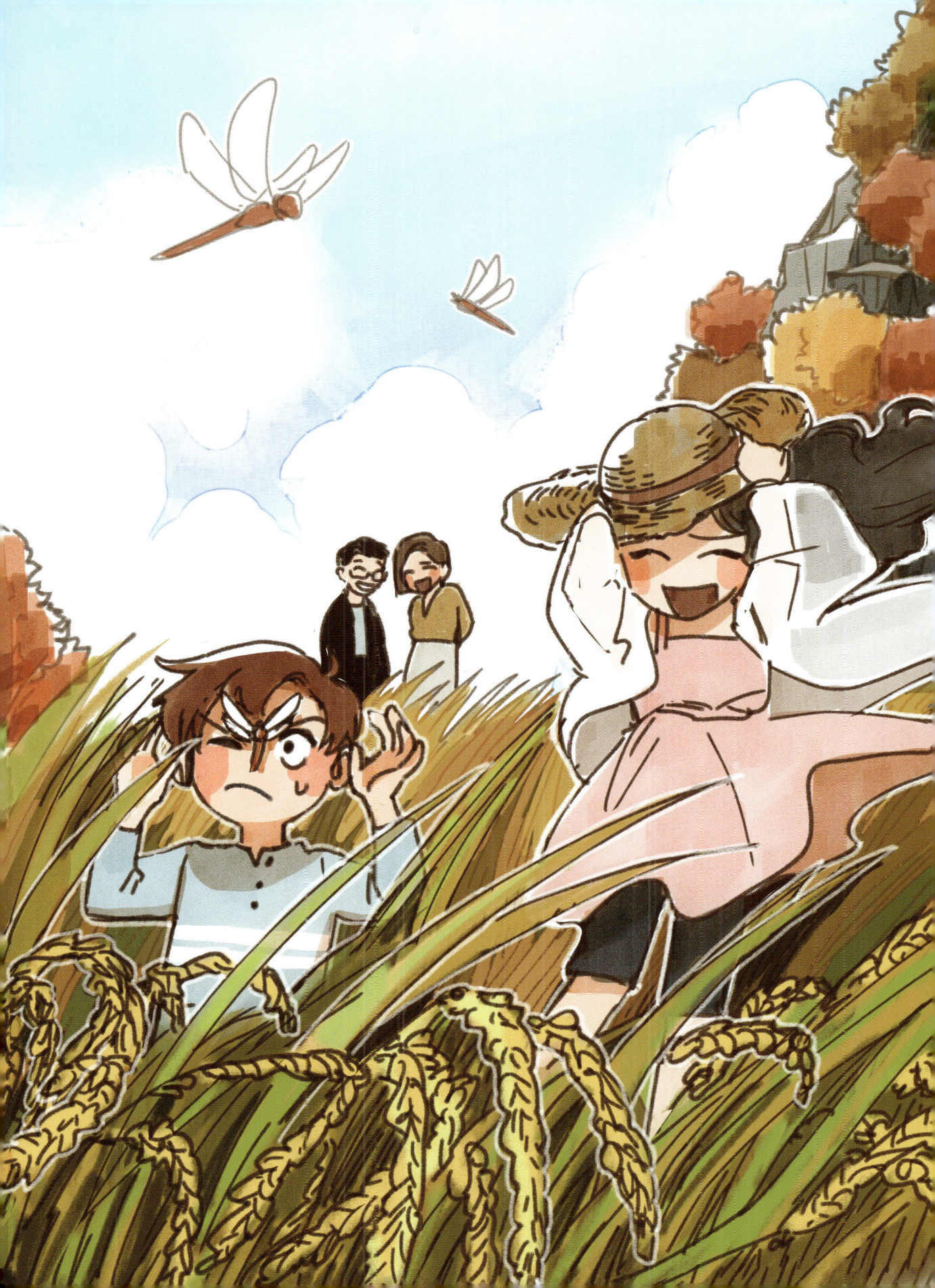

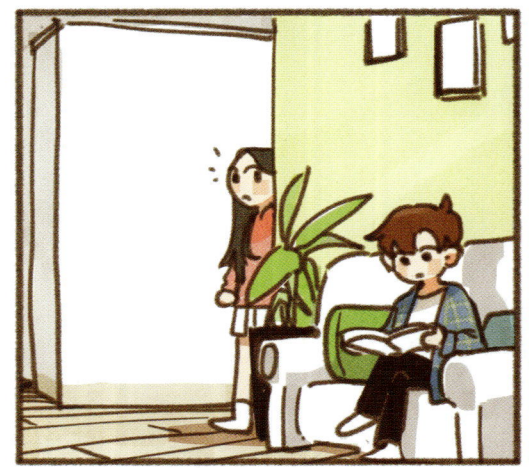
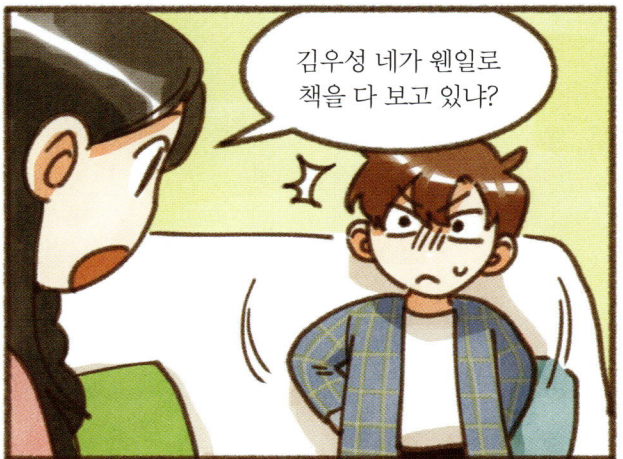
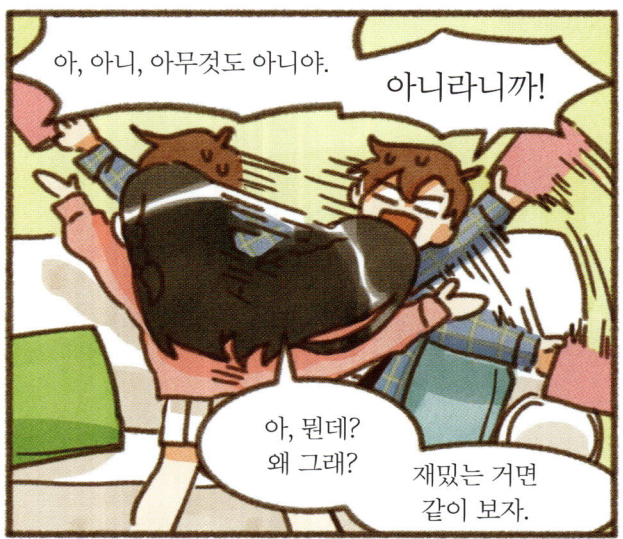

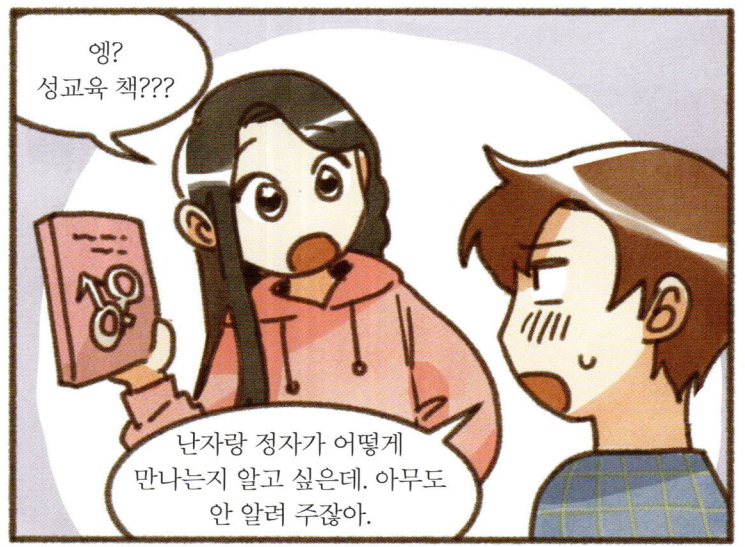
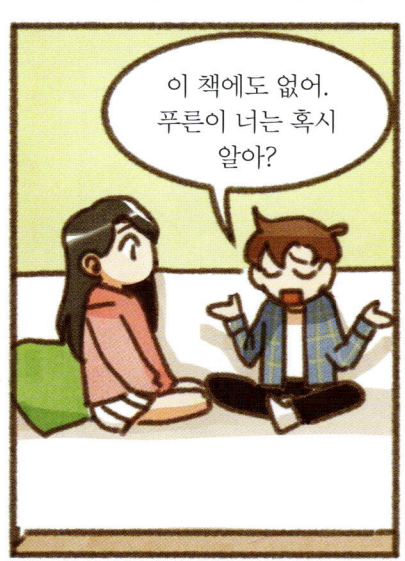

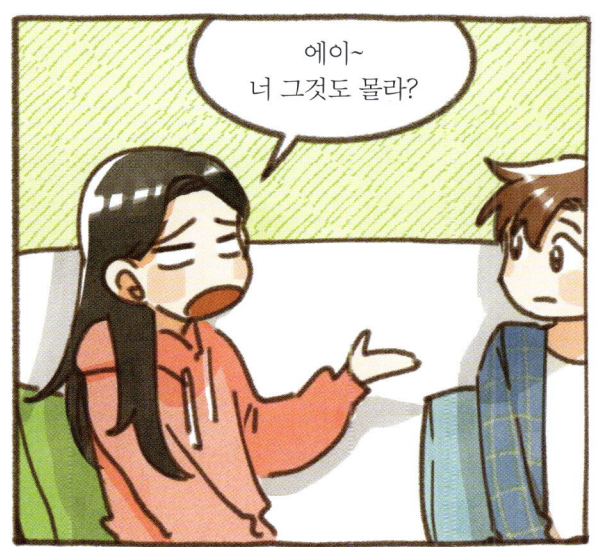
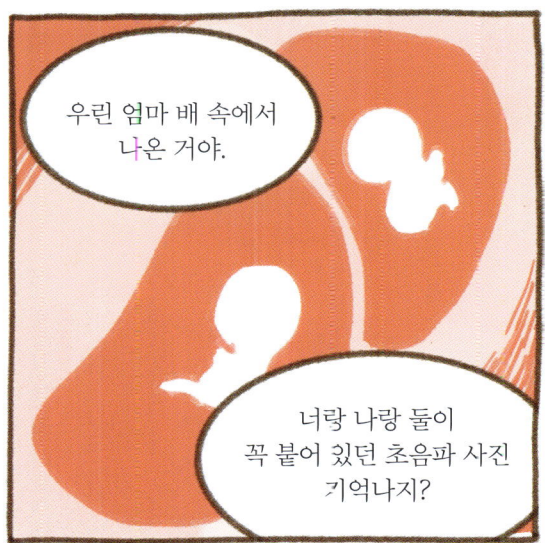
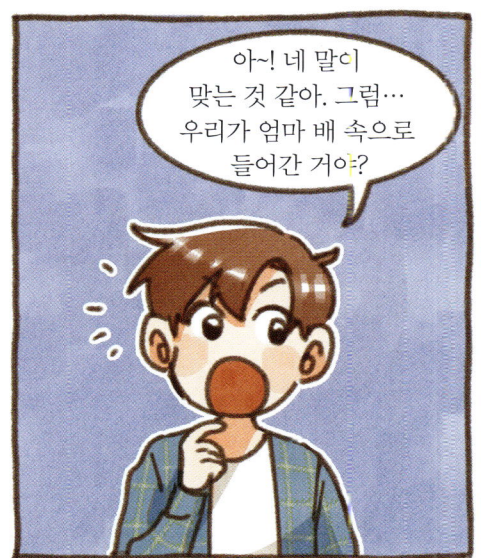
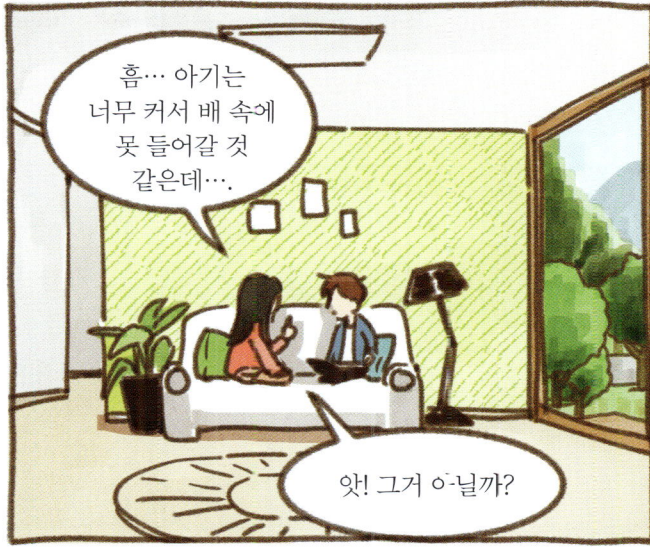
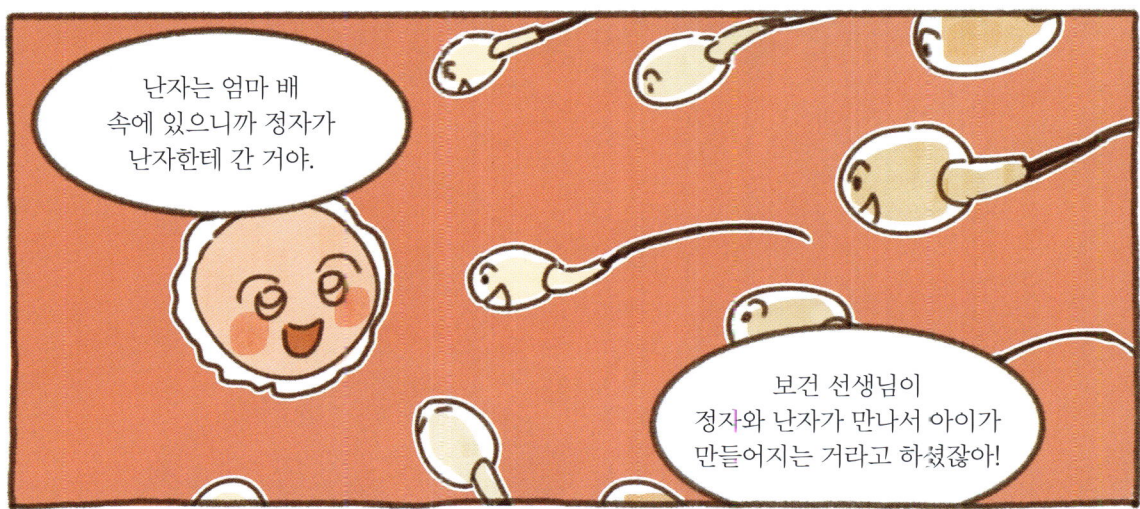

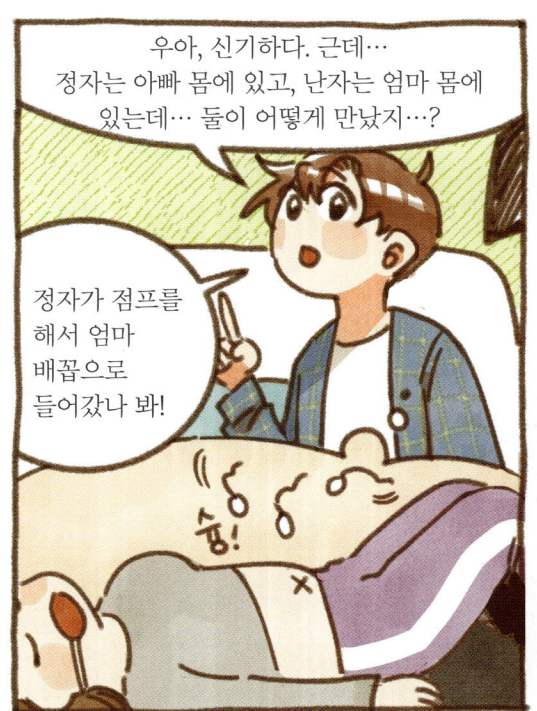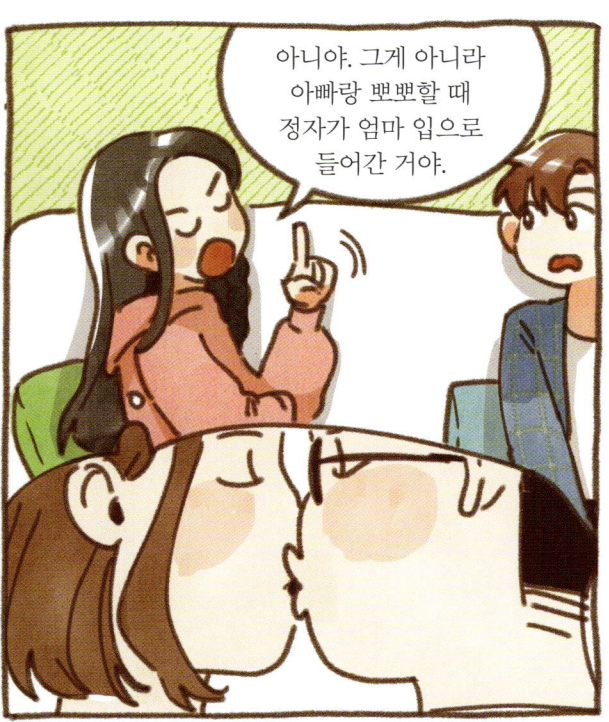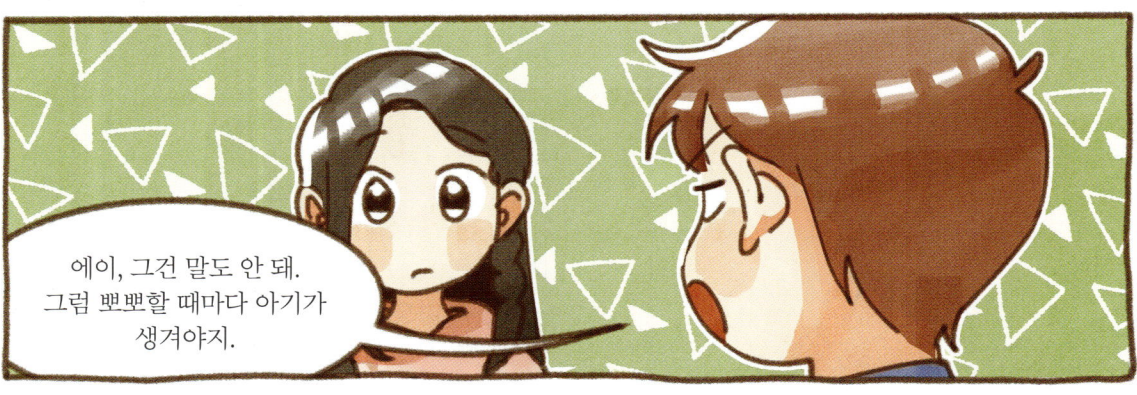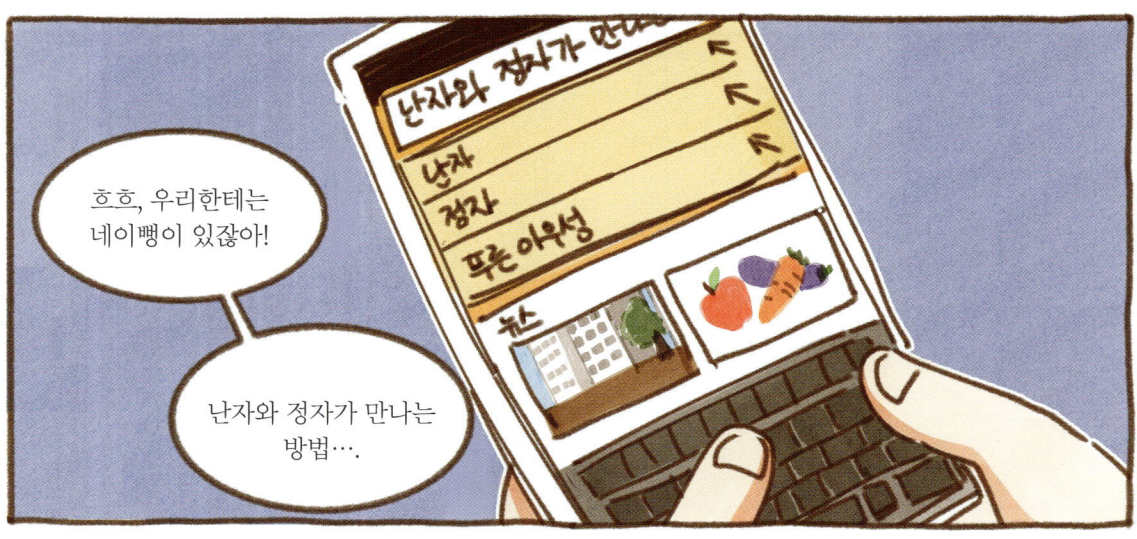

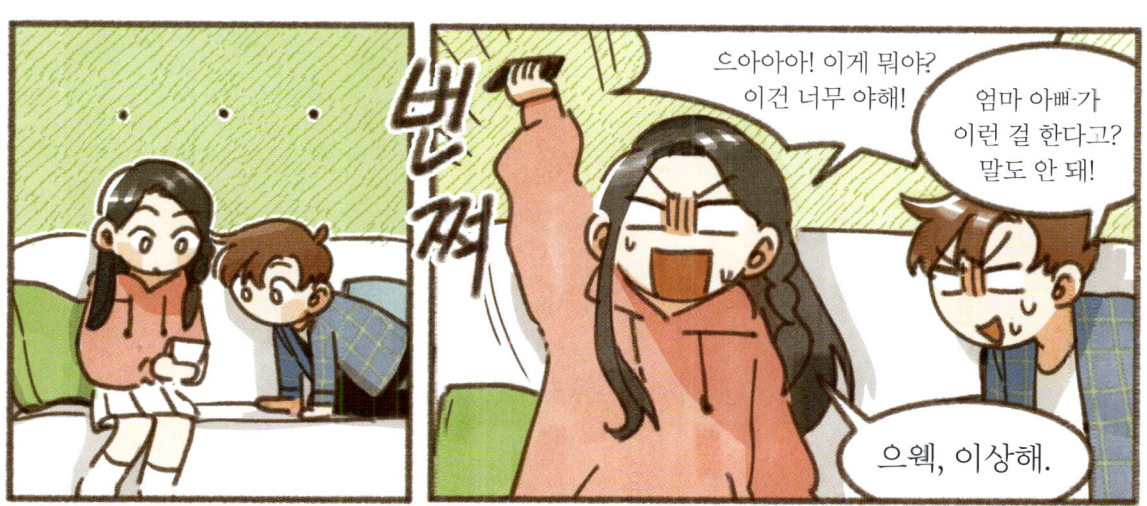
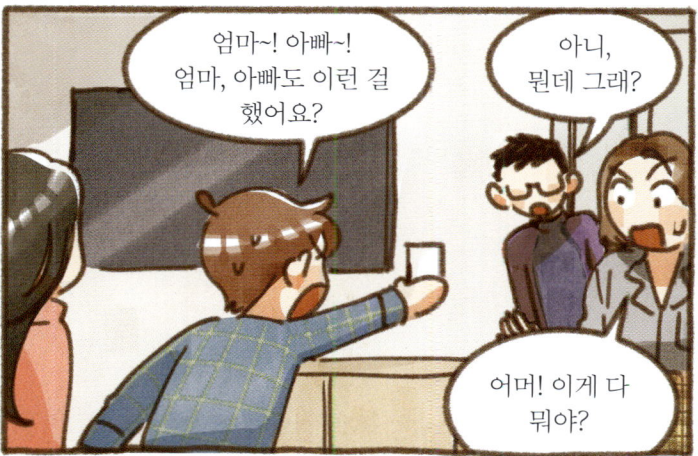
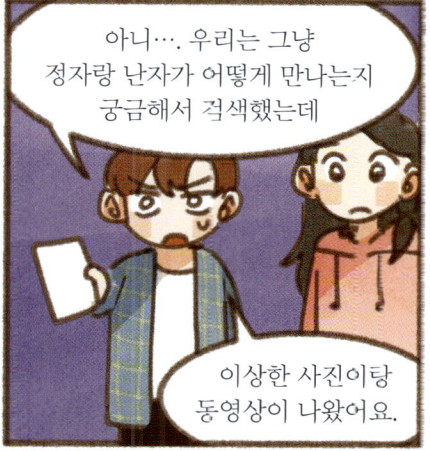
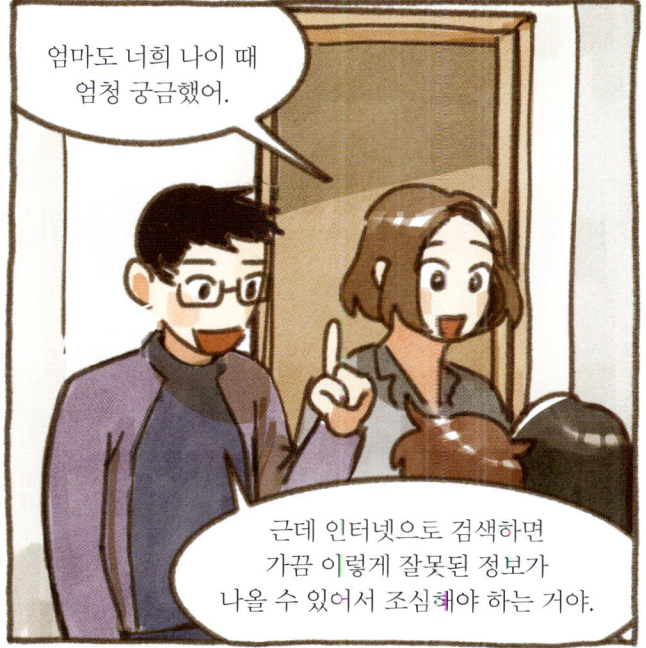
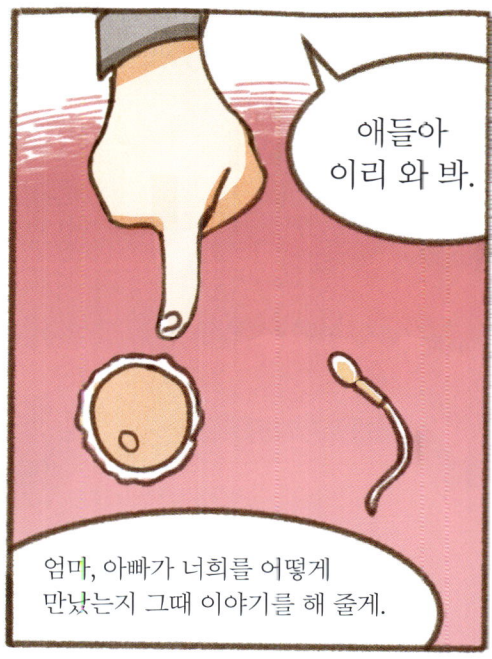

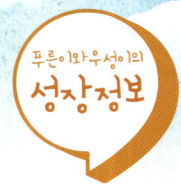

# 난자와 정자, 우리는 환상의 짝꿍

사람은 남자와 여자가 각각 정자와 난자를 나누어 가지고 있다가
하나로 합쳐서 아기씨인 수정란을 만드는 방식으로 생명을 만들어요.
난자와 정자 둘 다 생명을 만드는 데 꼭 필요하지만 각자 맡은 역할은 다릅니다.

### 여성의 난소에서 성숙해지는 난자는

유전 정보가 있는 중심(난자핵) 주변을 영양분이 감싸고 있어요.
난자는 탯줄이 만들어지기 전까지 아기로 발달하는 데 필요한 영양분을 가득 채워서
자연스럽게 무겁고 커졌어요. 난자는 1mm 정도로 인간의 세포 중에 가장 커서
현미경 없이도 볼 수 있대요. 정자들이 난자를 찾아오고,
나팔관에 있는 작은 솜털들이 수정란을 자궁까지 옮겨 주기 때문에
난자는 꼬리가 필요없어요.

난자는 X염색체만을 가지고 있어요.
여자아이는 태어날 때부터 자궁 옆 아몬드 모양의 난소에
난자 씨앗들을 가지고 있어요. 사춘기가 되면 한 달에 한 개의
난자를 성숙하게 만들어서 나팔관으로 내보내요.
난자는 난소를 나와서 하루, 24시간 동안 살아 있어요.
정자를 만나지 못하면 난자는 녹아서 없어지고,
자궁 내막이 허물어져요. 모든 여성은 난자가 난소를 나오고 나서
14일이 지나면 생리를 시작해요.

**남성의 고환에서 만들어지는 정자는**

유전 정보를 가지고 난자를 찾아가야 하기 때문에 작고 가벼워요.
난자와 반대로 인간의 세포 중에 가장 작아요. 그리고 잘 움직일 수 있도록 꼬리가 있어요.
난자까지 가는 길은 험난하고 어렵기 때문에 정자를 아주 많이 만들어서 생명을 만들 수 있는
가능성을 높였어요. 정자는 헤엄치기 어려울 정도로 아주 작지만 코르크 마개를 여는
도구처럼 나선형으로 움직이면서 앞으로 나가는 똑똑한 세포예요.

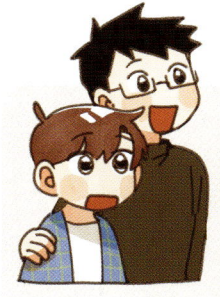

정자는 유전 정보를 담고 있는 머리, 엔진 탱크인 목,
움직일 수 있는 꼬리로 구성되어 있어요. 정자는 X염색체를 가지고 있는
종류와 Y염색체를 갖고 있는 종류가 있어요.
고환에서 만들어진 정자는 부고환에서 성숙해지고 완성됩니다.
사춘기 때부터 남자는 하루에 50~100만 마리의 정자를
만들어 내요. 정자는 공기를 만나면 바로 죽지만 엄마의 몸 속에서
3~5일 정도 살아 있을 수 있어요. 담배, 술, 인스턴트 음식,
꽉 끼는 속옷이나 바지를 입으면 불량 정자들이 많아져요.

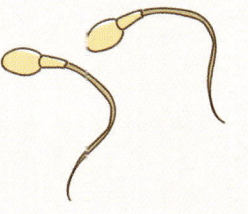

이렇게 난자와 정자는 생명을 만드는 목표를 이루기 위해서 만들어진 완벽한 팀입니다.
난자는 정자를 만나기 위해 준비하고, 정자 또한 난자를 위해 달려가는 환상의 짝꿍이에요.

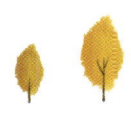
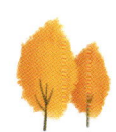

# 性장일기 우리들의 행복한 시간 1

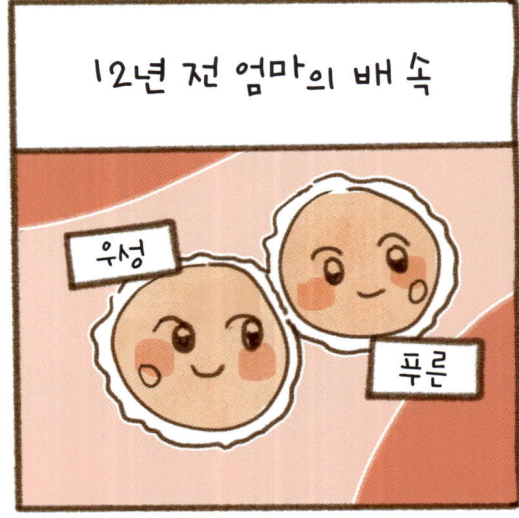
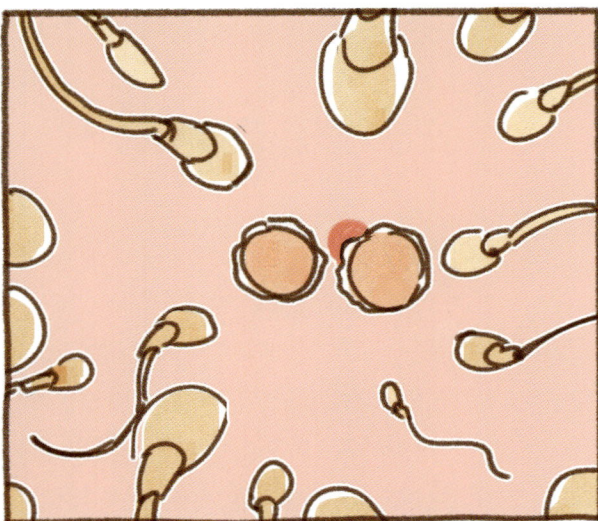
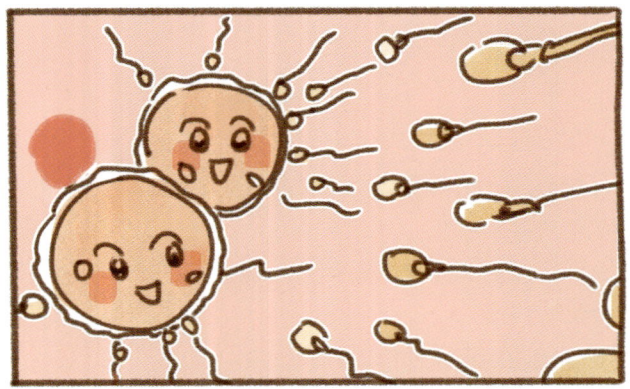
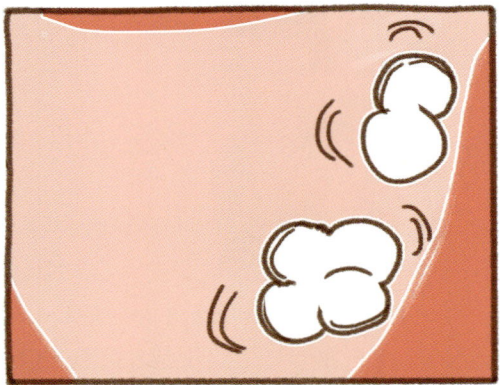
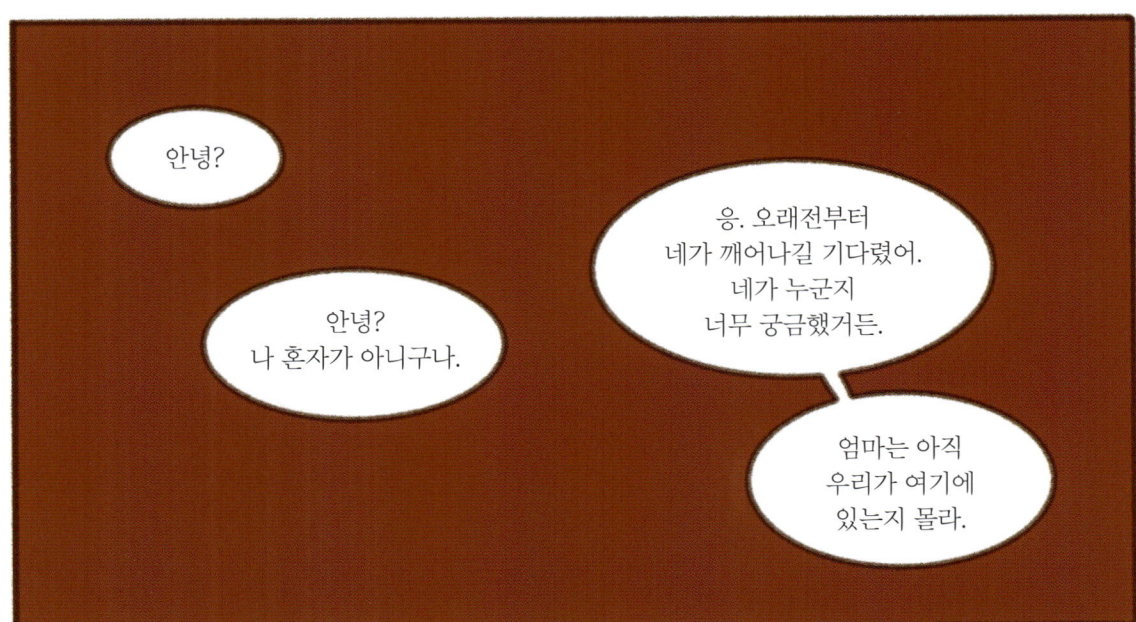

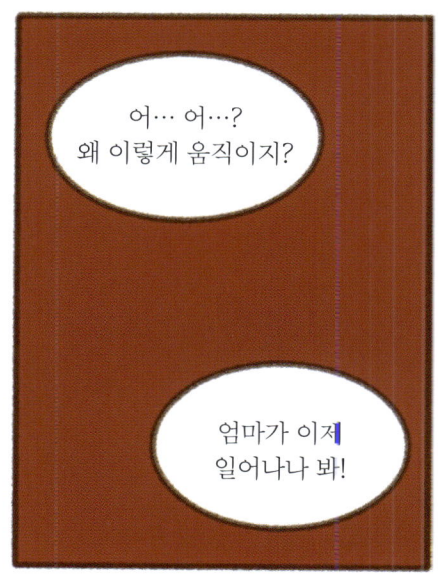
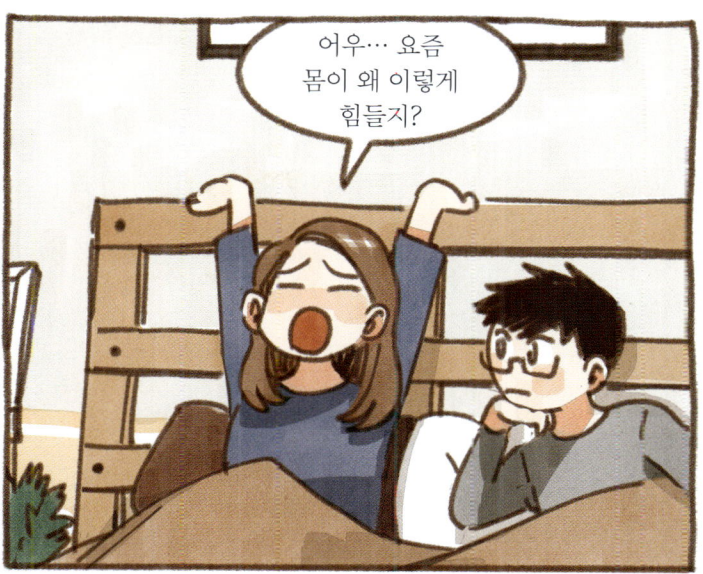
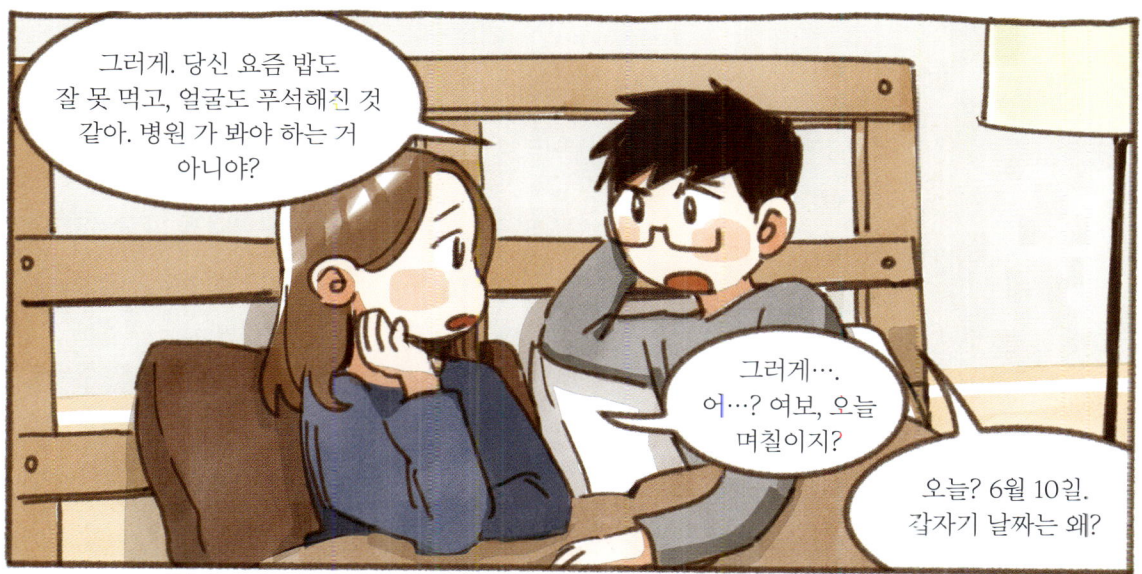
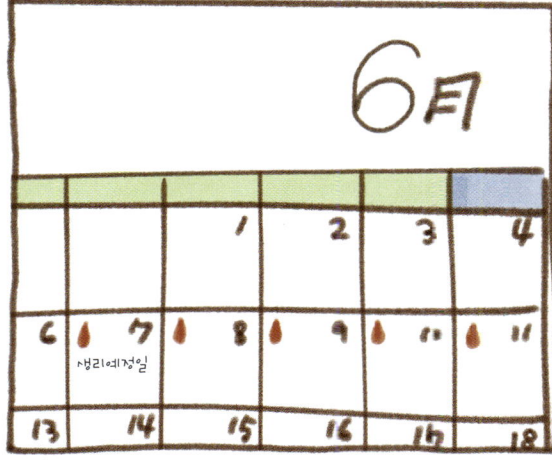
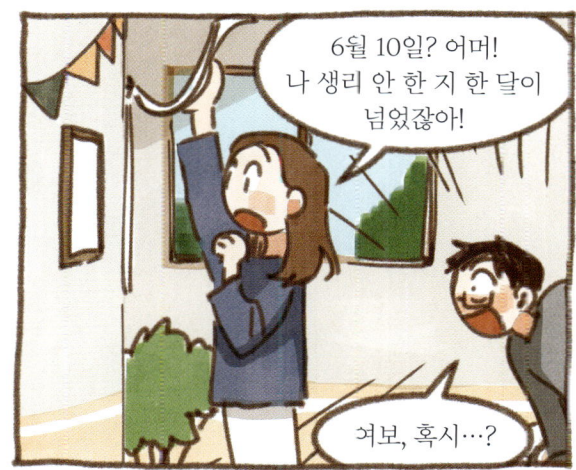

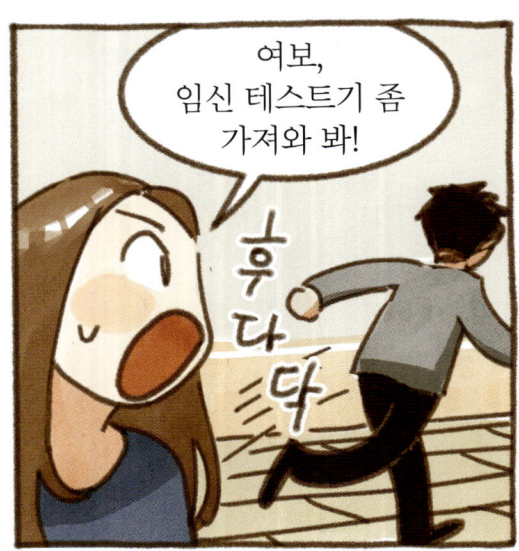
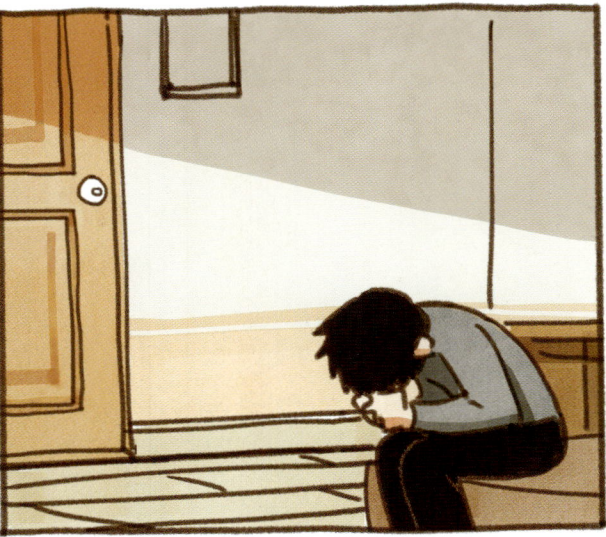
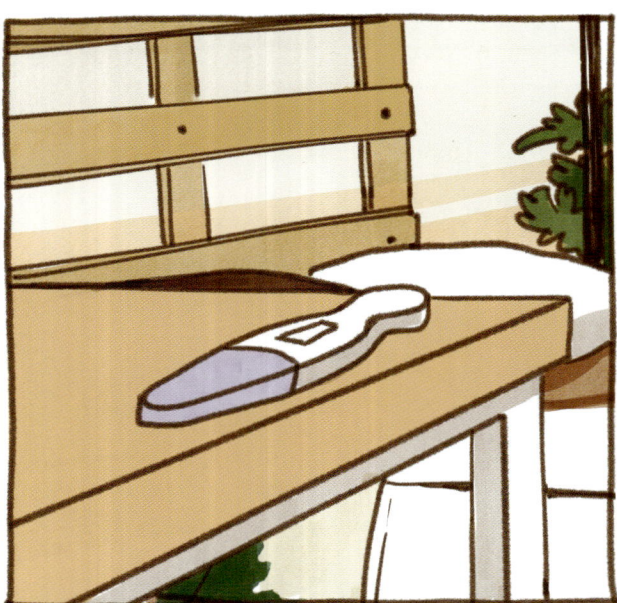
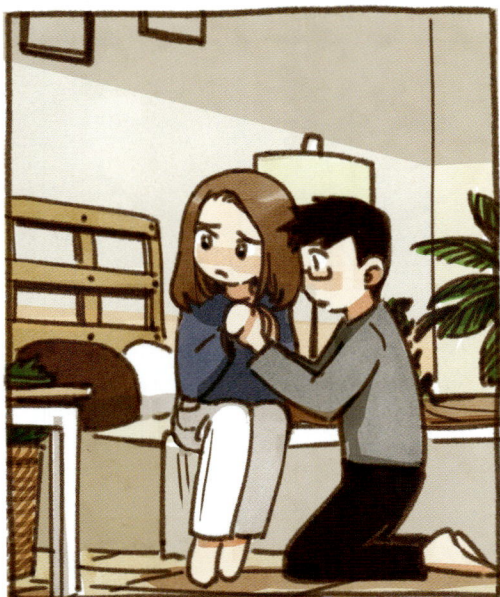
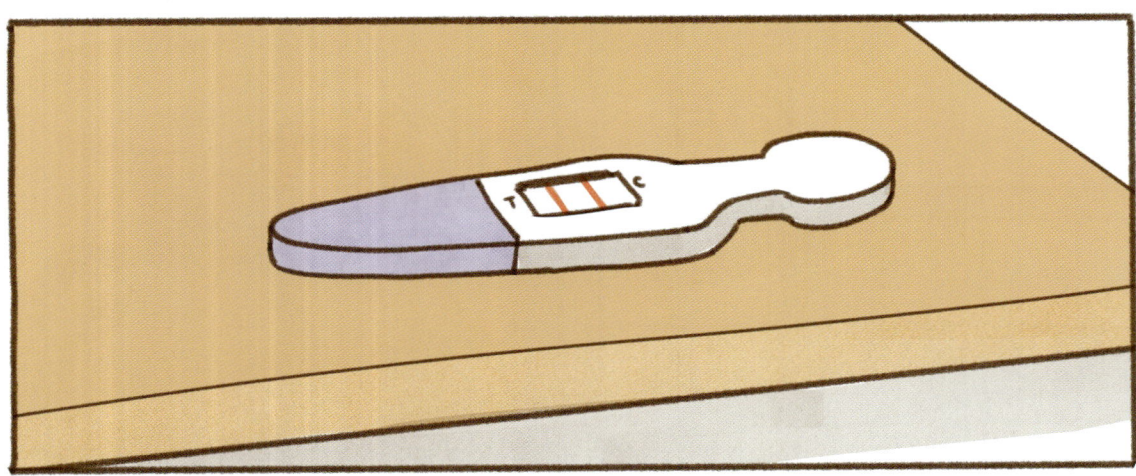

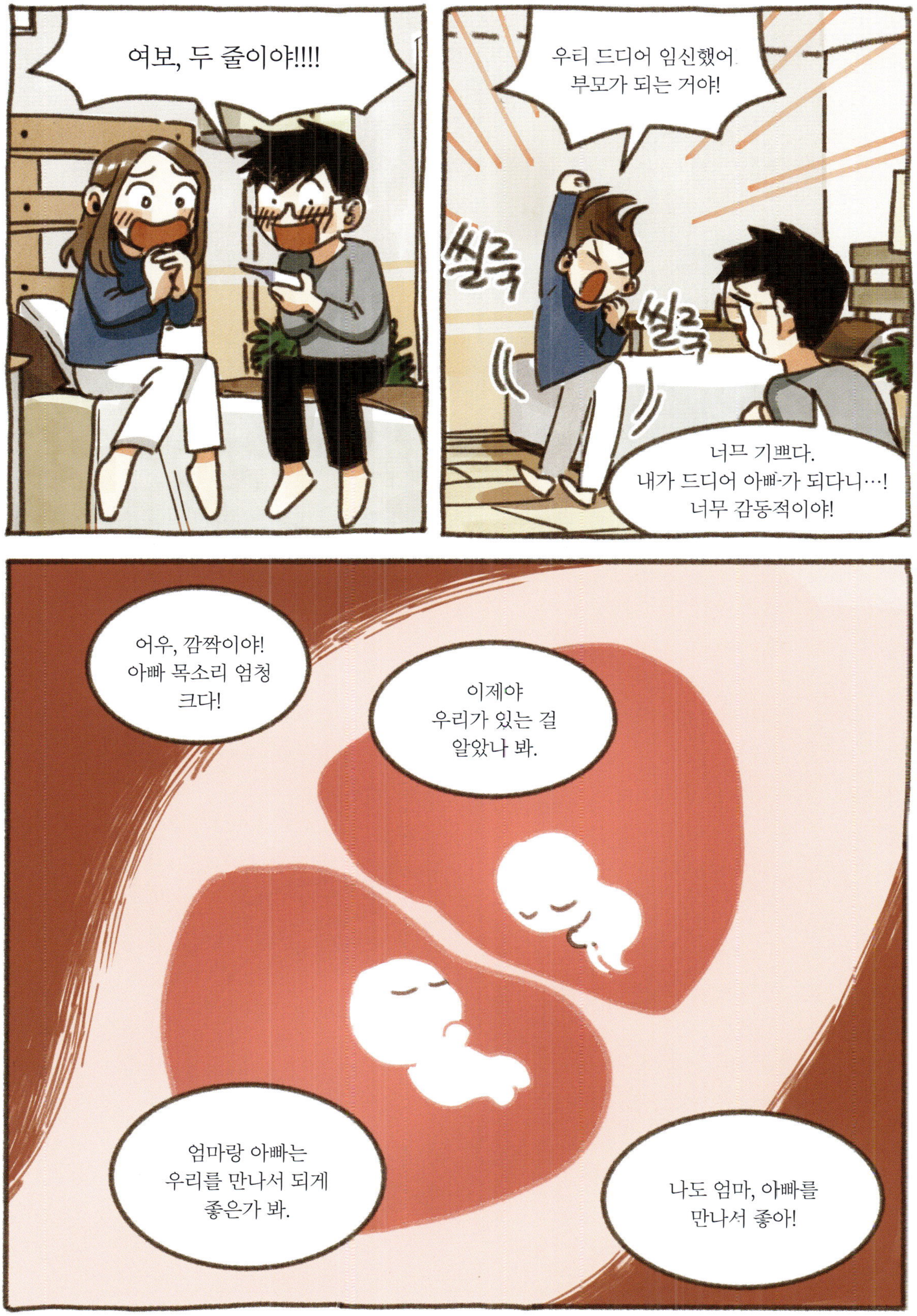

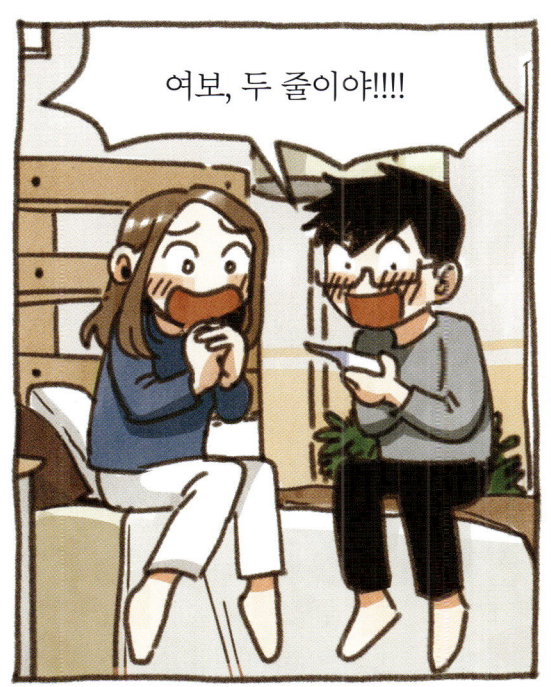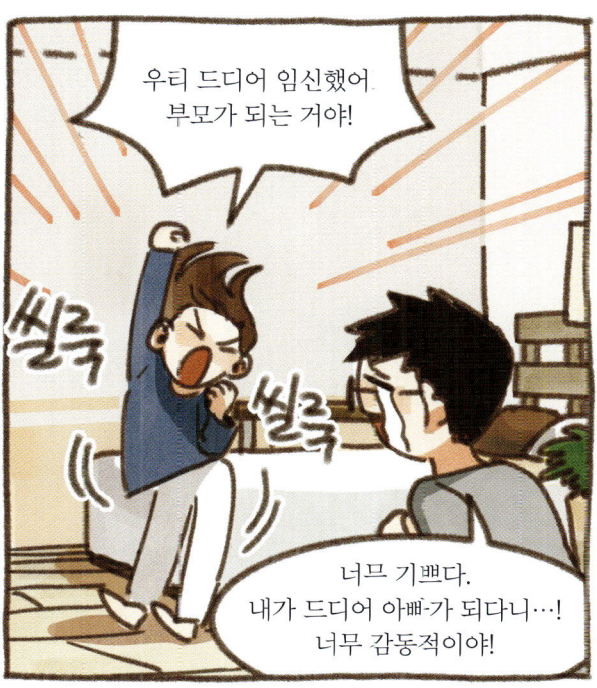

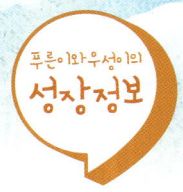

## 난자와 정자는 어떻게 만나요?

**사랑하는 두 사람이 몸으로 사랑을 나누어요.**
성관계는 몸과 마음이 다 자란 어른들이 몸으로 사랑을
나누는 일이에요. 생명을 만들 수 있고,
두 사람의 건강에도 영향을 미칠 수 있기 때문에
서로 사랑하고, 존중하는 사람들이 고민해서
함께 결정한답니다.

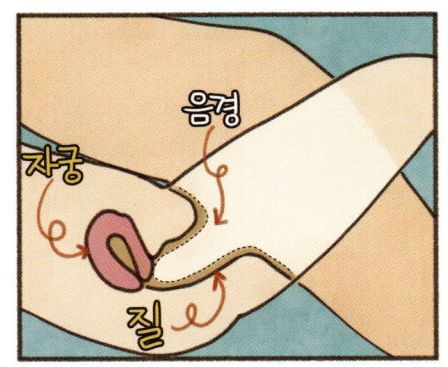

**난자와 정자의 협동 작전이 시작됩니다.**
단단하게 발기된 남성의 음경이 여성의 질로 들어옵니다.
질 안으로 들어온 음경은 강한 수축 운동을 하면서 수많은 정자들을 운반합니다.
질에 도착한 정자들은 난자를 향한 여행을 시작합니다. 정자는 눈이 없지만 온도와 냄새를
구분할 수 있고, 난자가 보내 주는 물질을 따라 난자가 있는 곳까지 찾아갈 수 있대요.
험난한 과정을 거쳐 자궁을 통과한 정자들은 왼쪽과 오른쪽 나팔관이 나뉘는
갈림길에 도착합니다. 여기서 성숙한 난자가 있는 쪽을 선택한
약 200여 마리의 정자들만이 난자를 만날 기회를 갖게 됩니다.

**드디어 수정이 되었어요.**
먼저 도착한 정자들은 열심히 머리로 난자의 단단한 벽을 녹이기 시작해요.
그중에 정자 한 마리가 난자로 들어가면 난자의 세포막이 바로 딱딱해져서 다른 정자들은
들어갈 수 없게 돼요.

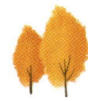
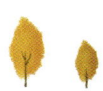

**수정란이 자궁에 자리를 잡아요.**

나팔관에서 난자와 정자가 만나 수정란이 되면 세포 분열을 하면서 천천히 자궁 쪽으로 이동해요. 그리고 영양분을 모아 둔 자궁 내막에 자리를 잡고, 아기와 엄마를 연결해 주는 탯줄과 태반도 만들어요. 그리고 열 달 동안 열심히 무럭무럭 자라게 됩니다.

● 여성 내부생식기

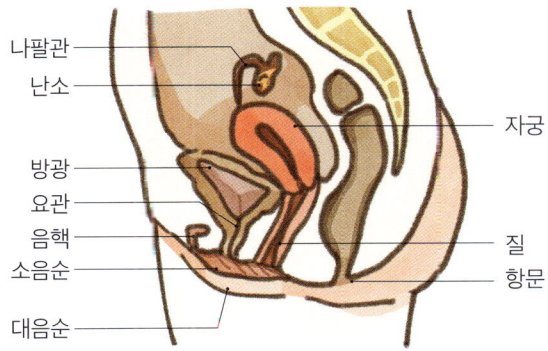

● 정자가 난자를 향해 헤엄쳐 가는 과정

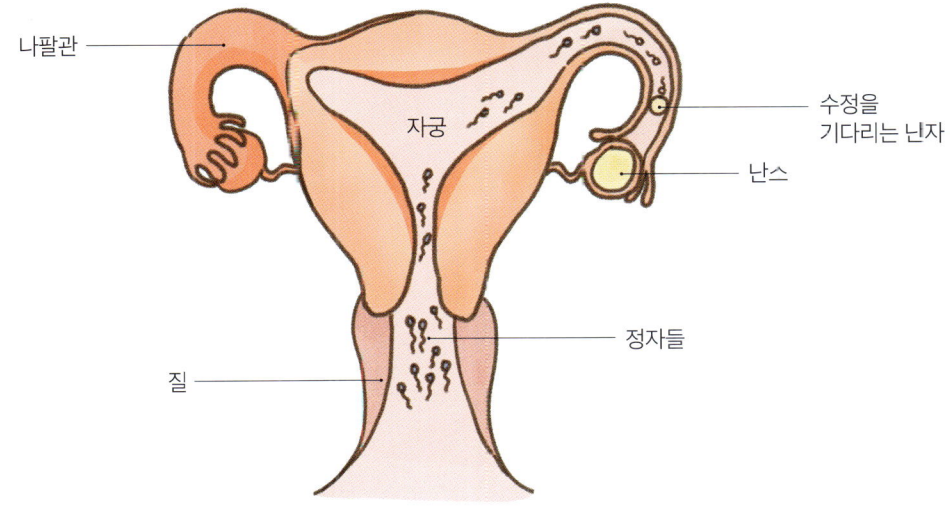

# 우리들의 행복한 시간 2

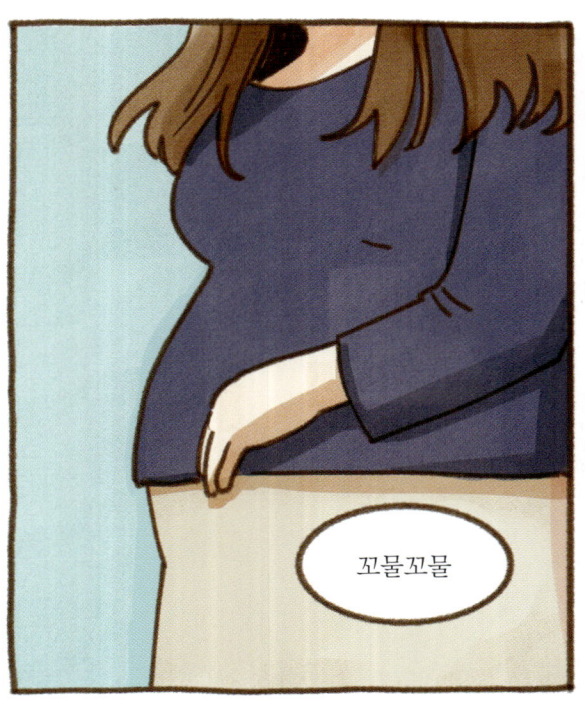
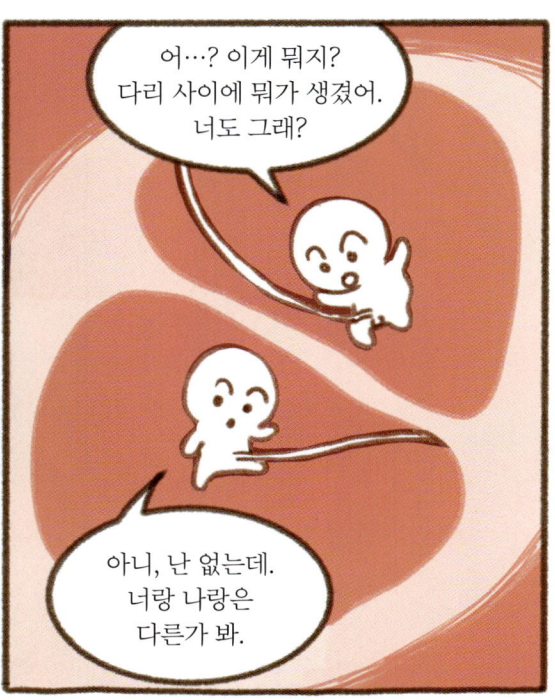
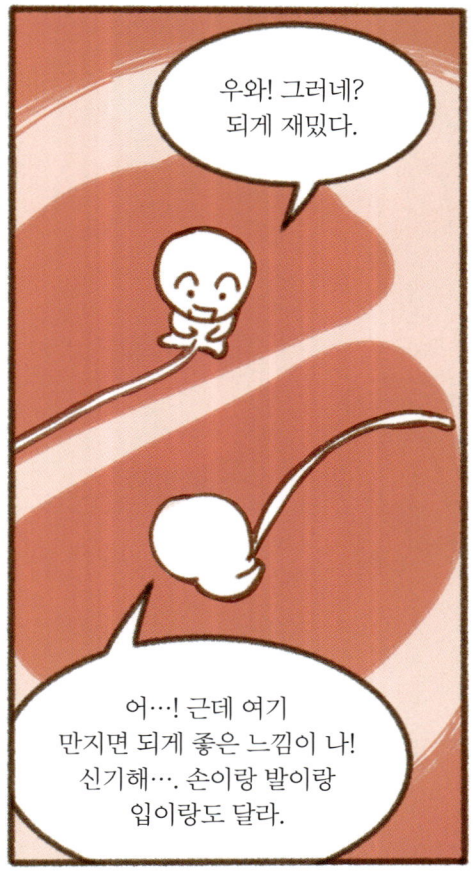
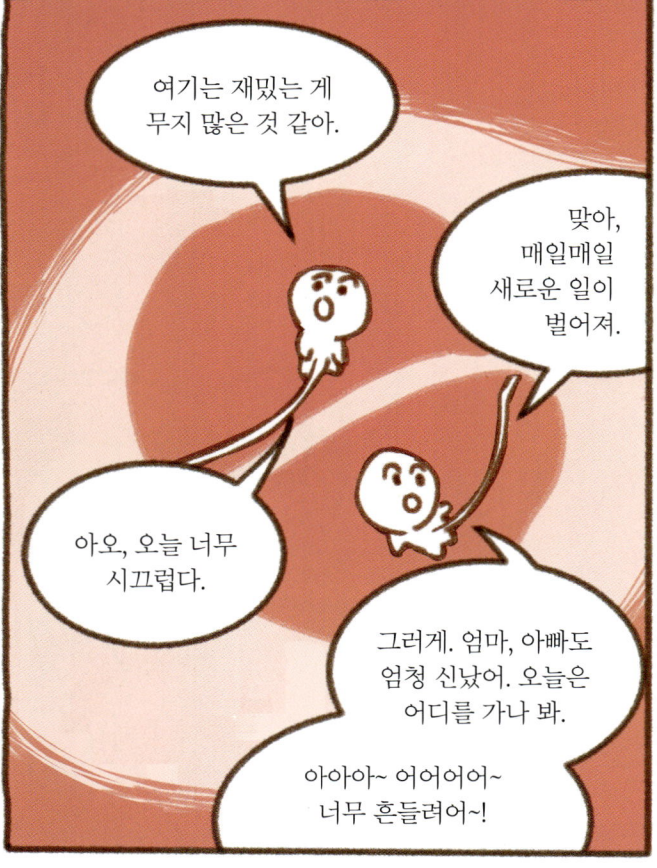

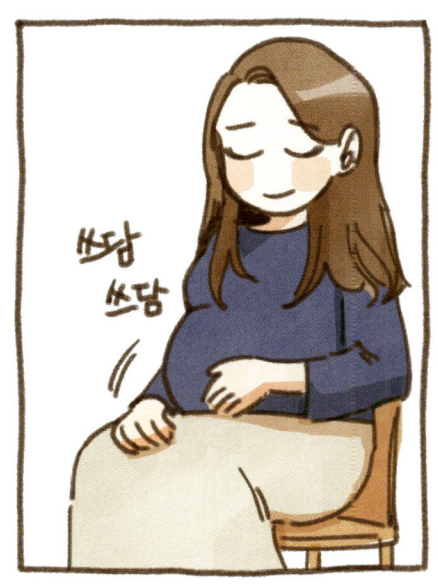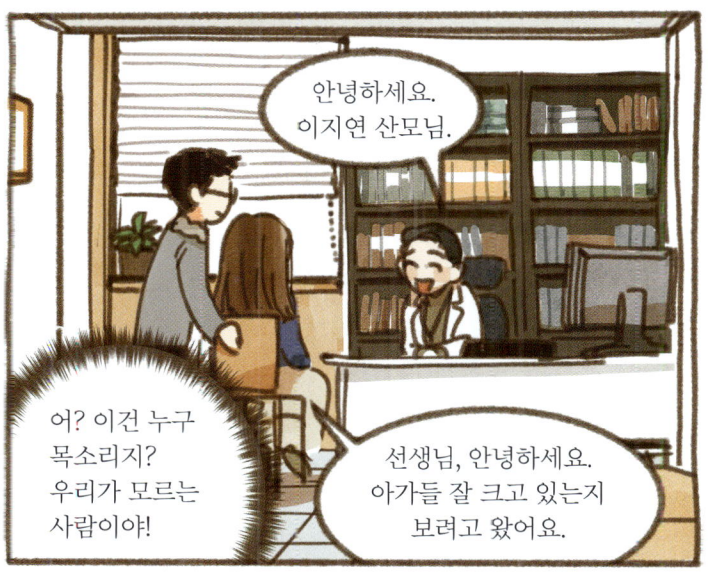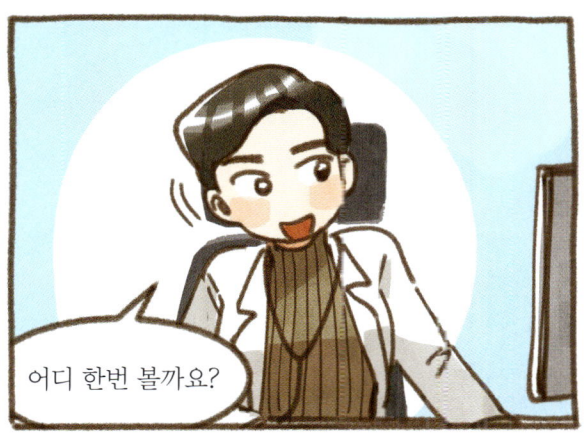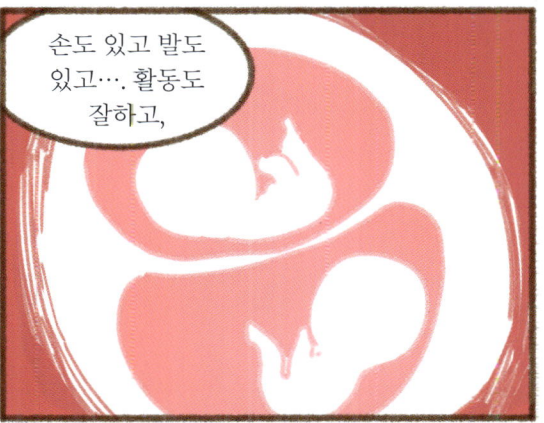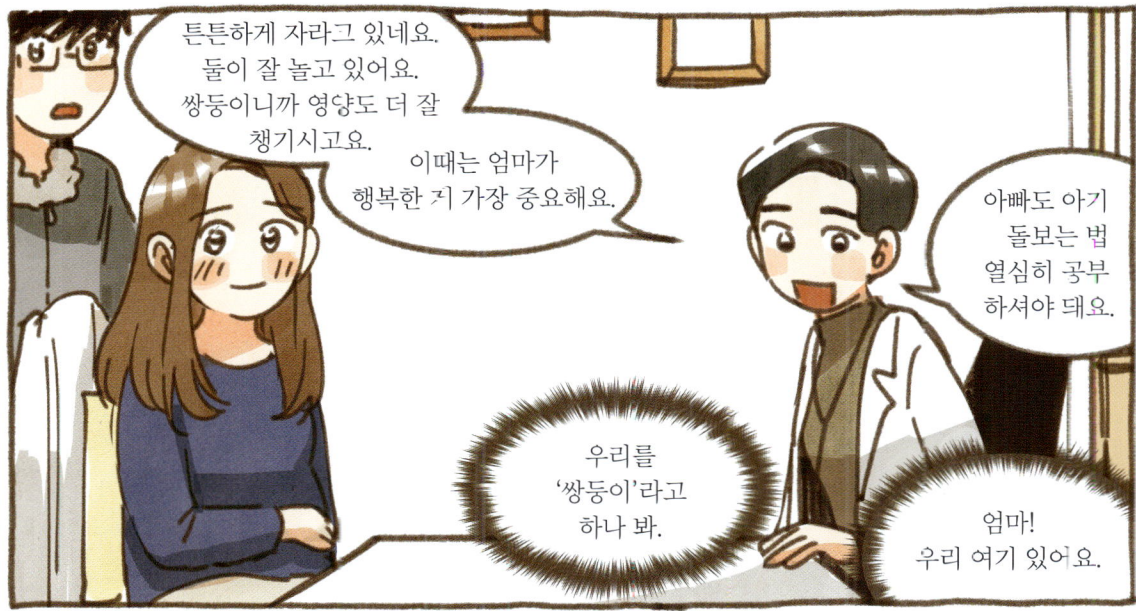

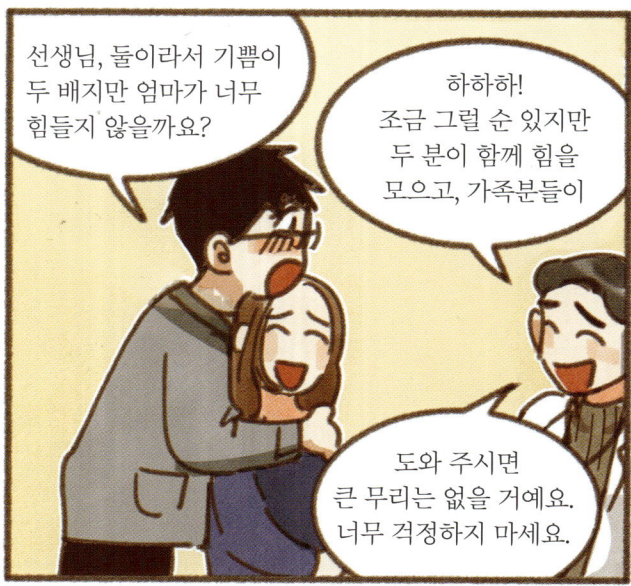
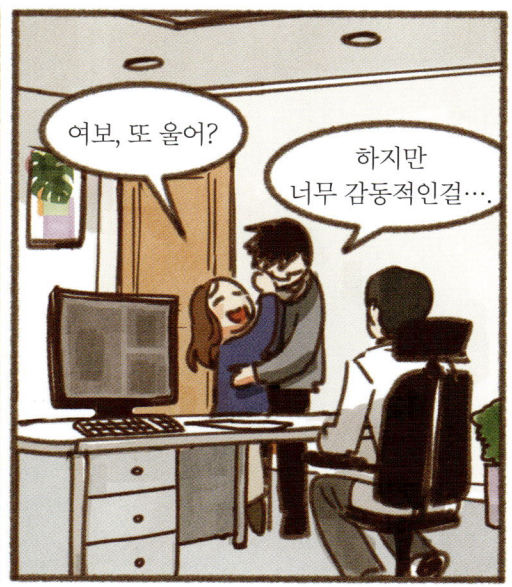
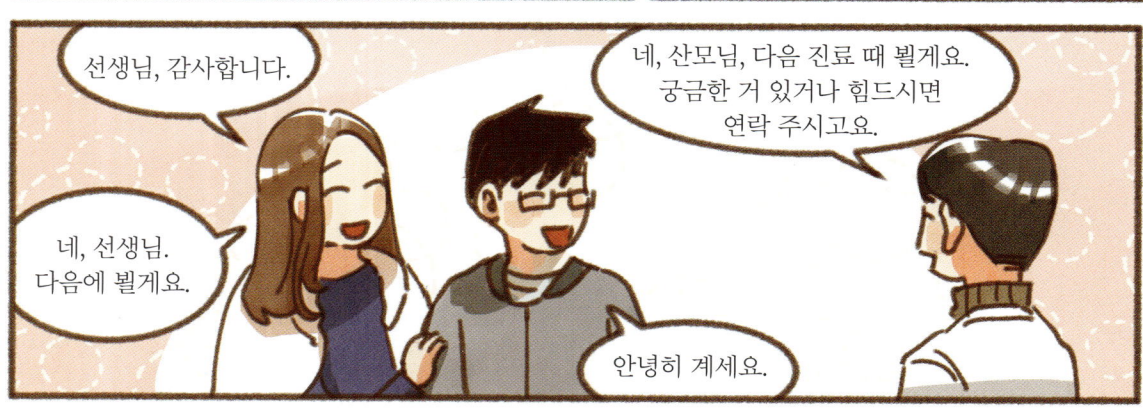
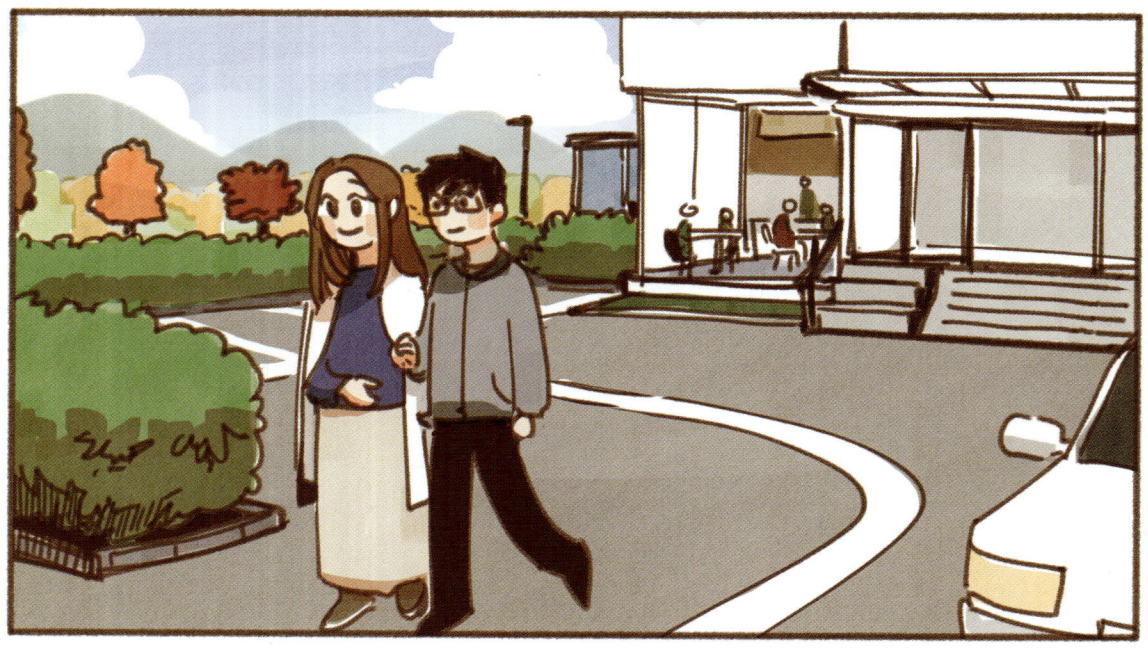

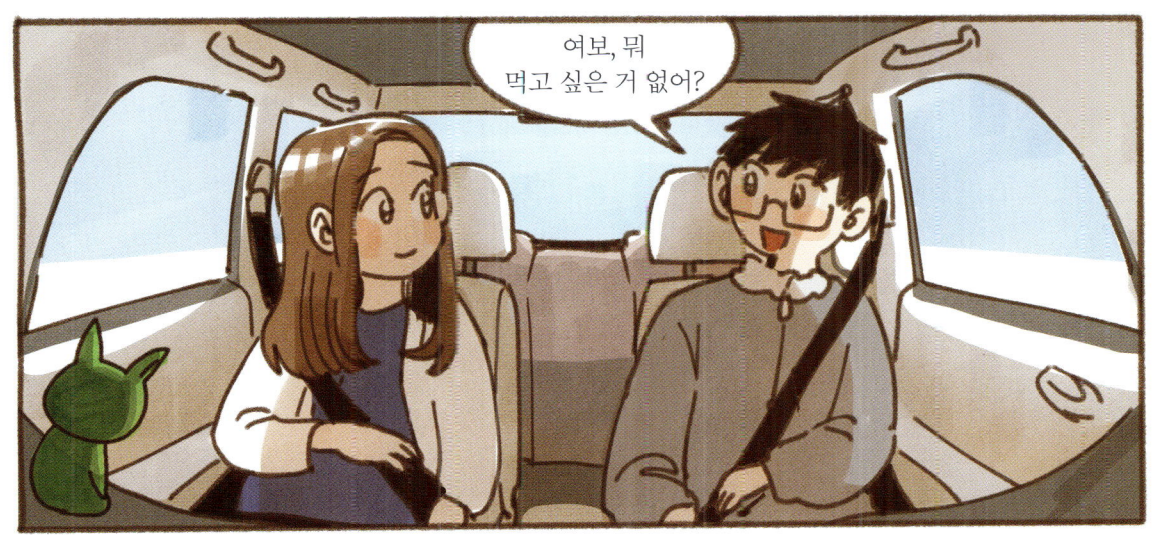
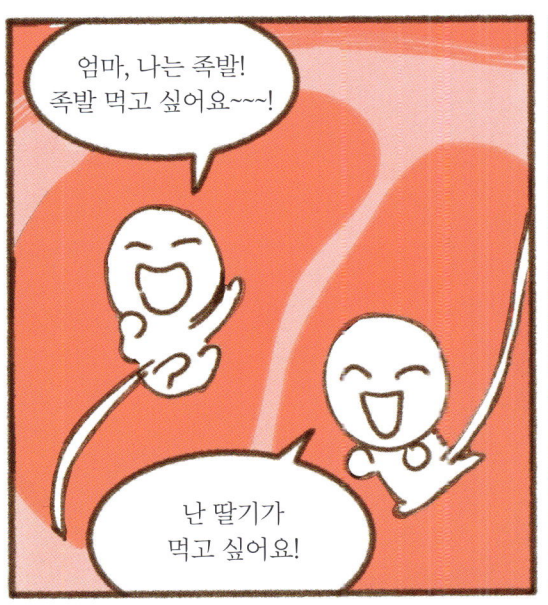
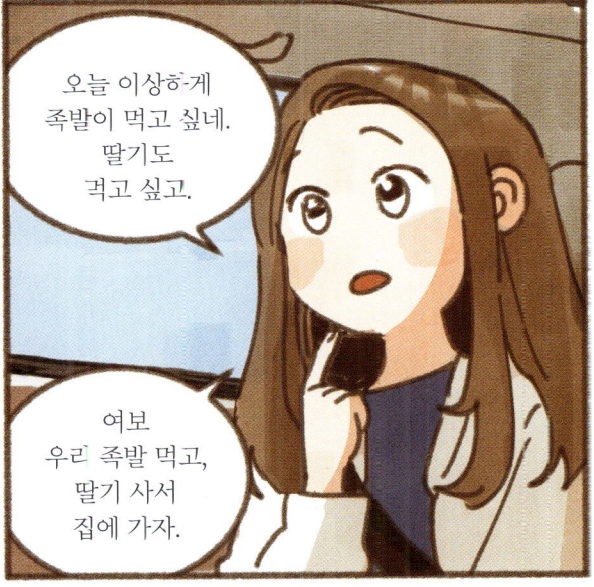
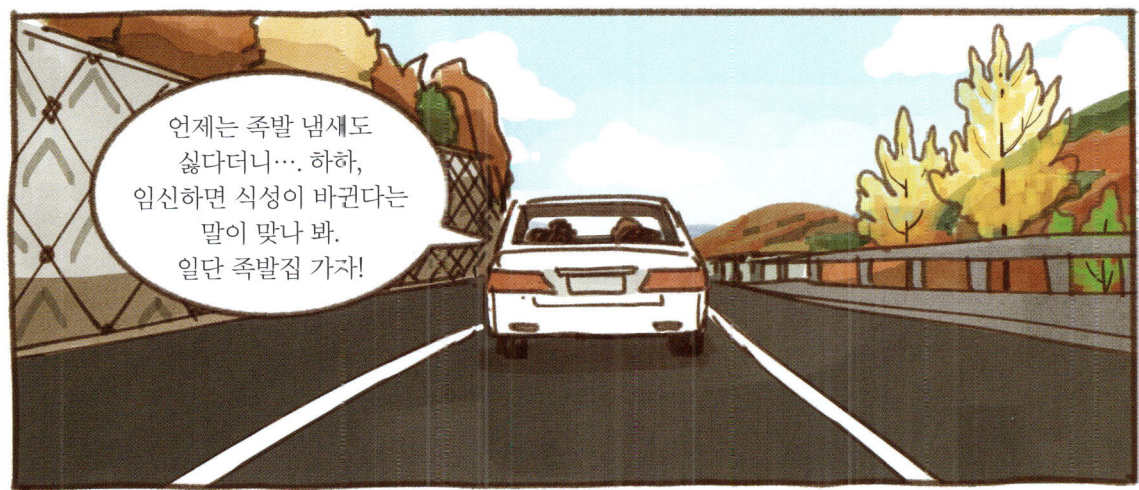

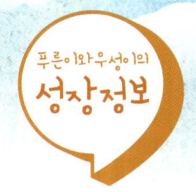

# 엄마 자궁에서 아기가 무럭무럭 자라요!

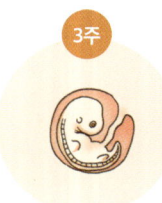
**3주**
태아의 심장이 뛰어요.

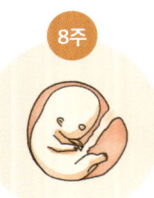
**8주**
1.2cm 정도 크기 손과 발, 다리가 생겨요.

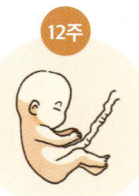
**12주**
몸의 대부분이 만들어져요. 아직 10cm.

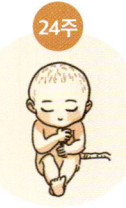
**24주**
모든 장기가 완성돼요. 약 30cm.

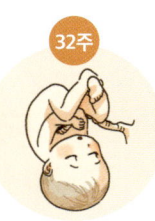
**32주**
약 45cm, 몸무게는 약 2.5kg. 세상에 나올 준비가 되었어요. 이즈음부터 태아의 머리가 아래를 향하게 돼요.

## 우리는 왜 성별이 달라요?

정자와 난자에는 아기가 어떻게 자라게 될지에 대한 유전 정보가 들어 있어요. 이 정보에 따라서 키와 외모, 피부색, 머리카락이 정해져요. 이 중에는 성별에 관한 정보도 있는데요. 그걸 조금 어려운 말로 성 염색체라고 불러요. 난자는 X염색체만을 갖고 있고, 정자는 X염색체를 가진 것도 있고 Y염색체를 가진 것도 있어서 난자가 어떤 염색체를 갖고 있는 정자를 만나느냐에 따라 성별이 결정된답니다.

염색체가 XX면 여자, XY면 남자가 되는 거예요.
태아는 5~6주 정도부터 생식기의 모양과 기능이 본격적으로 발달해요. 이때가 되면 자궁 속을 보여 주는 초음파라는 도구를 통해서 아이의 성별을 알 수 있어요.

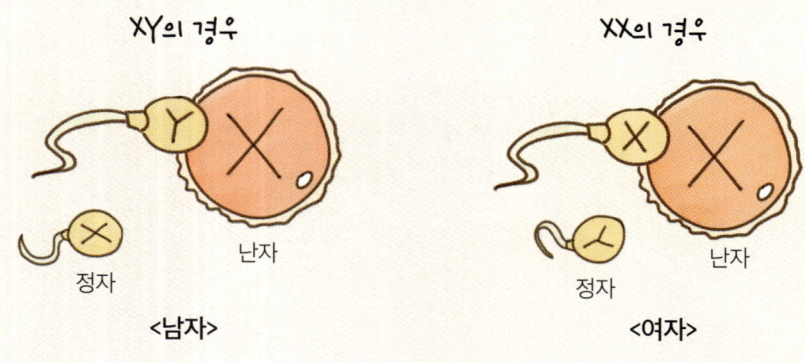

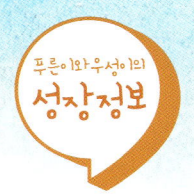

# 쌍둥이는 어떻게 생기는 걸까요?

**엄마의 자궁에서 두 명 이상의 아기가 자랄 때 쌍둥이라고 불러요.**
쌍둥이는 유전자 정보가 같은 일란성 쌍둥이와 유전자 정보가 다른
이란성 쌍둥이가 있어요. 일란성 쌍둥이는 하나의 난자와 정자가 세포 분열을
시작했다가 완전히 두 개로 분리돼서 두 명의 아기가 되는 거예요.
같은 정자와 난자이기 때문에 얼굴과 몸, 성별, 생김새가 똑같아요.
이란성 쌍둥이는 두 개의 난자와 두 개의 정자가 각각 만나서 아기가 되는 거예요.
보통은 난소에서 한 달에 한 개의 성숙한 난자를 내보내는데,
드물게 두 개의 성숙한 난자가 나오기도 하거든요.
그때 각각 수정이 되면 이란성 쌍둥이가 돼요.

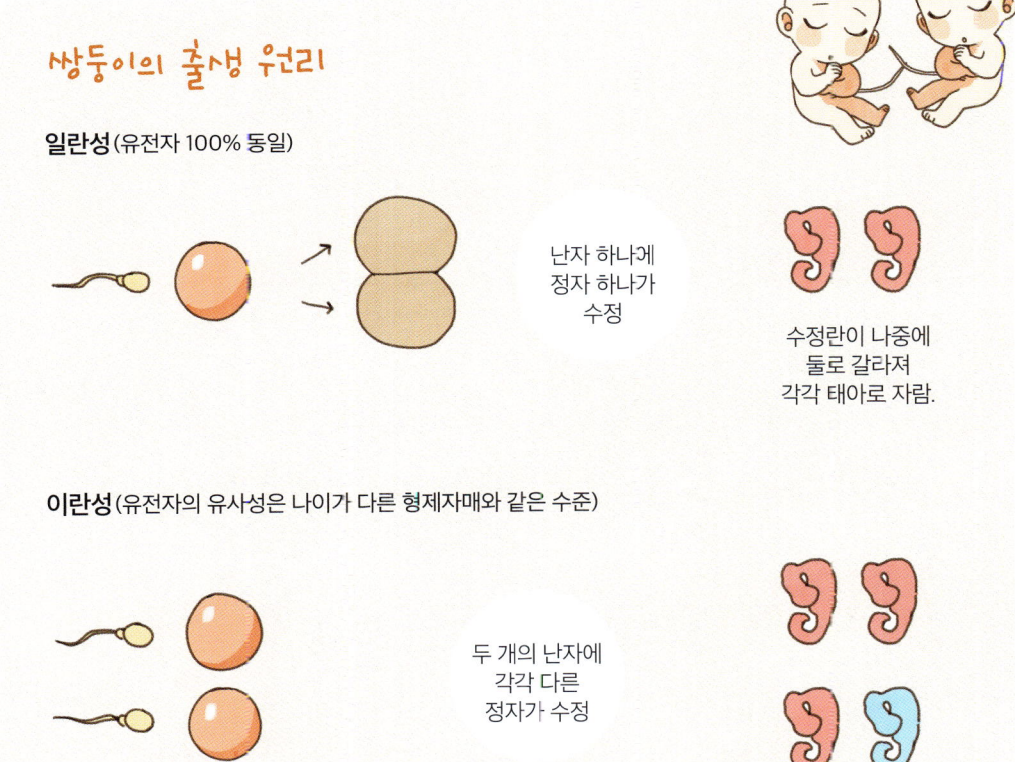

### 쌍둥이의 출생 원리

**일란성** (유전자 100% 동일)

난자 하나에 정자 하나가 수정

수정란이 나중에 둘로 갈라져 각각 태아로 자람.

**이란성** (유전자의 유사성은 나이가 다른 형제자매와 같은 수준)

두 개의 난자에 각각 다른 정자가 수정

# 우리가 태어나던 날

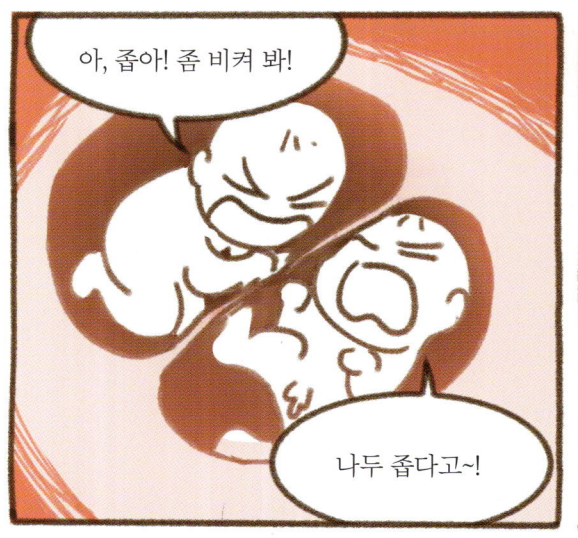

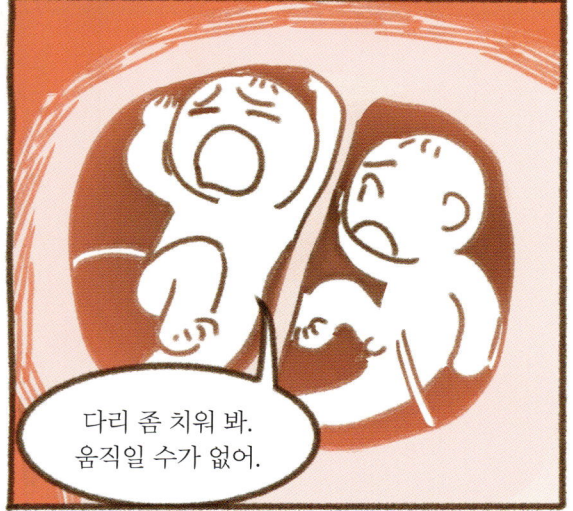

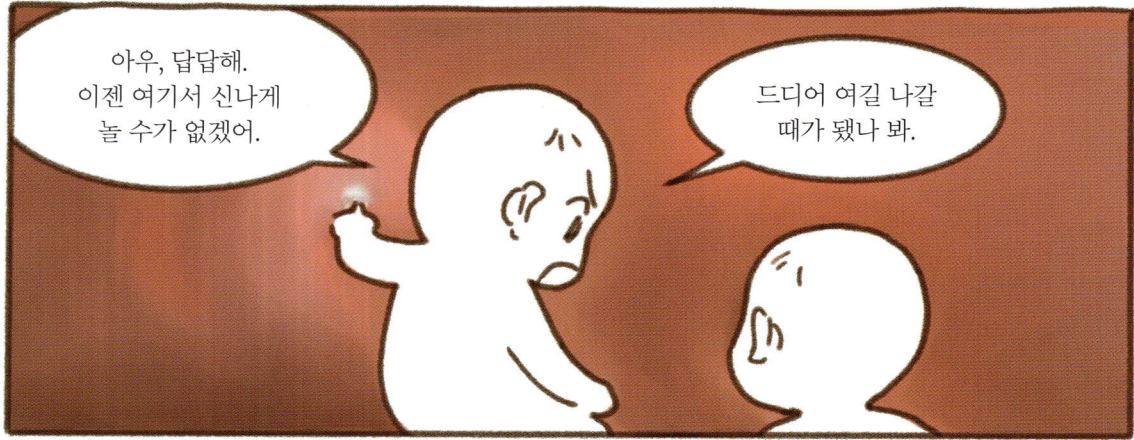

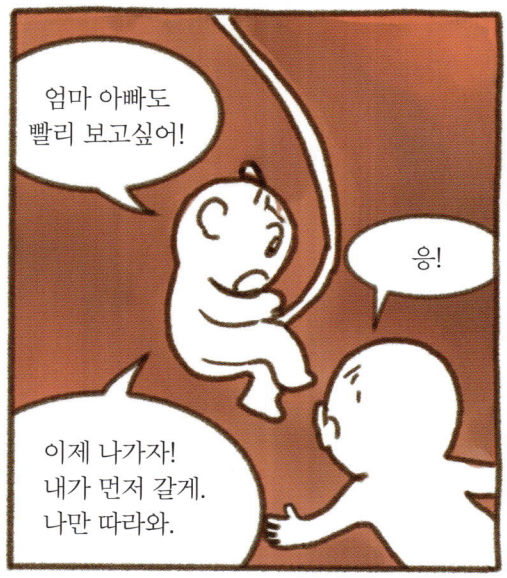

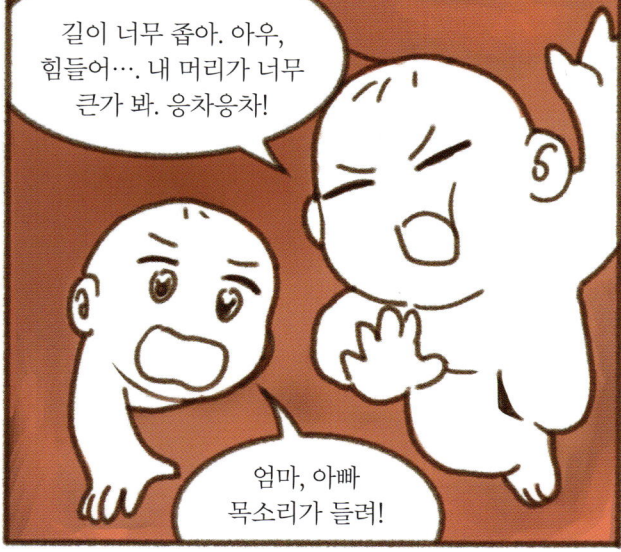

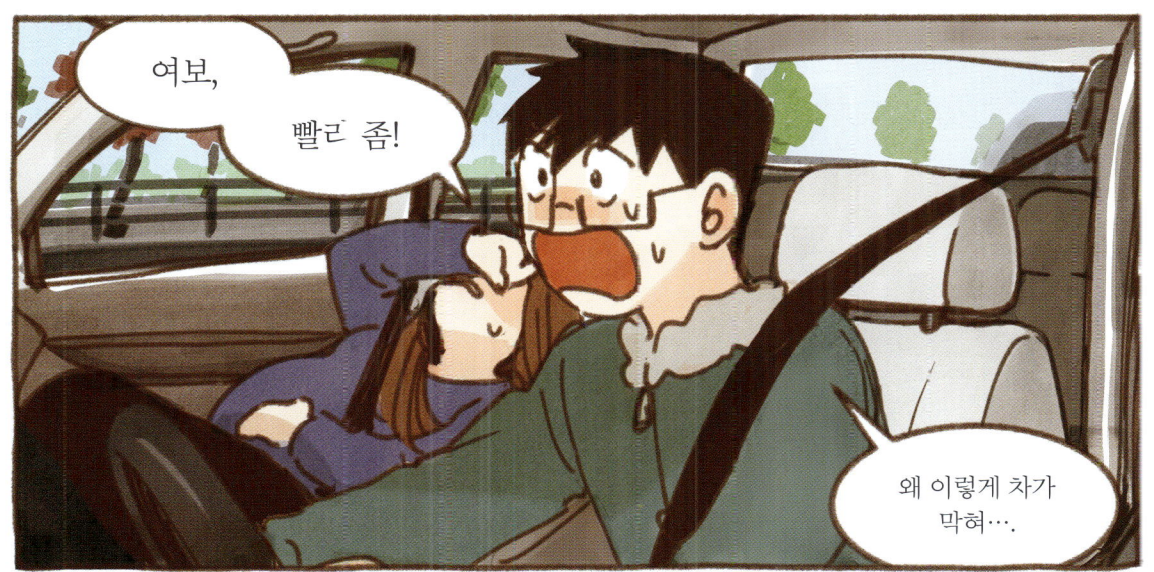
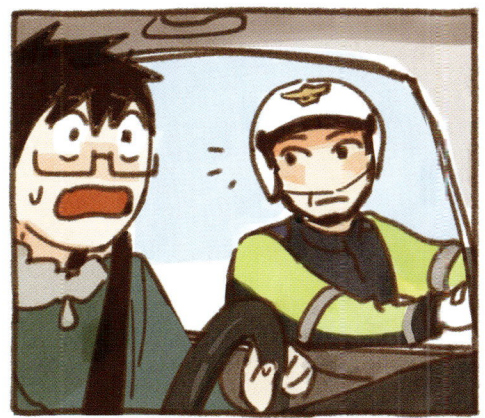
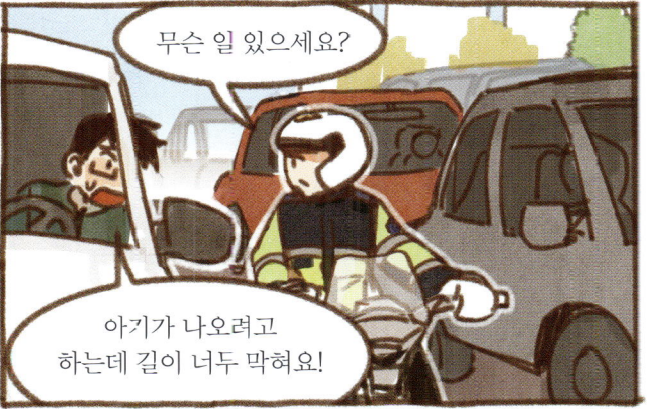
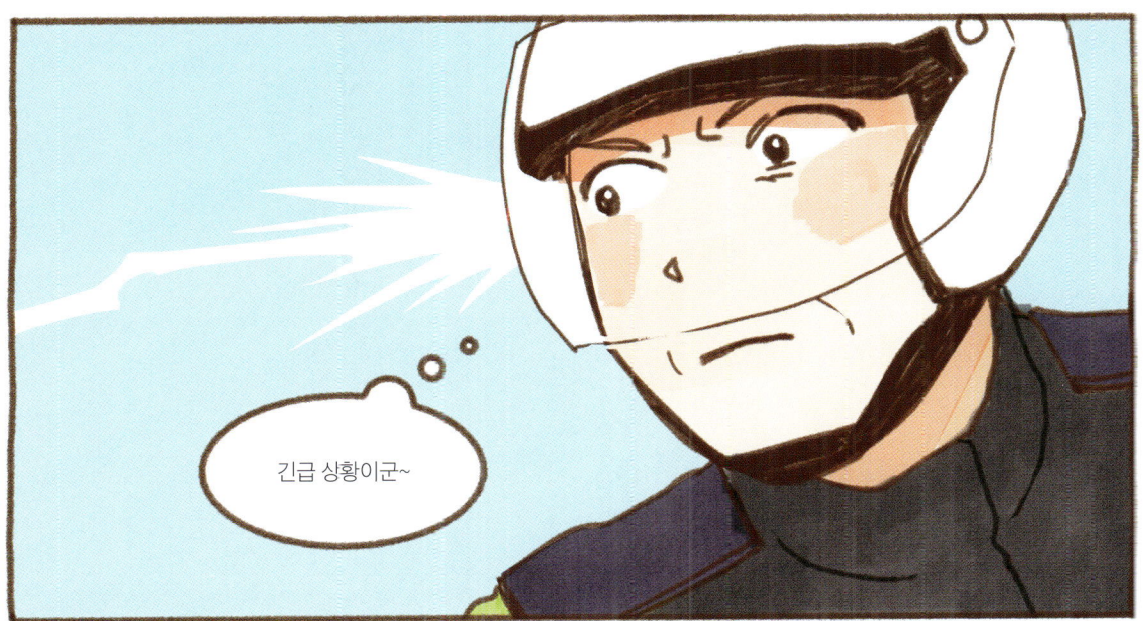

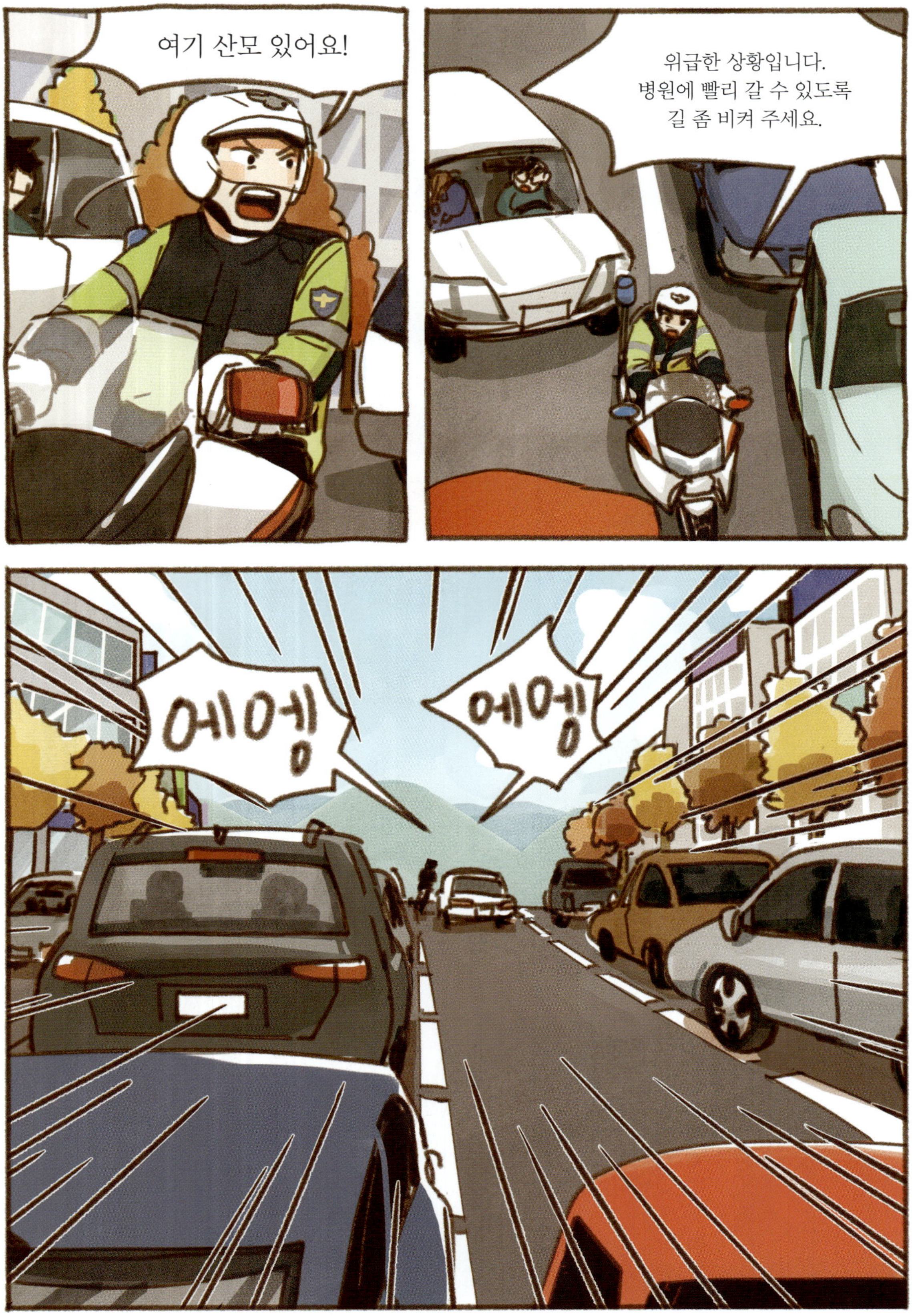

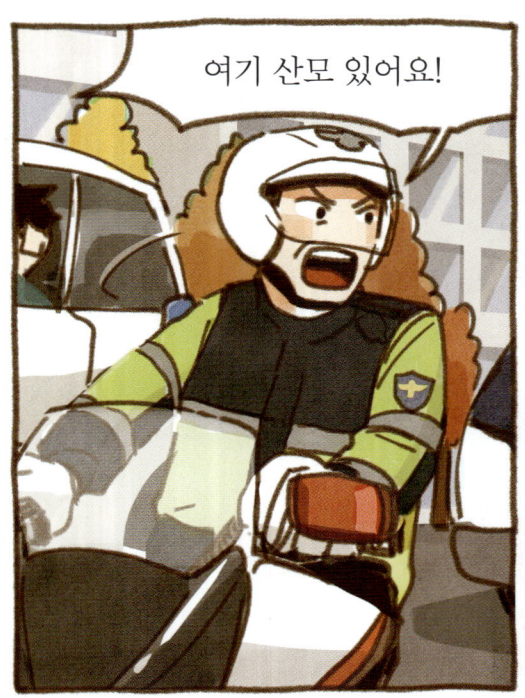
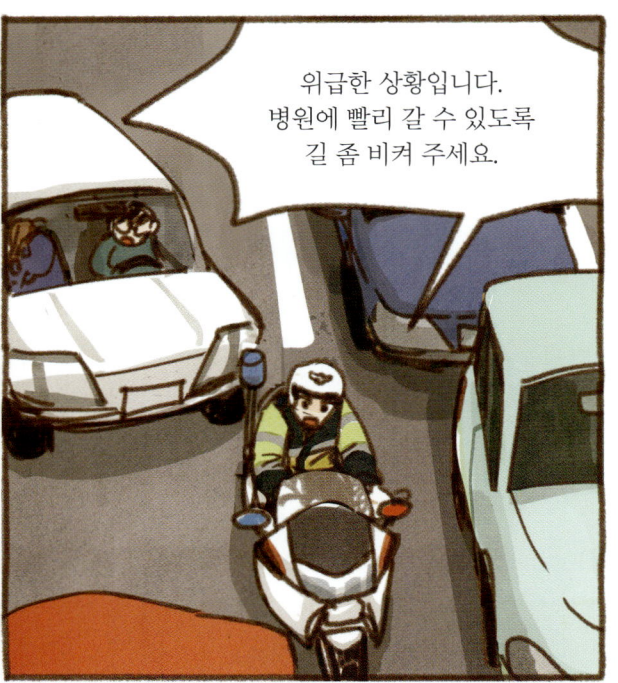

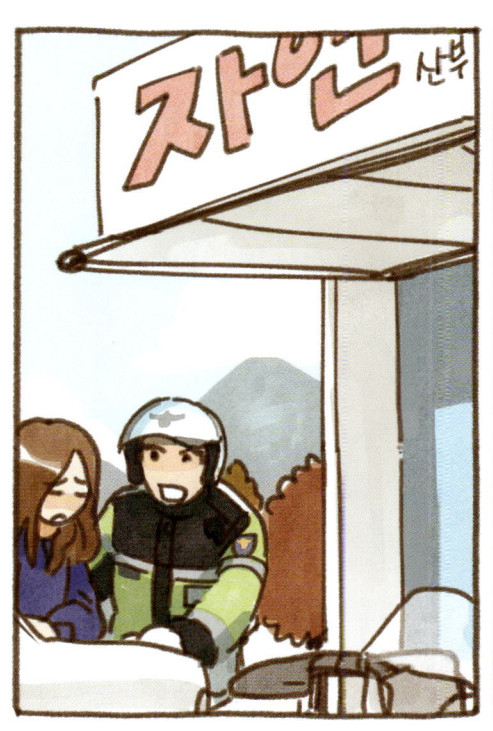
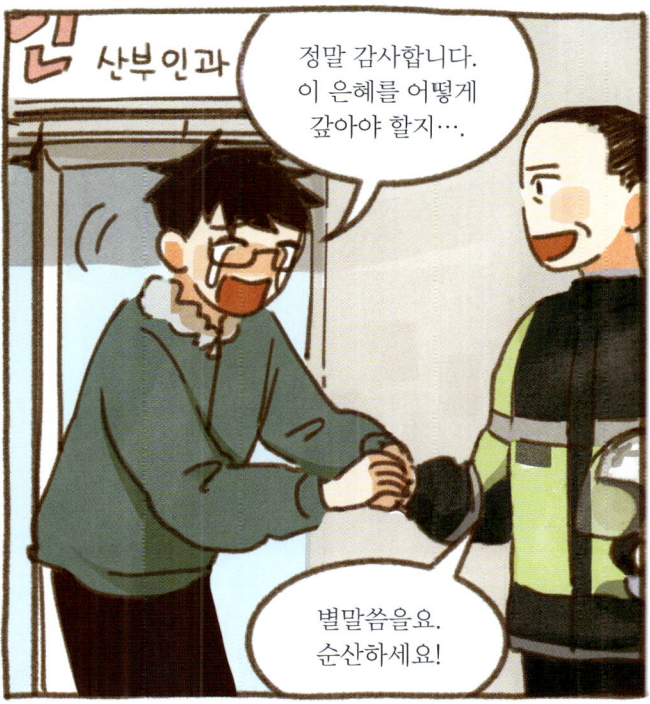
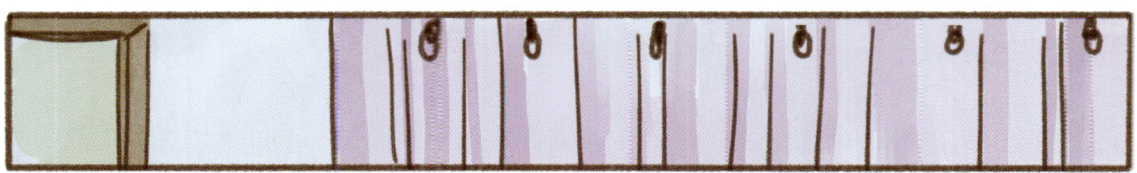
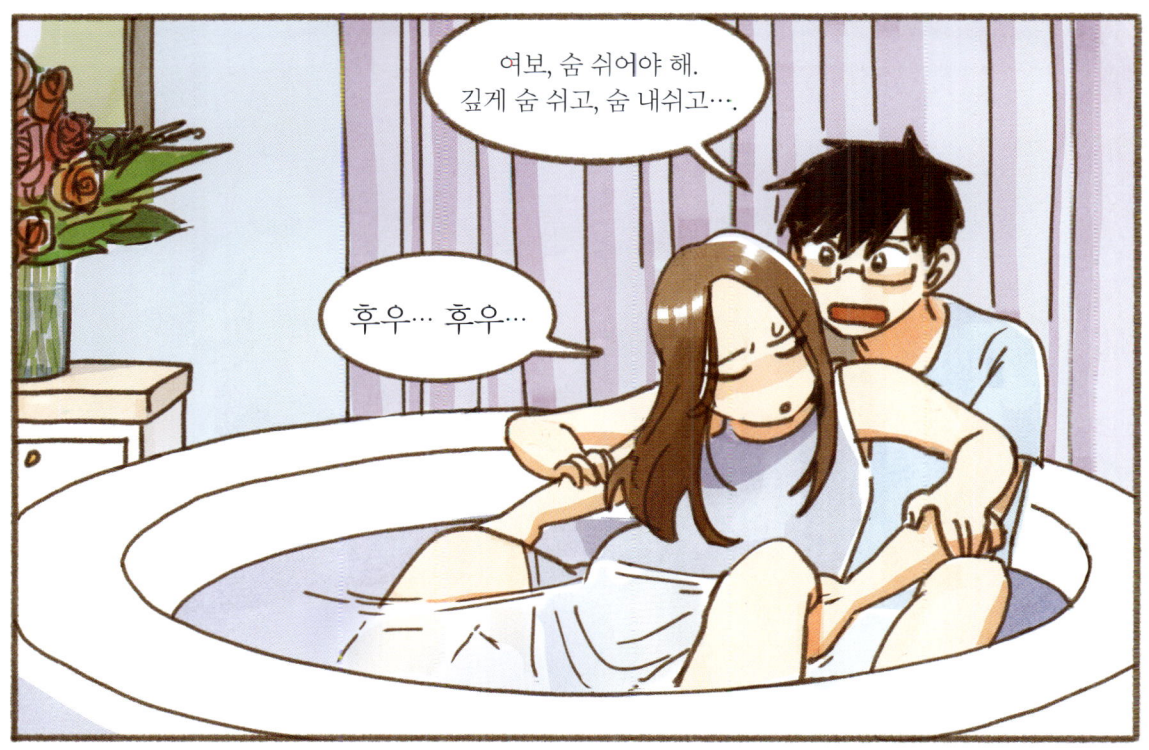

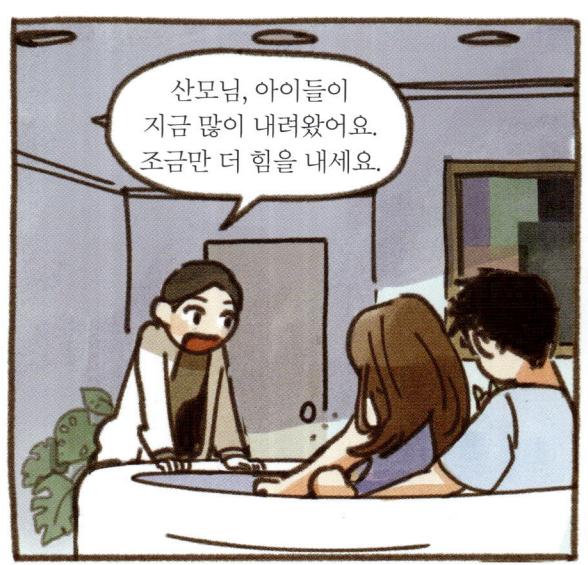
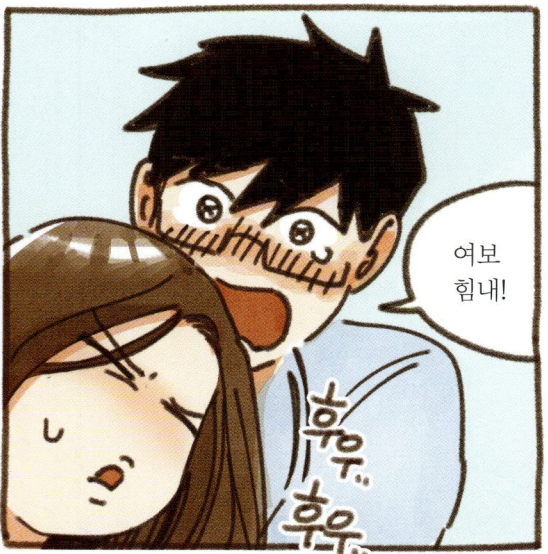
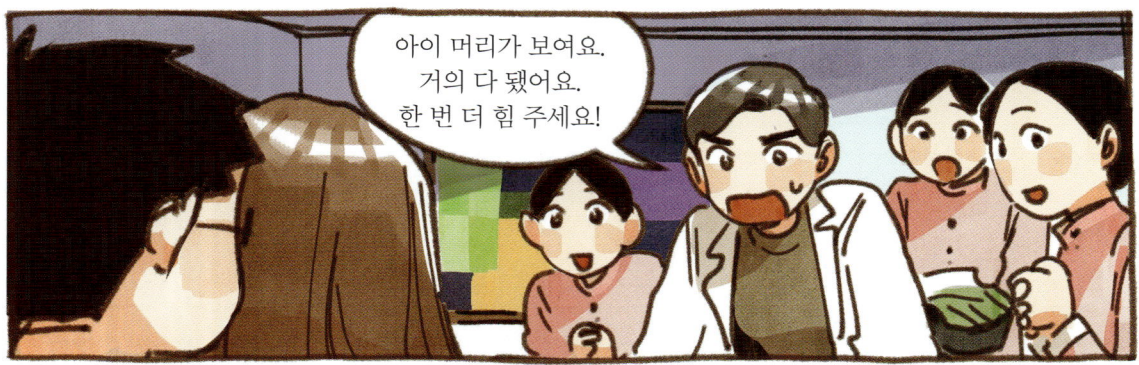
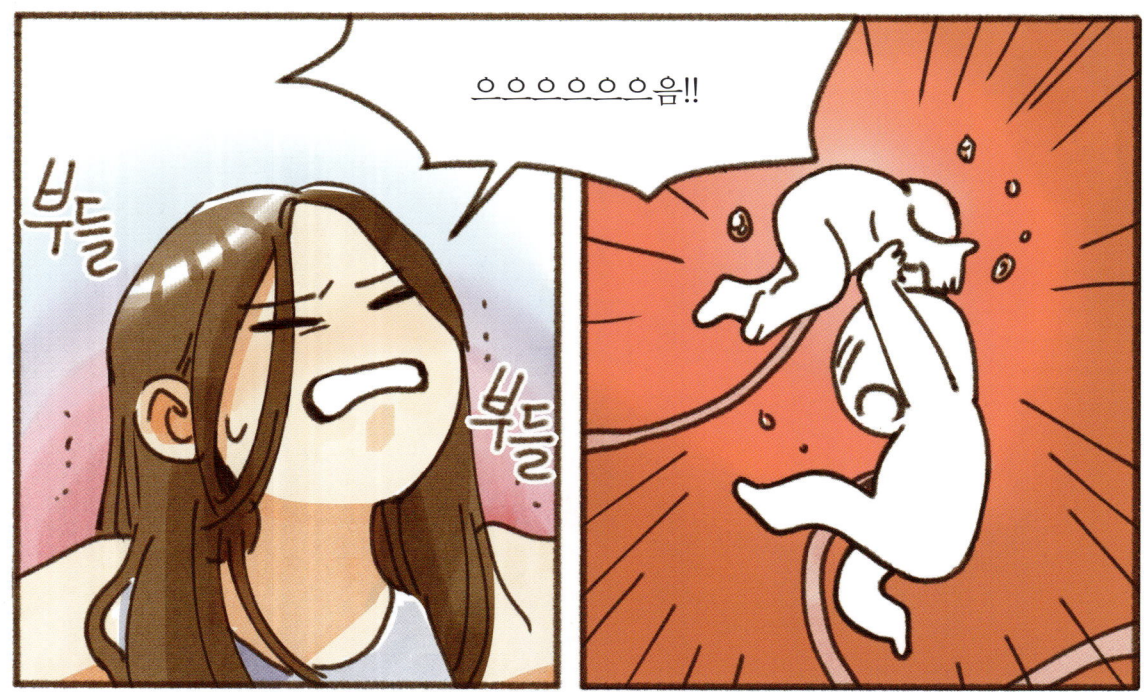

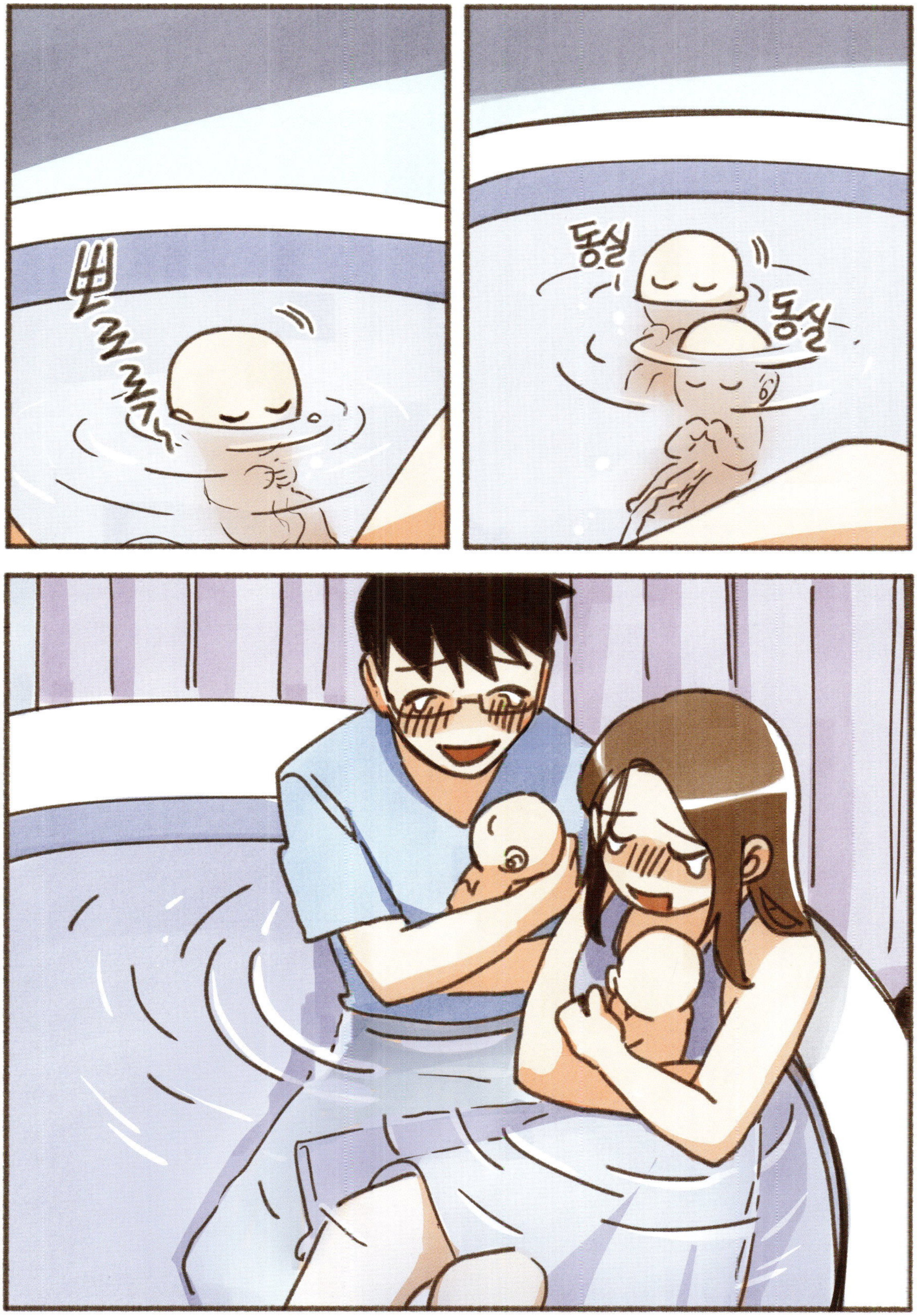

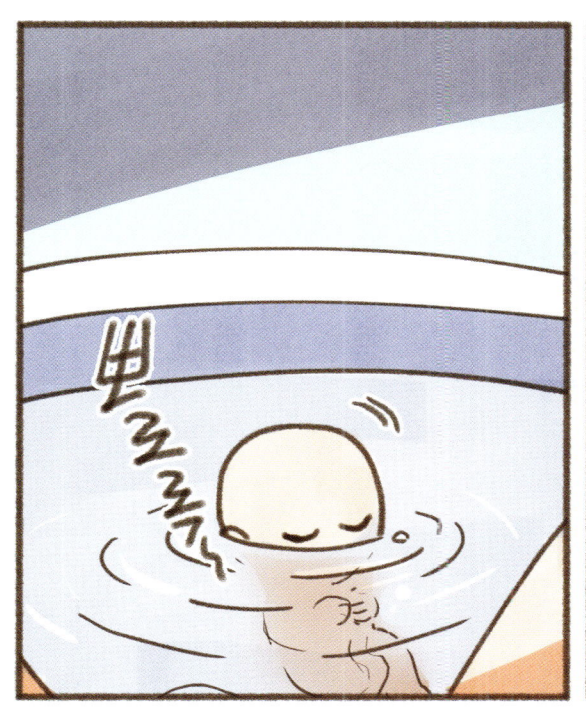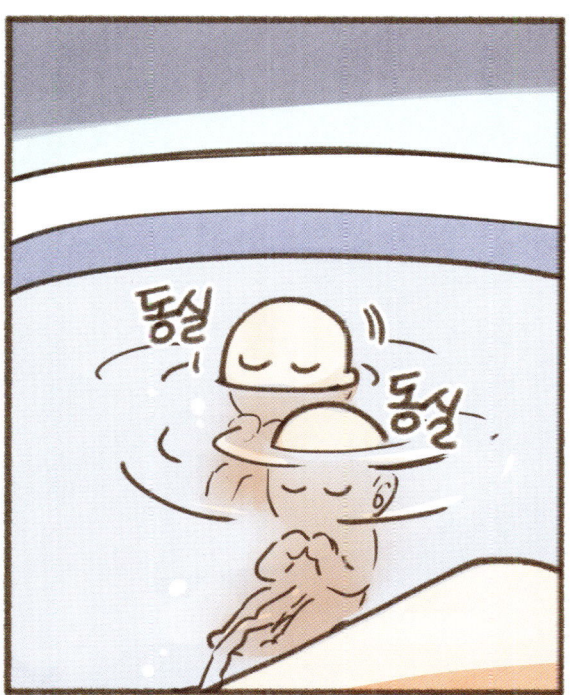

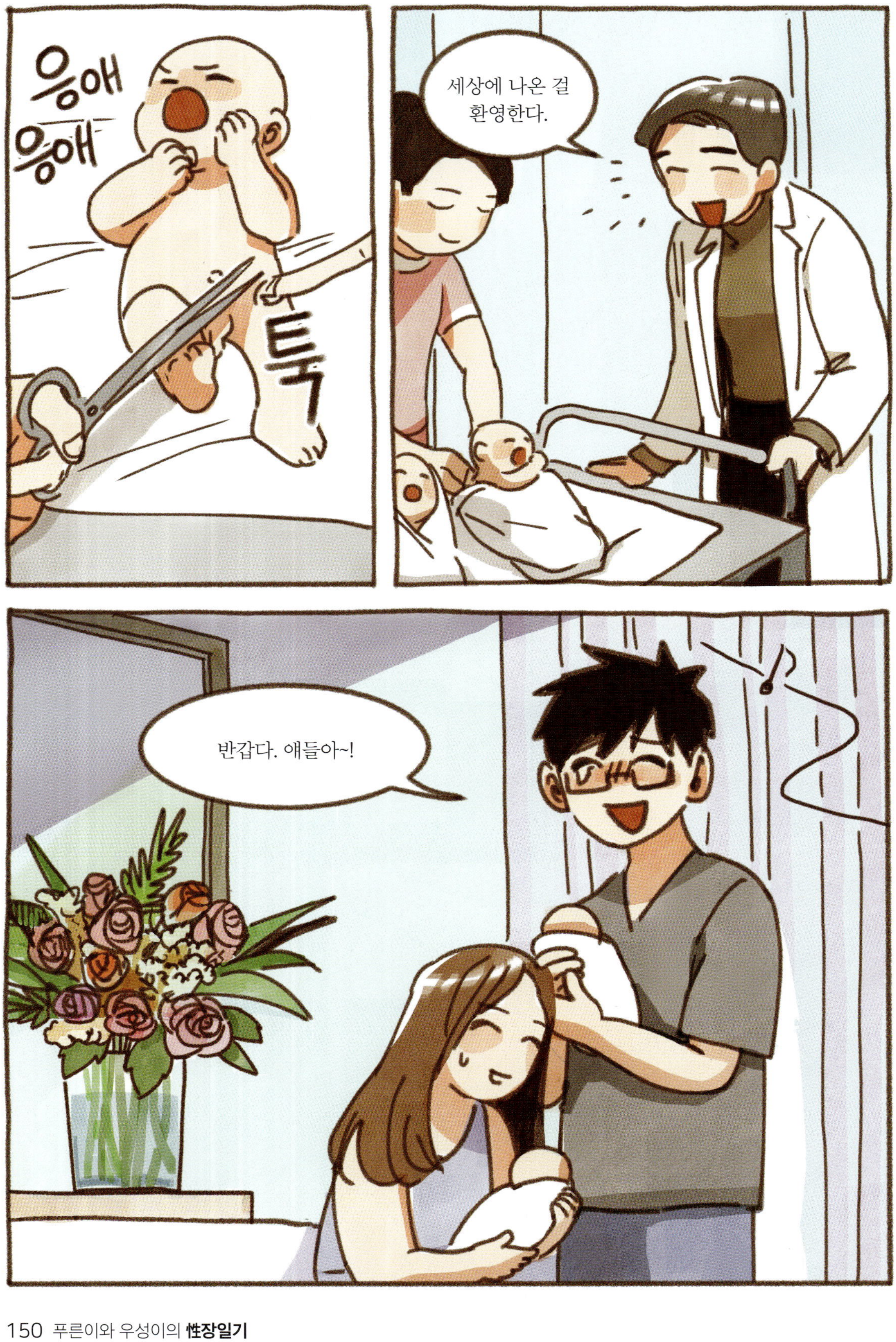

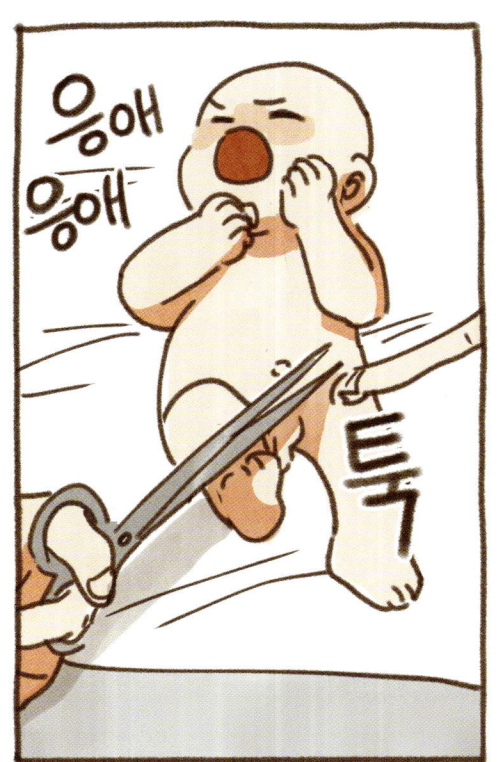
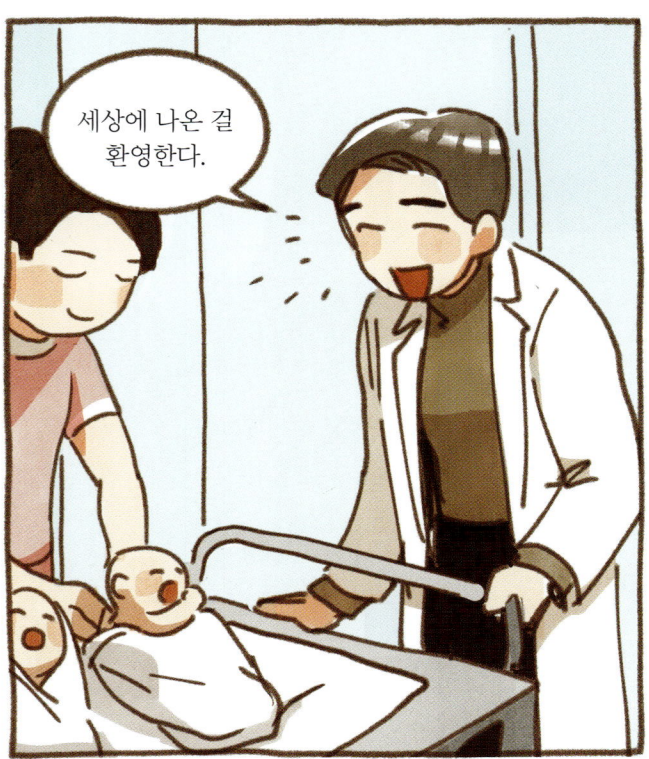

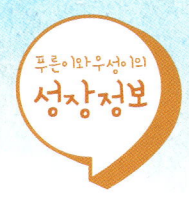

# 첫 생일에는 무슨 일이 있었을까?

우리는 태어난 날을 생일이라는 특별한 이름을 붙여서 기억해요.
가족, 친구들과 함께 생일을 축하하고 선물도 받아요. 그런데 진짜 첫 생일날,
즉 태어나던 날에 얼마나 엄청난 모험과 역경이 있었는지 잘 모르는 친구들이 많을 거예요.
지금부터 그날 어떤 일이 있었는지 알려 줄게요.

### ① 진통이 시작돼요.
아이가 혼자 생존할 수 있을 만큼 충분히 자라서 세상에 나올 때가 되면, 엄마의 자궁이 수축돼요. 그리고 진통이라고 부르는 통증이 시작되지요.

### ② 자궁이 수축하면서 엄마가 힘을 주면 양수가 터지고 자궁 입구가 벌어지기 시작해요.
자궁을 움직여서 아이에게 나갈 때가 됐다고 알려 주고, 아이가 나갈 길을 만들어 주기 위해서 골반뼈와 자궁 문은 점점 벌어져요. 이건 아주 천천히 이루어져서 짧으면 몇 시간, 길면 하루 넘게 걸릴 수도 있어요.

### ③ 자궁 입구가 충분히 벌어지면 태아의 머리가 질을 통해 나가요.
마침내 자궁 문이 충분히 열리면 아기는 스스로 몸과 머리를 돌리면서 자궁과 질을 지나 세상으로 나오게 돼요. 아기를 기다리고 있던 아빠나 의사 선생님이 아기의 탯줄을 잘라요. 이 탯줄이 있던 자리가 바로 우리 배꼽이에요.
이렇게 수술 없이 아이를 낳는 방법을 자연분만이라고 해요.

### ④ 수술을 통한 출산도 있어요.
수술로 아이를 낳는 경우도 많이 있어요. 제왕절개라고 하는데, 의사가 수술로 엄마의 배와 자궁을 열어서 아기를 꺼내는 방법이에요. 수술이라고 해서 고통이 없거나 더 쉬운 건 아니에요. 제왕절개도 힘들고 엄마의 수고와 노력이 필요한 일이에요. 제왕절개는 엄마와 아이의 건강과 생명이 위험하거나, 산모의 고통이 너무 길어질 때 선택할 수 있는 방법이에요. 자연분만과 제왕절개 모두 좋은 점과 나쁜 점, 위험성이 있기 때문에 엄마와 의사 선생님이 의논해서 가장 좋은 방법을 선택해요.

# 세상에서 가장 특별한 도장

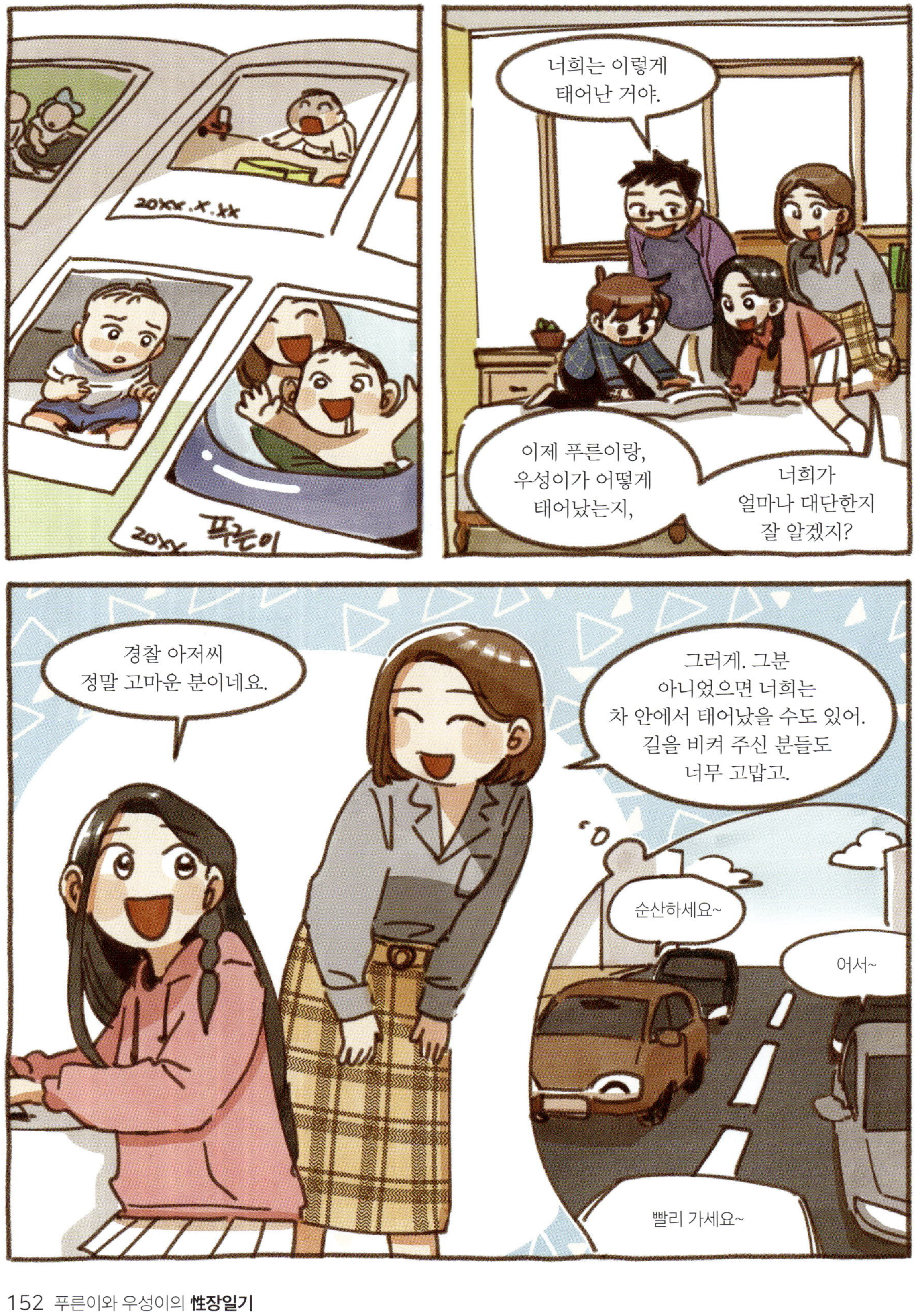

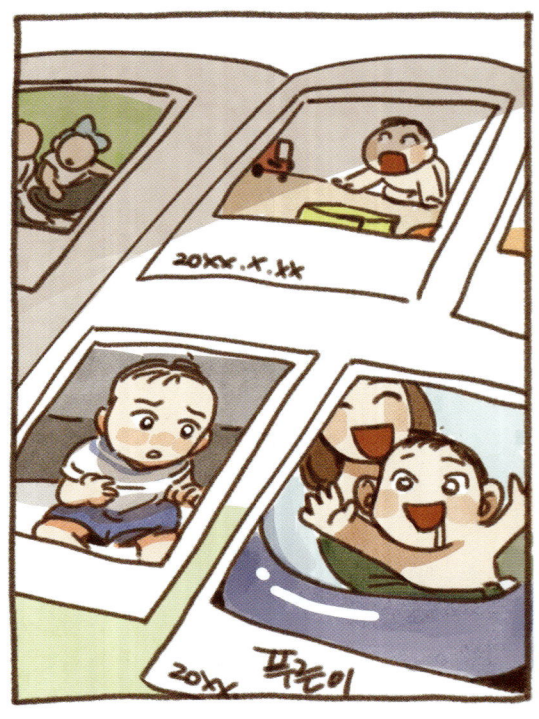
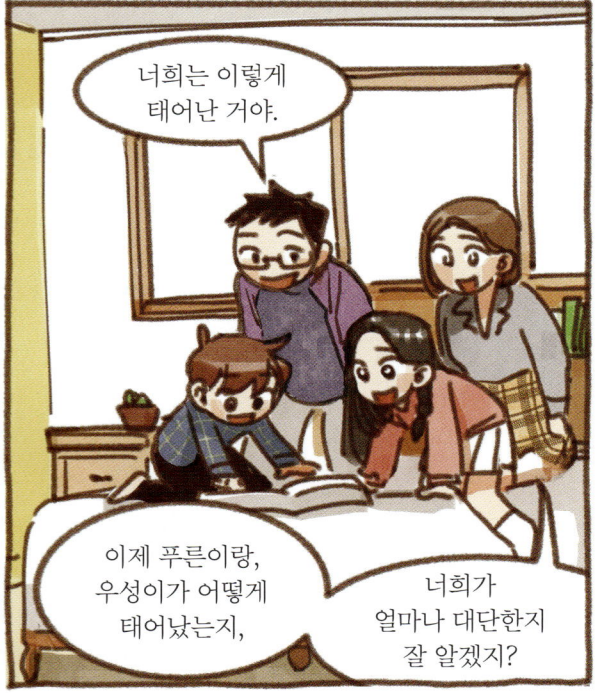

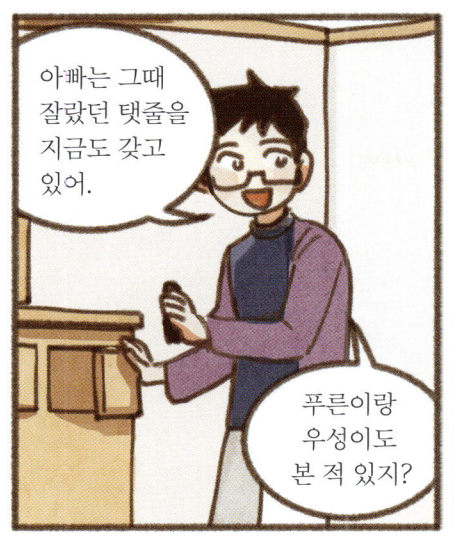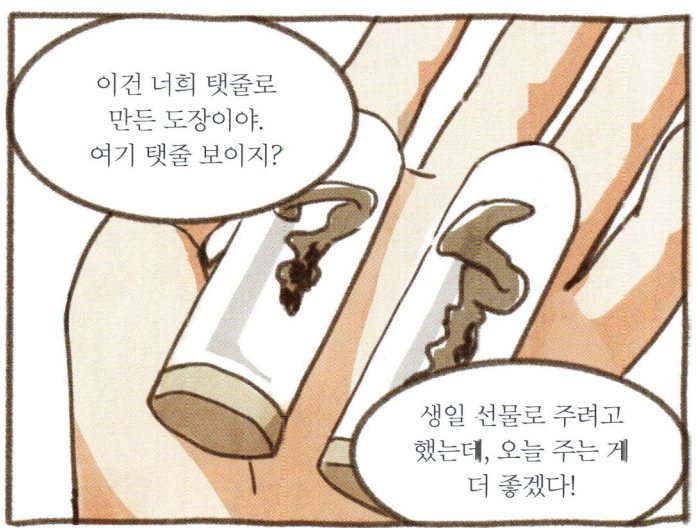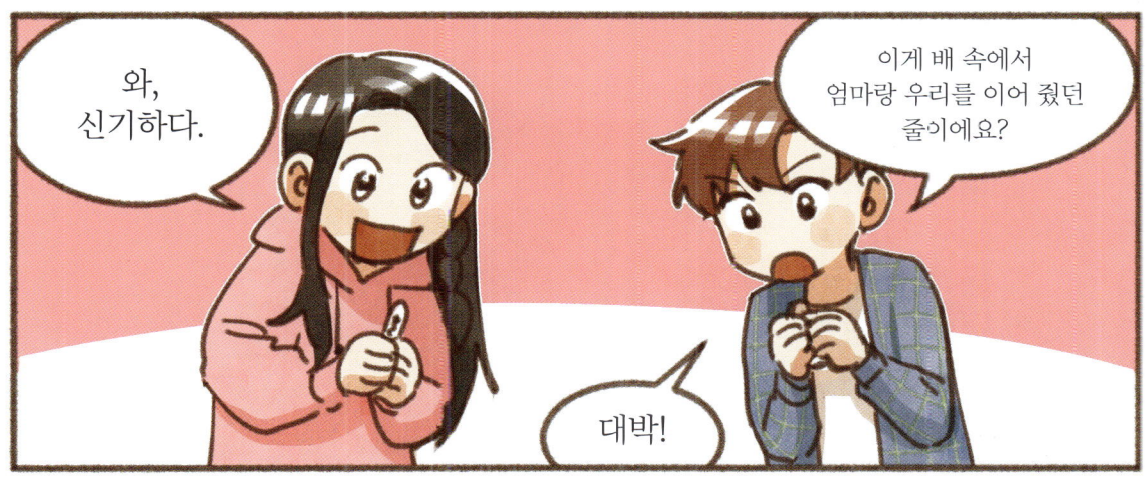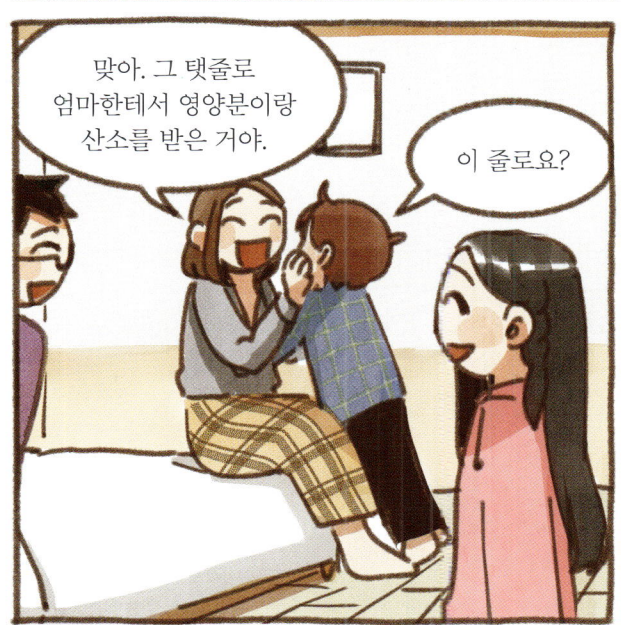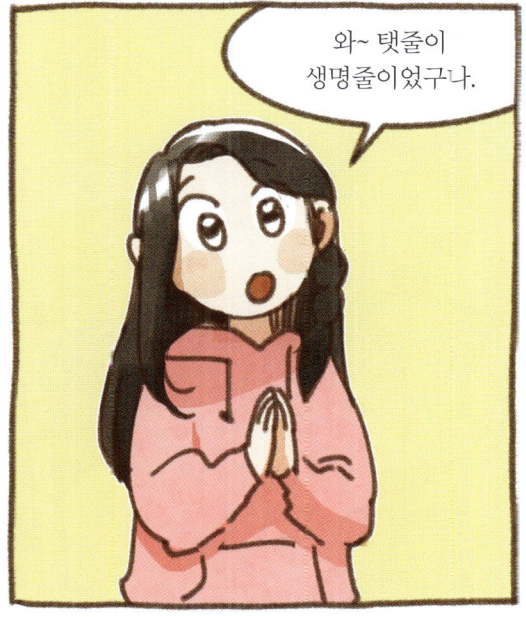

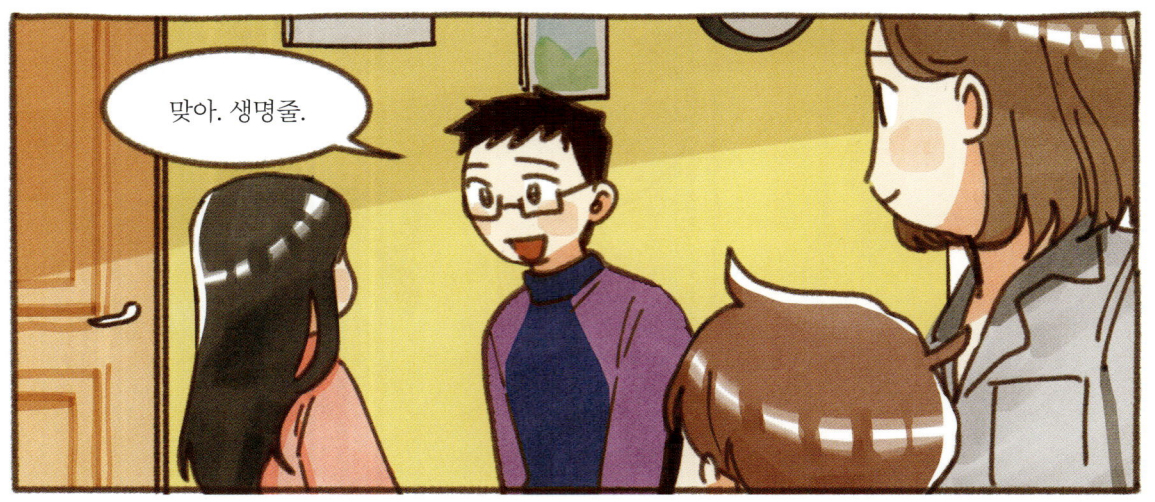

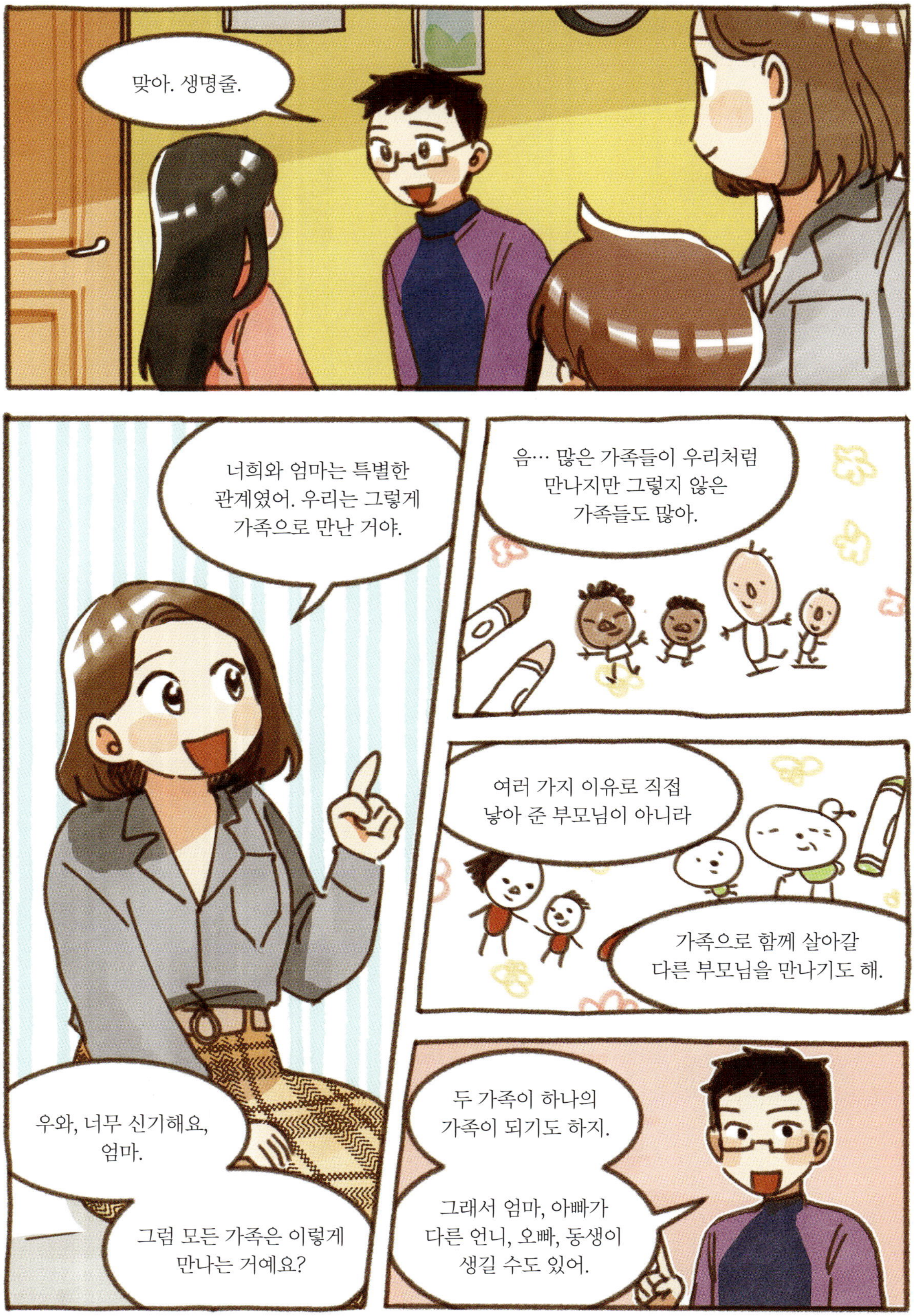

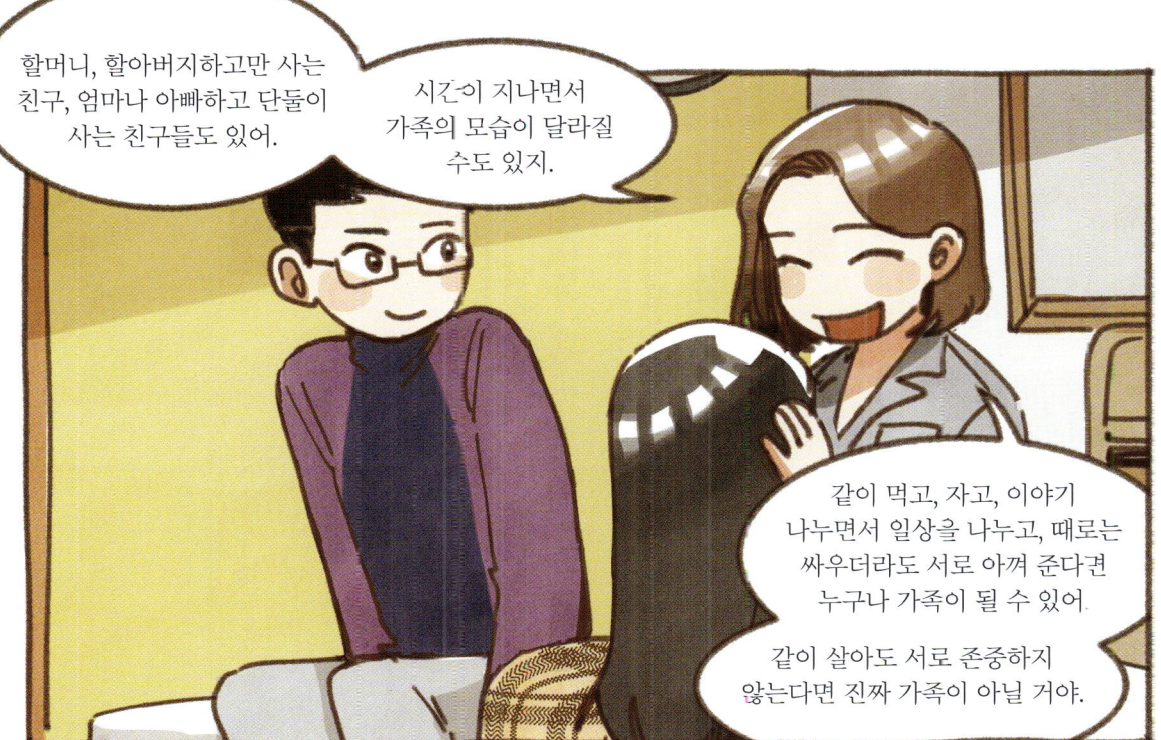
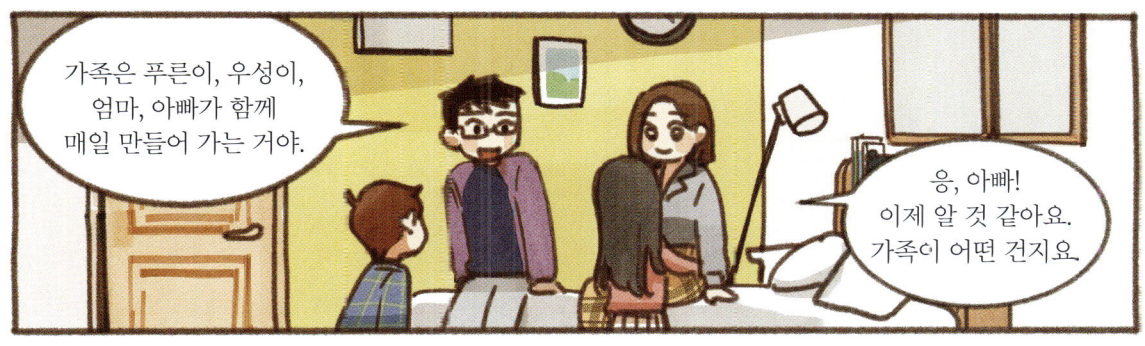
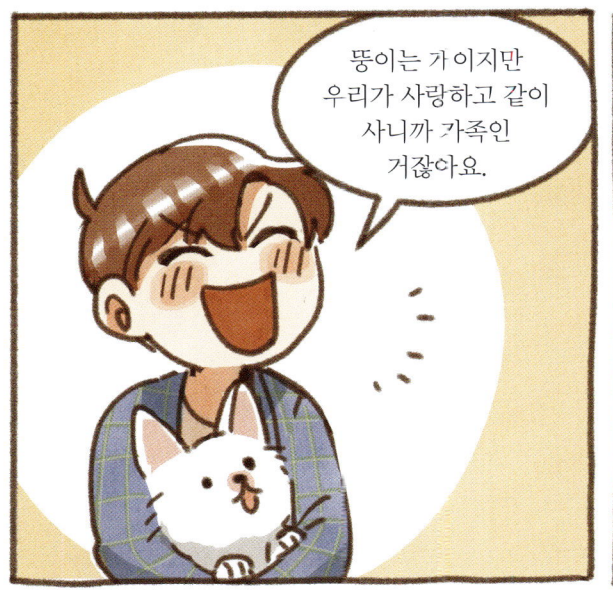
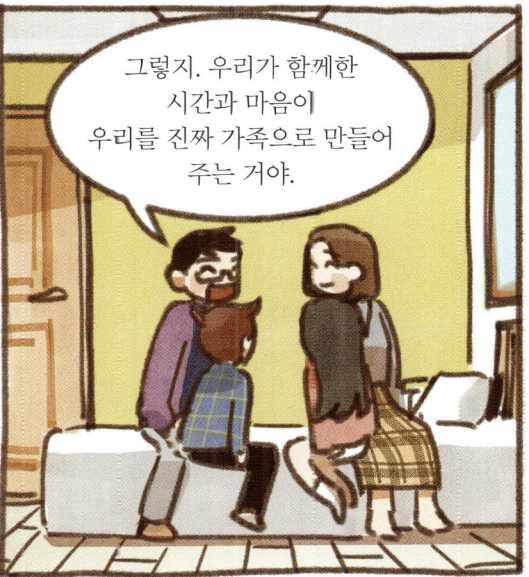

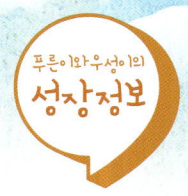

# 아기는 배 속에서 어떻게 숨을 쉴 수 있어요?

자궁에서 아기가 자랄 수 있도록 해 주고 엄마와 아기, 두 사람이
한 몸에서 살 수 있도록 해 주는 신비한 기관이 있어요.
바로 태반과 탯줄이랍니다.
태반에서 나온 탯줄이 엄마와 아기를 연결해 줘요.
엄마와 내가 한 몸이었다는 걸 알려 주는 증거가 바로
<u>우리의 배꼽이에요.</u> 배꼽이 새롭게 보이지요?
이제 태반이 어떤 일을 할 수 있는지 하나씩 살펴볼게요.

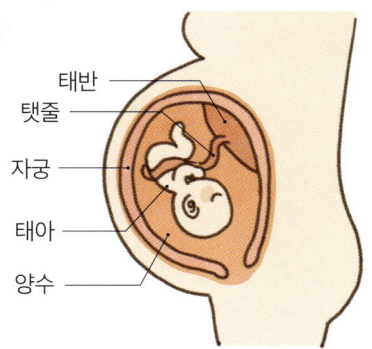

첫 번째, 태반은 아기에게 산소와 영양소를 보내 주고,
아기가 만들어 낸 노폐물과 이산화탄소는 엄마에게 전달합니다.
이렇게 아기에게 필요한 물질은 주고, 필요하지 않거나
해결하지 못하는 물질은 엄마가 해결할 수 있도록 옮겨 주는 거예요.
아기에게 꼭 필요한 물질을 선택해서 보내 주고,
위험한 물질은 거를 수도 있다니! 정말 대단한 기관이지요.

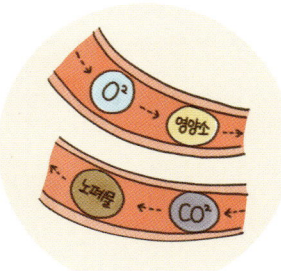

두 번째, 아기 몸속의 여러 장기들이 다 자라지 못해서 제 역할을 하지 못하는 동안,
태반이 그 역할을 대신해 줍니다. 예를 들어서 아직 아기의 간은 포도당을 사람 몸에 필요한
에너지로 바꾸지 못하기 때문에 태반이 그 일을 대신해 줘요. 태반 덕분에 아기는
엄마 자궁 속에서도 배고프지 않고, 성장하는 데 필요한 에너지를 얻을 수 있어요.

세 번째, 뇌를 무럭무럭 자라게 해 줘요. 아직 아기는 사람이 사는 데 꼭 필요한
호르몬을 만드는 뇌하수체가 발달하지 않았거든요. 그래서 엄마가 아기의 뇌를 활성화시키는
호르몬들을 만들어서 탯줄을 통해 아기에게 전달하는 거예요.

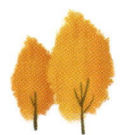
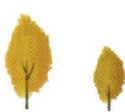

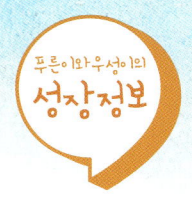

# 세상의 모든 가족들

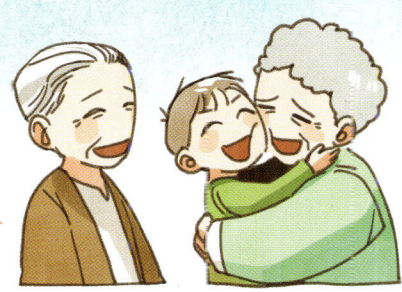
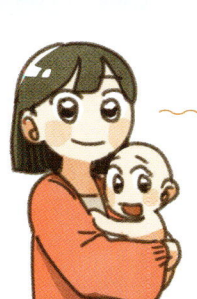
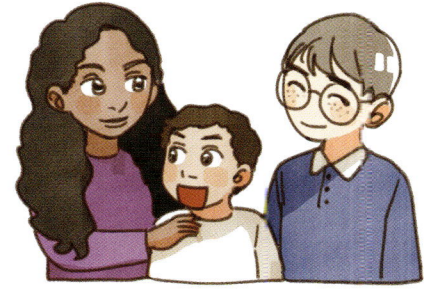
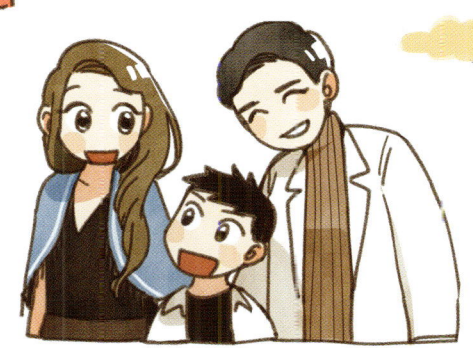

**세상에는 다양한 모습의 가족들이 있답니다.**
엄마와 아빠가 임신과 출산으로 자녀를 만나게 되는 혈연 가정이 있어요.
낳아 준 부모님과 길러 주는 부모님이 다른 입양 가족도 있어요.
여러 가지 이유로 엄마 혹은 아빠하고만 살기도 해요. 부모님이 아니라 할아버지, 할머니,
이모나 삼촌하고 살 수도 있고요.
부모님이 다른 오빠나 동생이 생기는 재혼 가정도 있어요.
이렇게 가족이 되는 방법은 여러 가지예요.
시간이 지나면서 탄생과 죽음, 사랑과 이별로 가족의 모습이 달라지기도 해요.
더 좋은 가족과 나쁜 가족은 없어요. 정상 가족과 비정상 가족도 없어요.
진짜 가족은 같이 먹고, 살고, 이야기 나누면서 일상을 나누고 때로는 싸우더라도
서로 아껴 주는 사람들이에요. 엄마와 아빠에게 태어나든, 입양으로 만나든, 가족이 많든 적든
가족을 진짜 가족으로 만들어 주는 건 함께한 시간과 마음이에요.
같이 살아도 서로 존중하지 않는다면, 엄마와 아빠가 있고 돈이 많아도 행복한 가족은 아니에요.
함께 살지 않더라도 사랑하고 아끼는 마음이 있다면 우리는 여전히 진짜 가족이에요.
좋은 가족이 되기 위해서 우리 가족은 어떤 일을 하고 있는지,
내가 할 수 있는 일은 무엇일지 생각해 봐요.

# 만남과 이별 그 사이에서

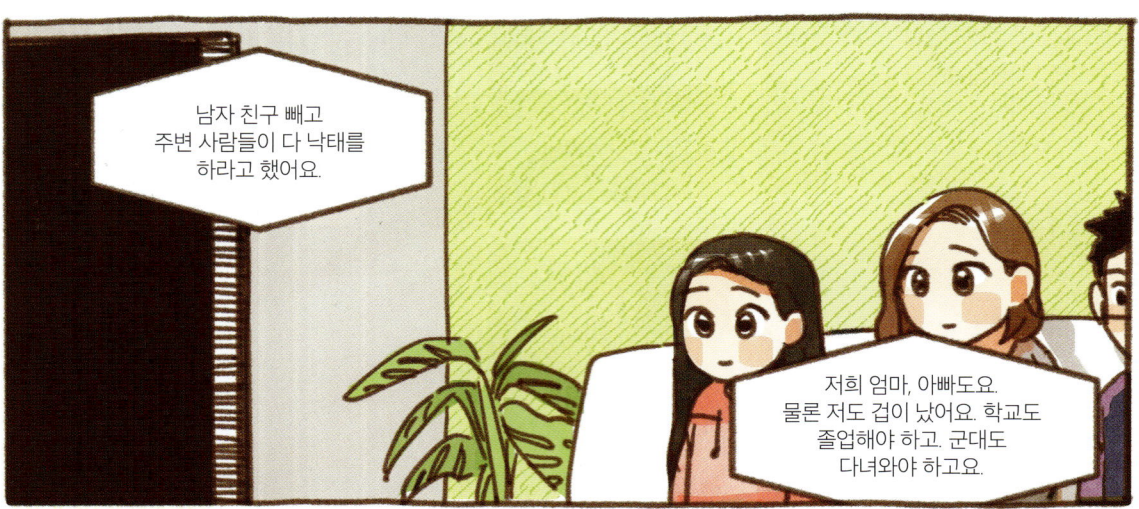

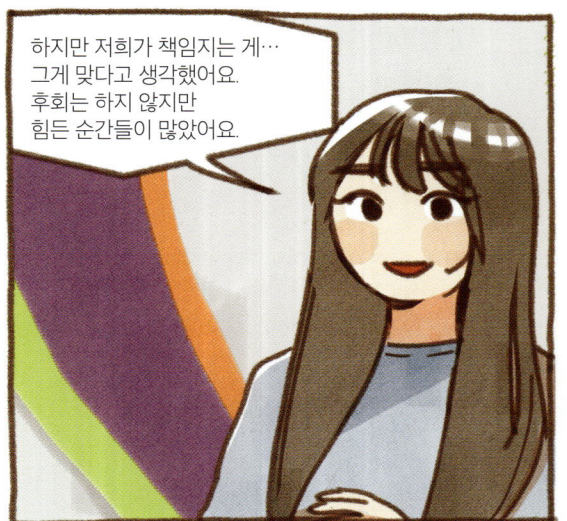

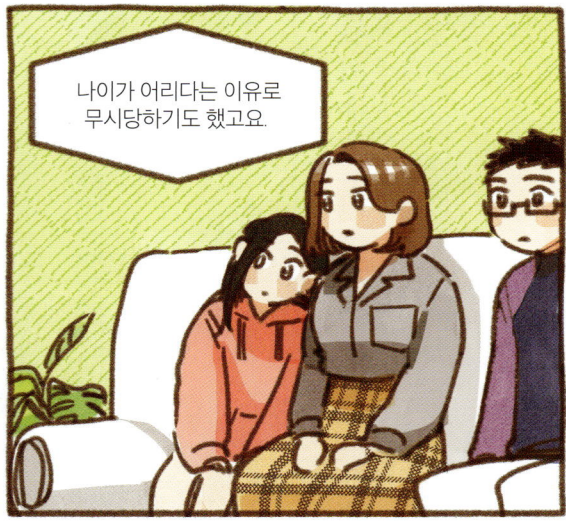

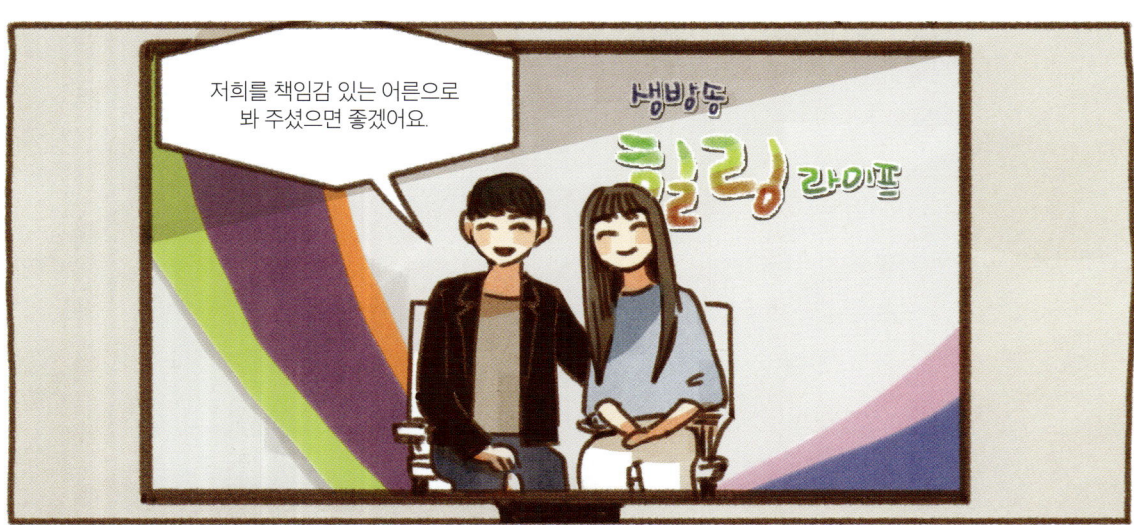

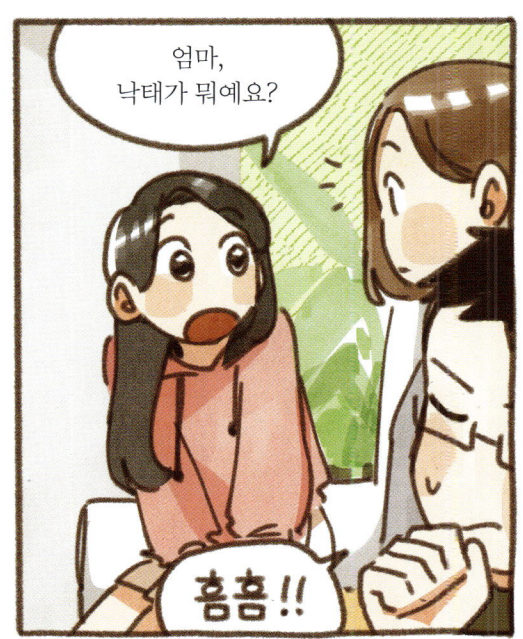
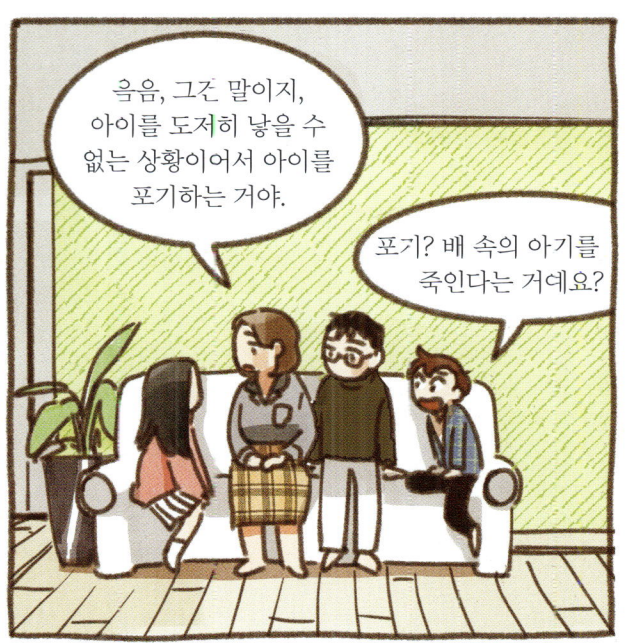
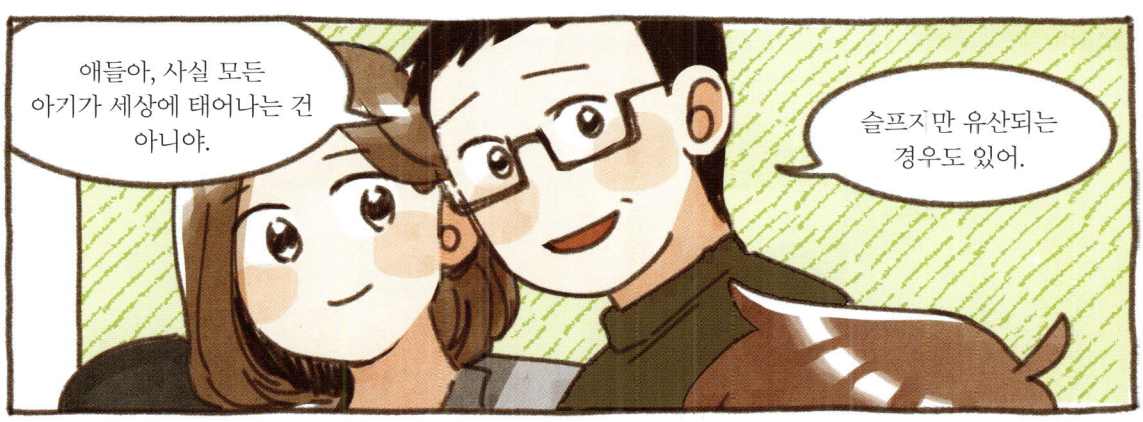
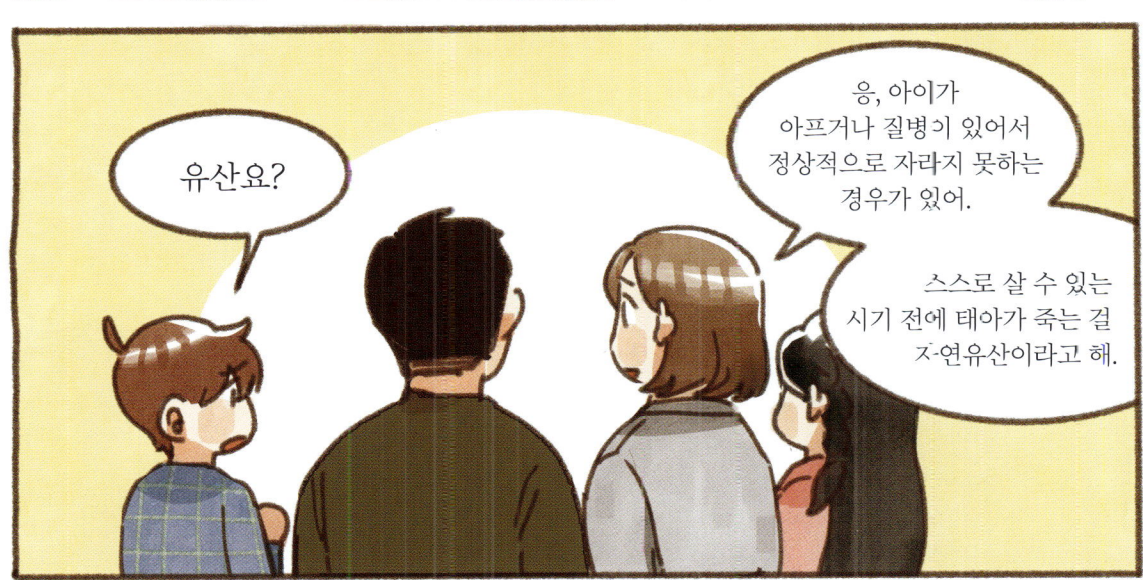

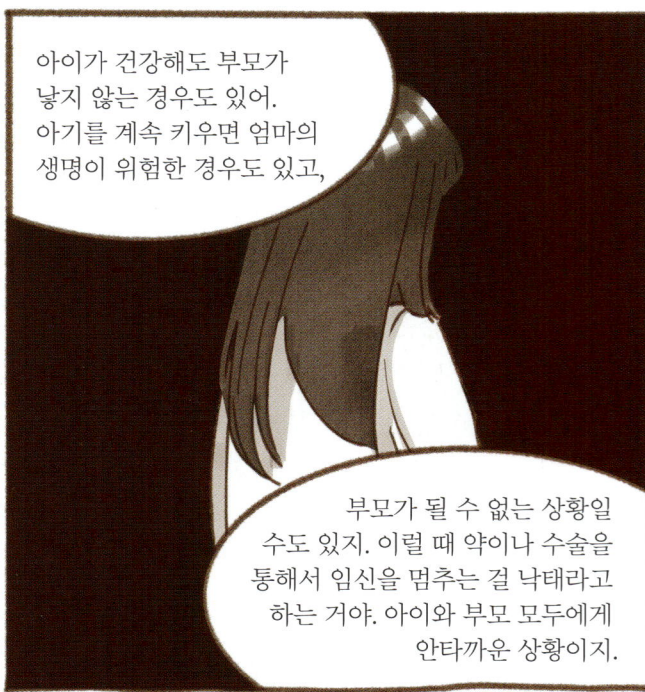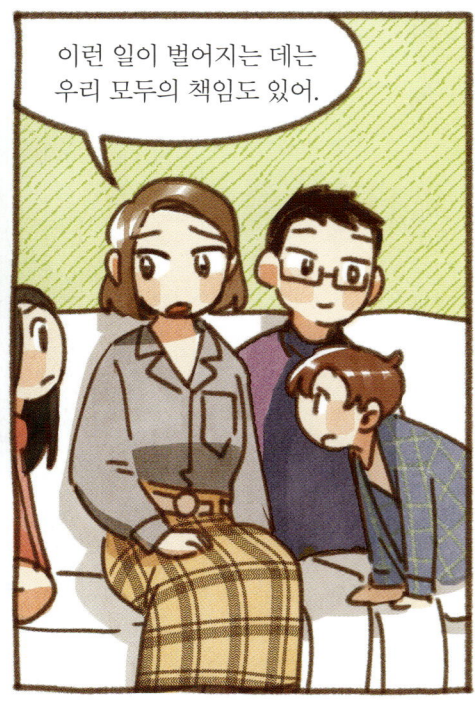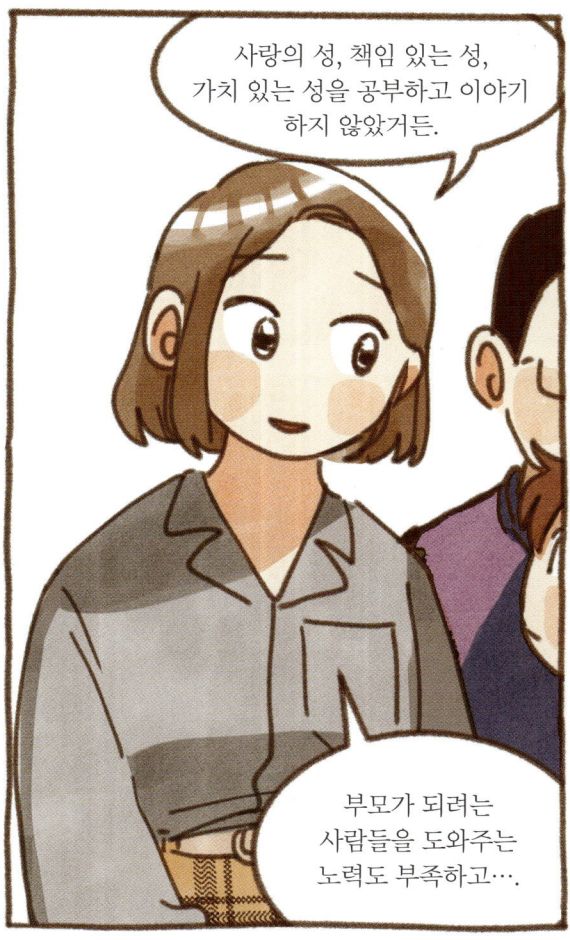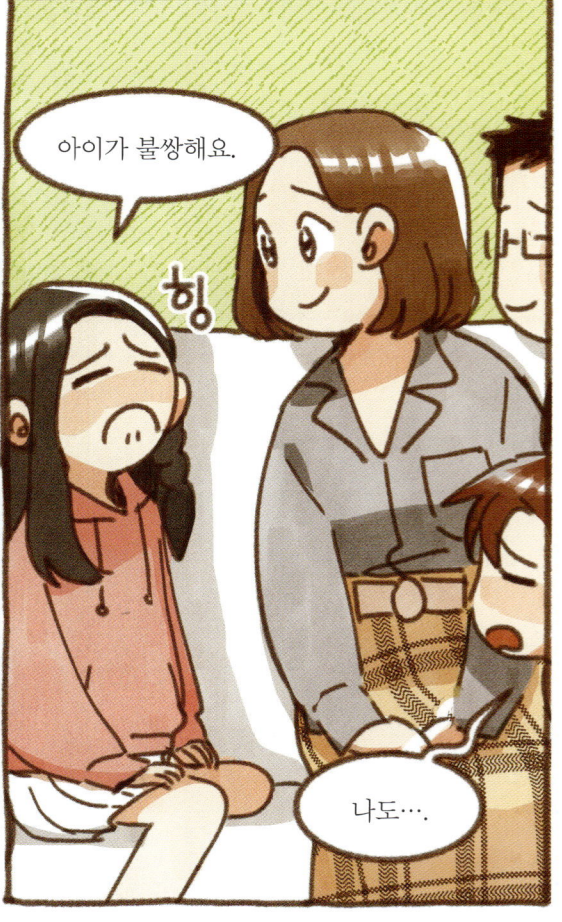

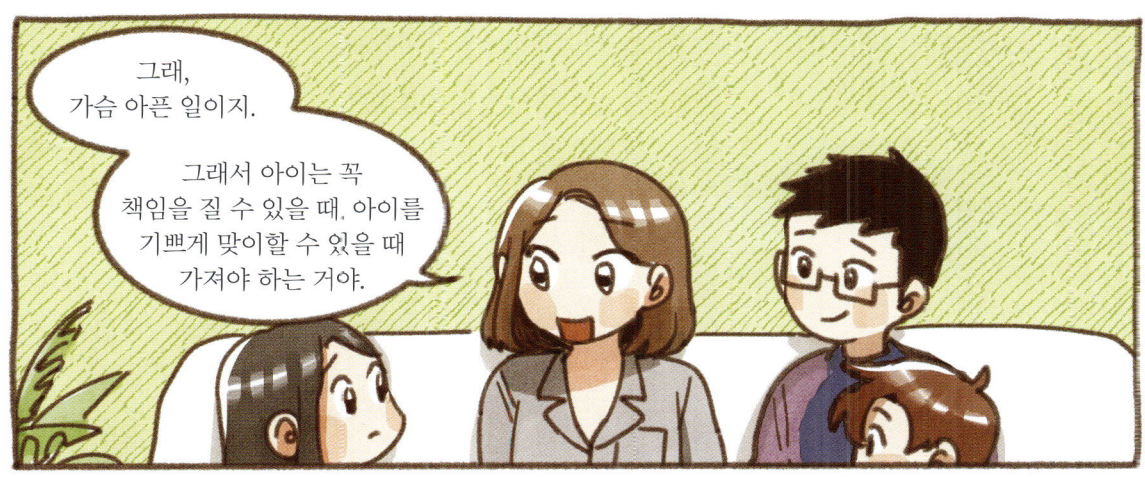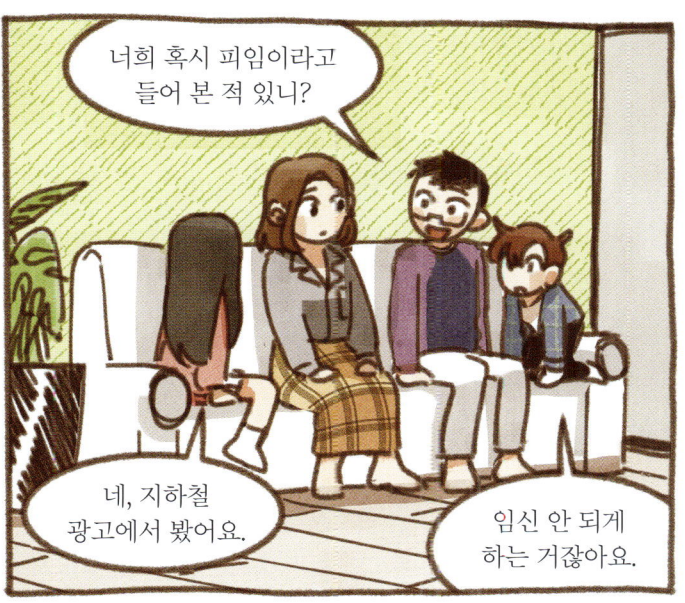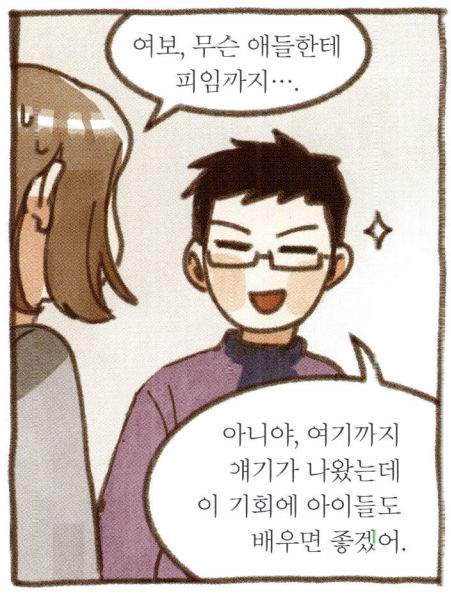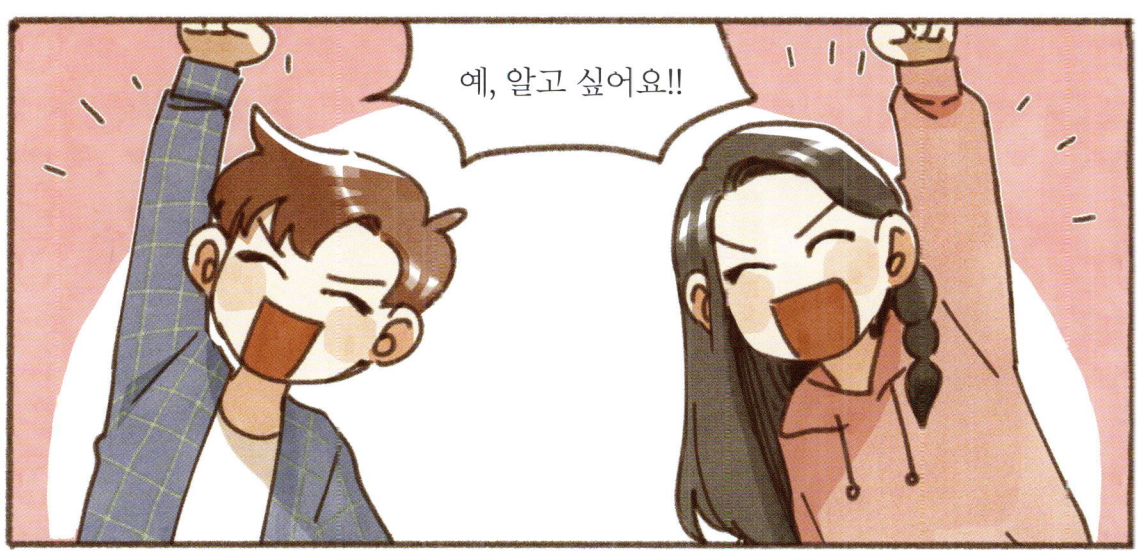

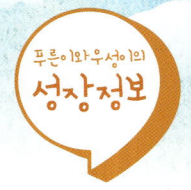

## 우리가 세상을 만나기까지

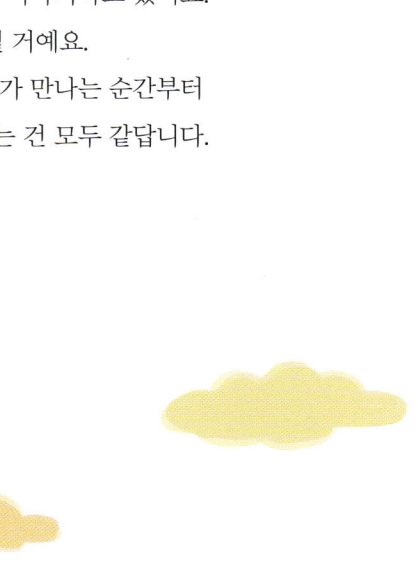

정자와 난자가 만났다고 해서 모두 아기가 되는 건 아니에요.
**아기가 혼자 살 수 있는 시기 이전에 임신이 중단될 수 있어요.
이것을 유산**이라고 해요. 정자나 난자가 건강하지 못하거나,
염색체에 문제가 있으면 아기가 되는 과정은 멈추게 됩니다.
가까스로 수정란이 되었더라도 자궁으로 가서 자리를 잡지 못할 수도 있어요.
이렇게 아기가 잘 자랄 수 없거나 엄마의 생명을 지키기 위해서
몸이 스스로 임신을 마치는 것은 자연유산이라고 해요.
약이나 수술로 임신을 중단하는 인공유산도 있어요. 다른 말로 낙태, 인공 임신중절이라고도
해요. 인공유산은 아기나 임신한 여성의 건강에 심각한 문제가 생겼거나,
부모가 아이를 맞이할 수 없을 때 해요. 인공유산은 어떤 나라에서는 쉽게 할 수 있기도 하고,
아예 할 수 없는 나라도 있어요. 우리나라에서는 사람들마다 종교, 경험, 문화에 따라서
다양한 생각과 의견이 있지만 더 나은 방향은 무엇일지 토론하고 이야기하고 있어요.
친구들도 경험이 쌓이고, 성을 공부하면서 자신의 의견을 갖게 될 거예요.
임신중절에 대한 생각은 모두 다르지만 우리 모두가 정자와 난자가 만나는 순간부터
세상에 나올 때까지 수많은 행운과 기적으로 태어난 사람들이라는 건 모두 같답니다.

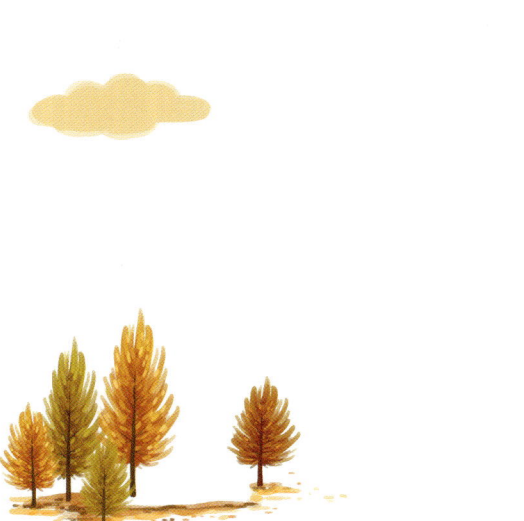

### 피임이 뭐예요?

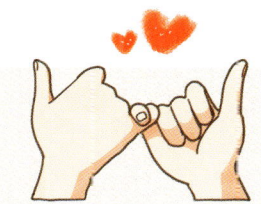

피임은 도구와 약을 기용해서 안전한 성관계를 하는 방법이에요.
피임을 해야 하는 이유는 세 가지가 있어요.

**첫째, 자신의 건강을 지키기 위해서예요.**
생식기는 입안과 같은 부드럽고 얇은 조직이어서 균에 쉽게 감염됩니다.
콘돔을 착용하면 이런 위험을 줄일 수 있어요.

**두 번째, 원하지 않는 임신을 막아 줍니다.**
내가 준비되지 않은 상태에서의 임신, 출산, 임신중절과 같은 어려움을 피할 수 있어요.
나의 미래와 꿈을 지킬 수 있어요.

**세 번째, 성관계로 생길 수 있는 생명까지 고려하는 책임감 있는 행동이에요.**
성관계는 두 사람이 함께 결정하고 같이 하는 일이기 때문에 피임도 둘 다 하는 게 원칙입니다.
대표적인 피임 도구르는 음경에 씌우는 콘돔과 여성 호르몬제인 경구피임약이 있습니다.
피임은 나이, 비용, 건강 상태, 이후 임신 계획에 맞게 선택해야 합니다.
자신에게 적절한 피임법이 무엇인지 모르고 피임을 할 수 없다면 성관계를 할 준비가
되어 있지 않다는 뜻이에요. 성관계는 몸과 마음이 충분히 성숙하고,
성 지식과 피임 능력이 있을 때 할 수 있는 결정입니다.

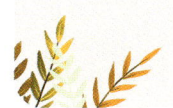 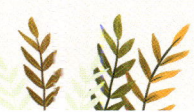 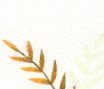  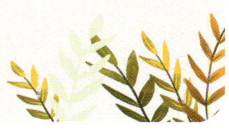

# 겨울 디지털과 성(性)

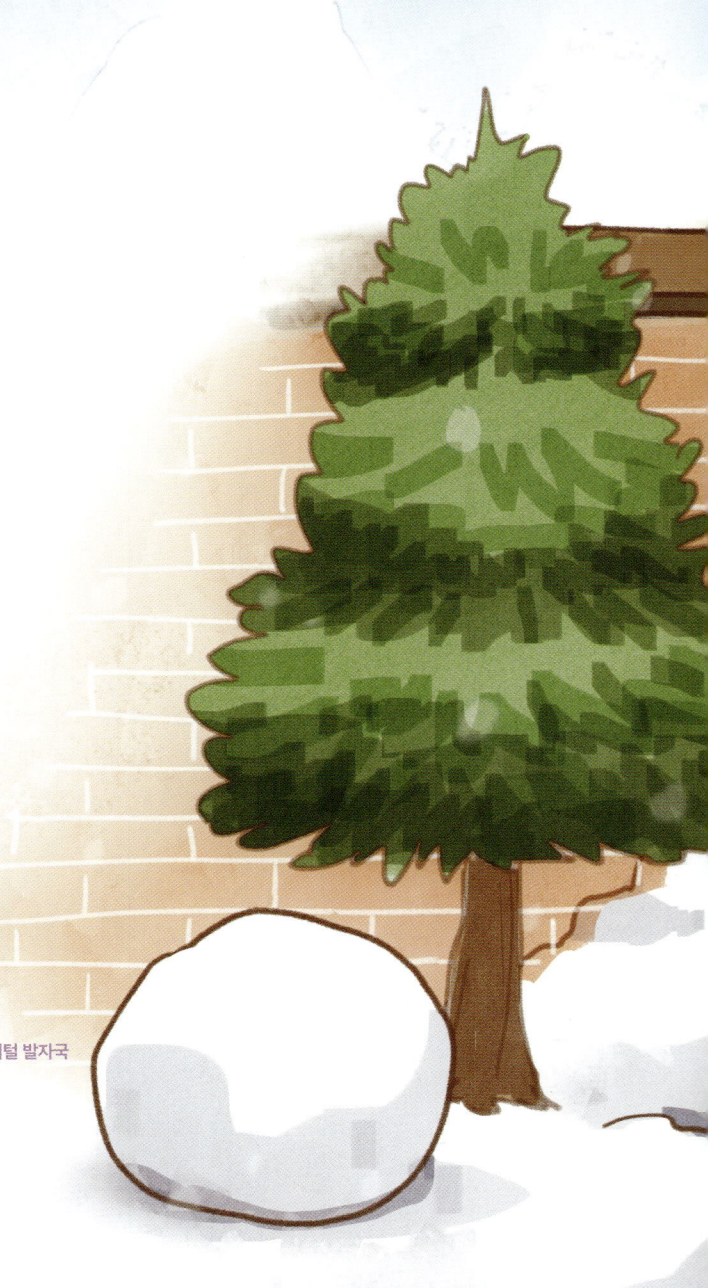

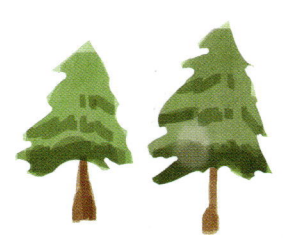

이상하게 자꾸 생각나 | 음란물 1
야동은 야! 똥! | 음란물 2
BJ를 따라 하는 우성이 | 언어폭력
인터넷은 우리가 한 모든 일을 알고 있다 | 디지털 발자국
푸른이와 어떤 오빠 | 채팅
몸캠 피싱을 당했어요 | 몸캠 피싱
스마트폰 사용 동의서를 쓰다 | 디지털 안전

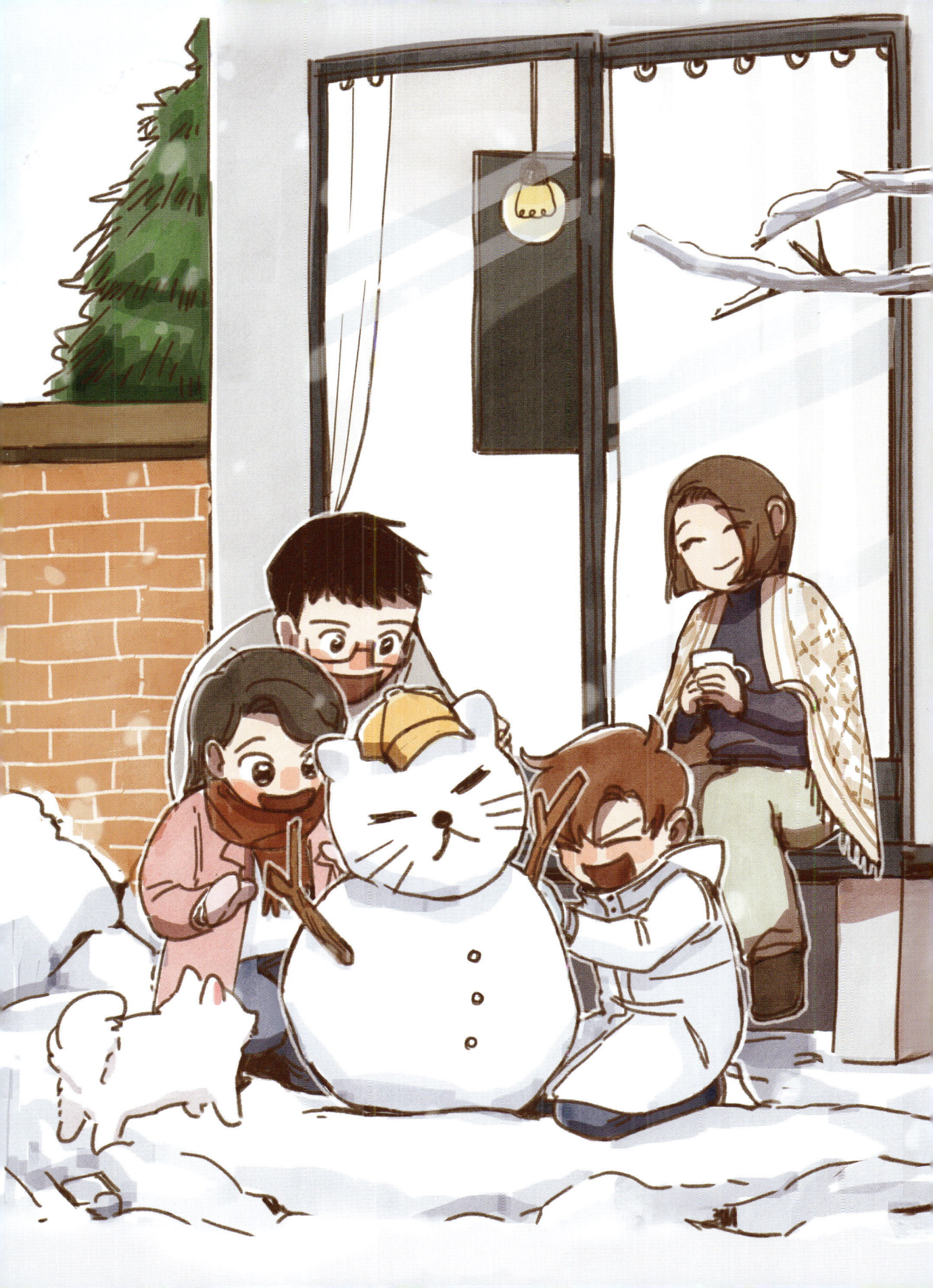

# 이상하게 자꾸 생각나

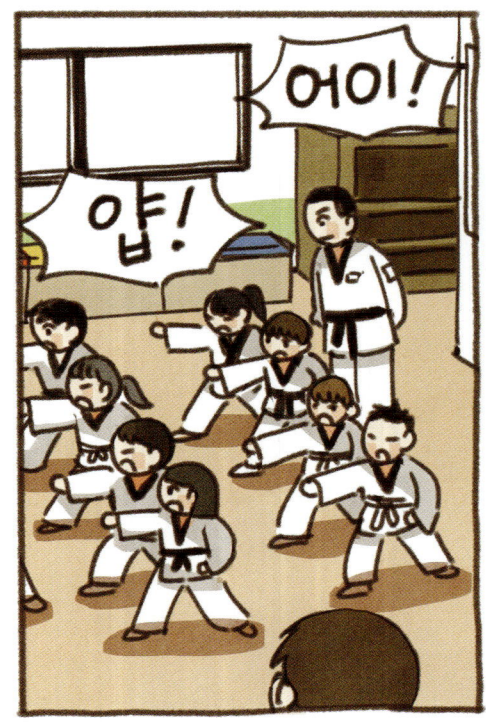
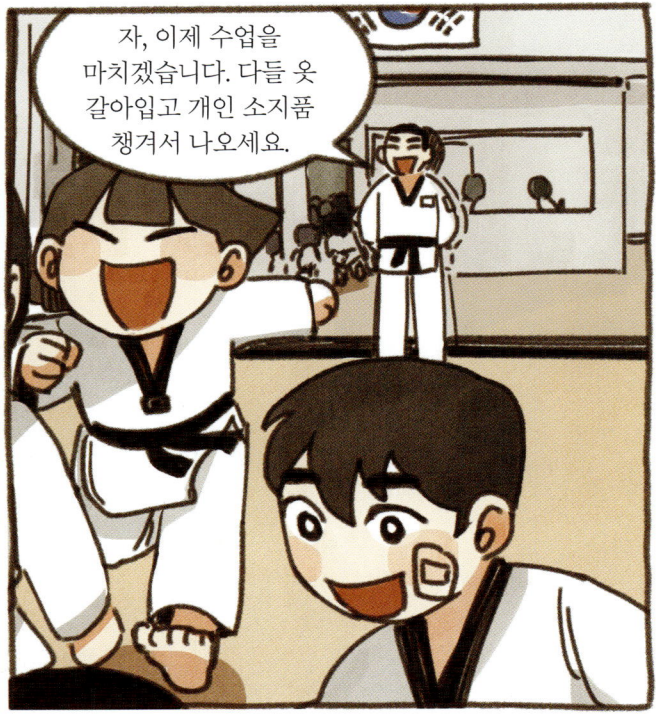
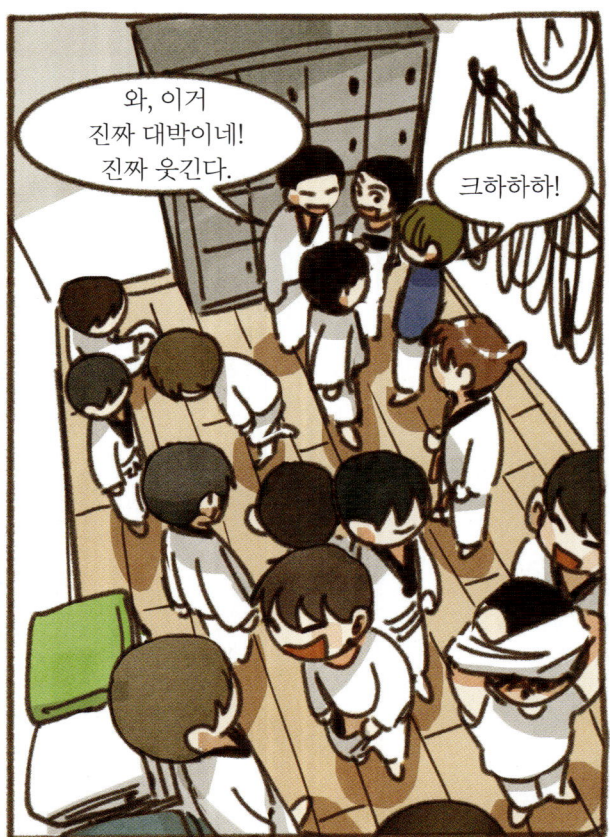
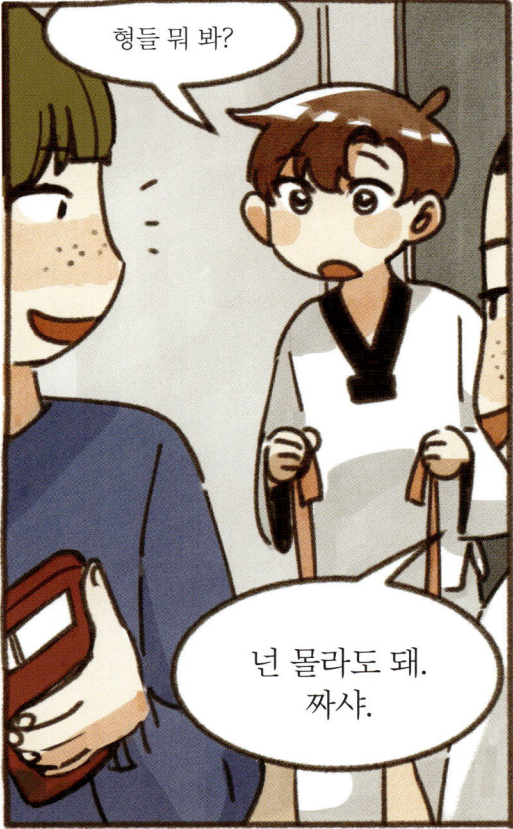

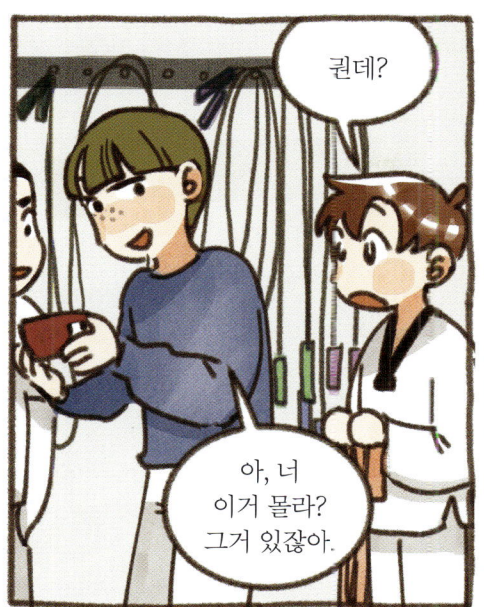
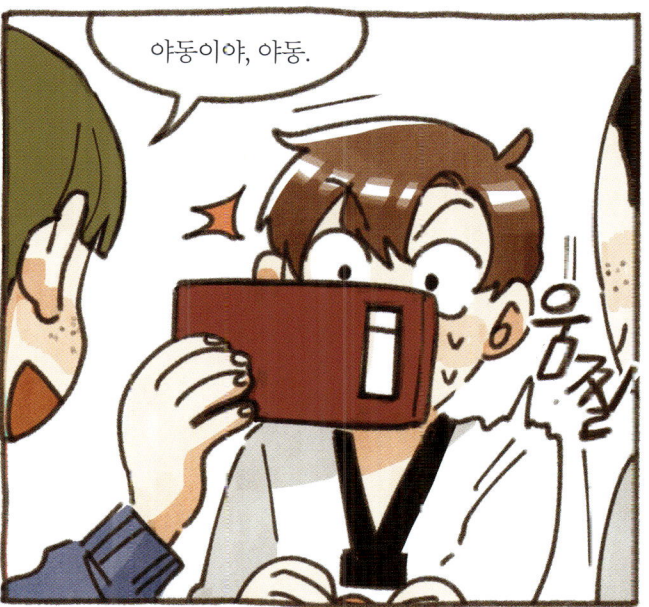
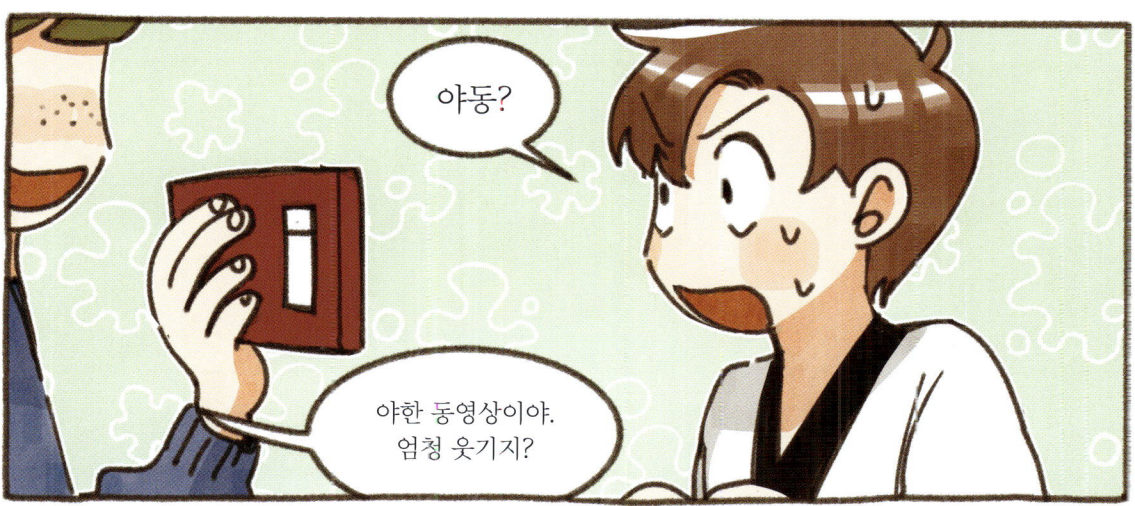
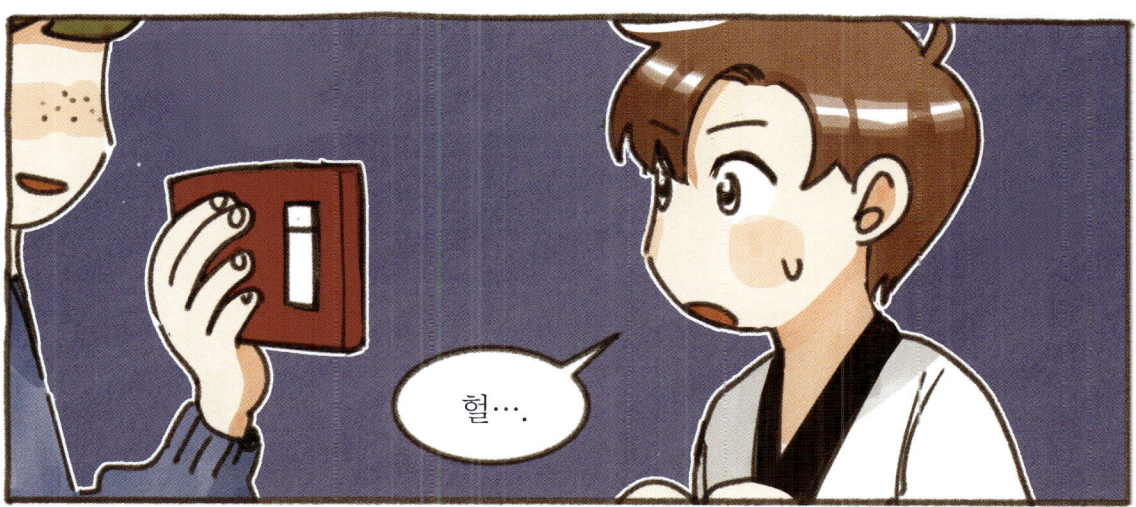

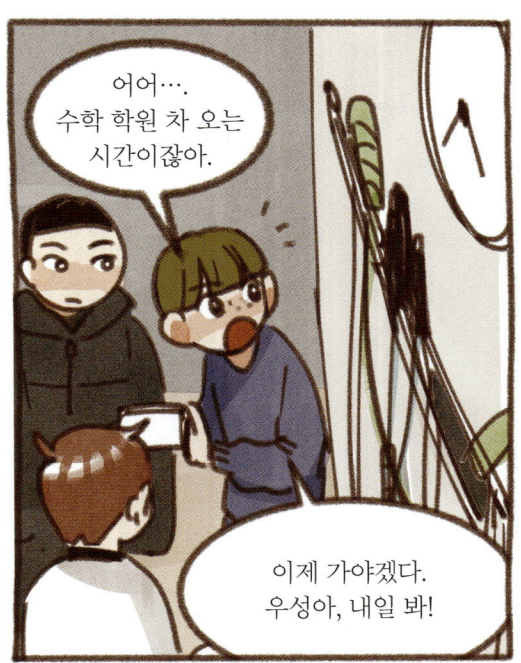
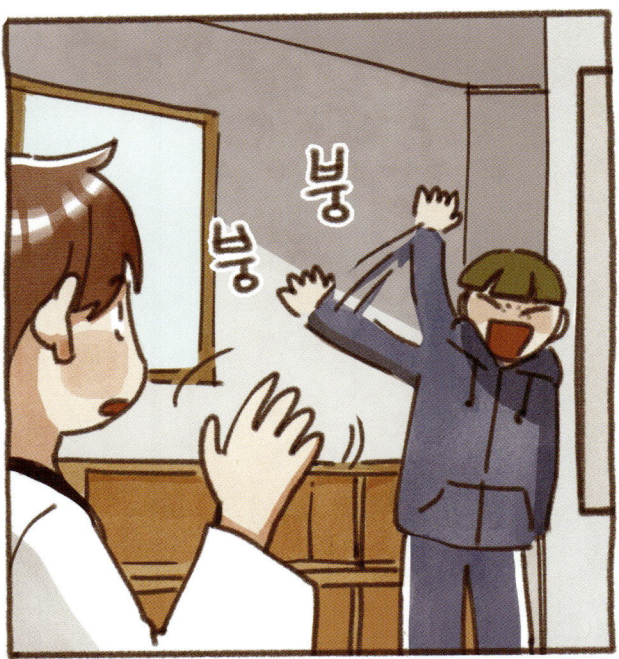
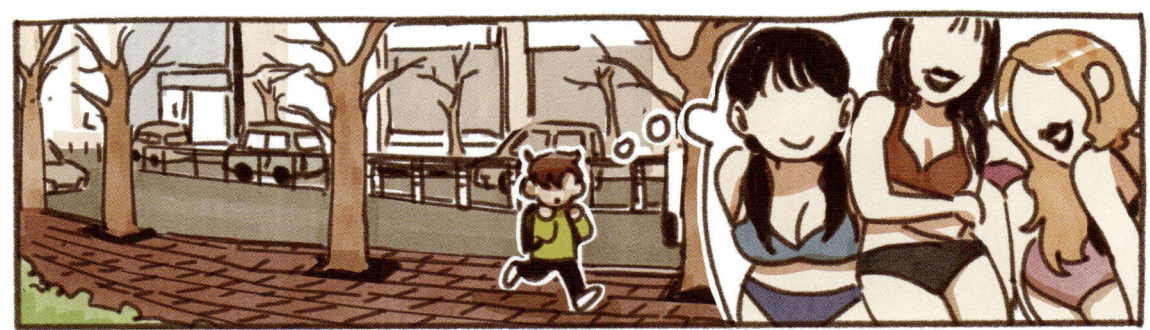
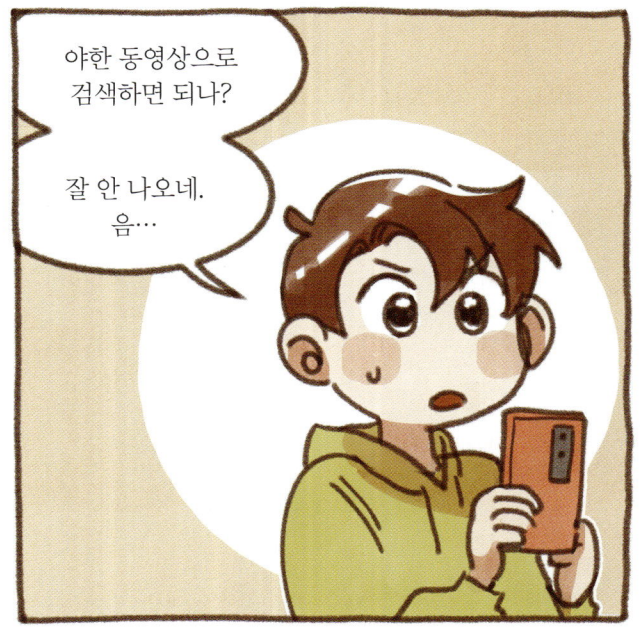
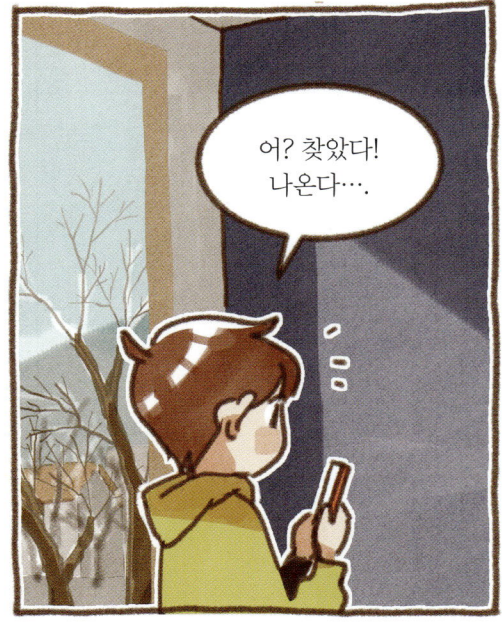

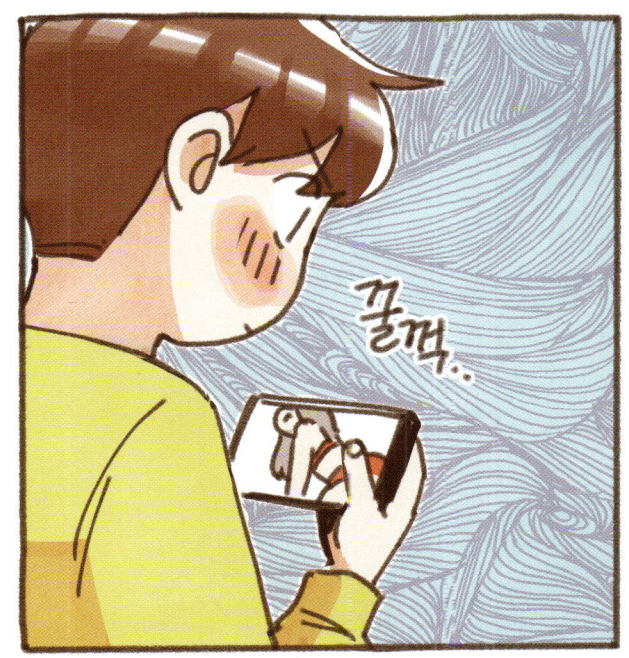
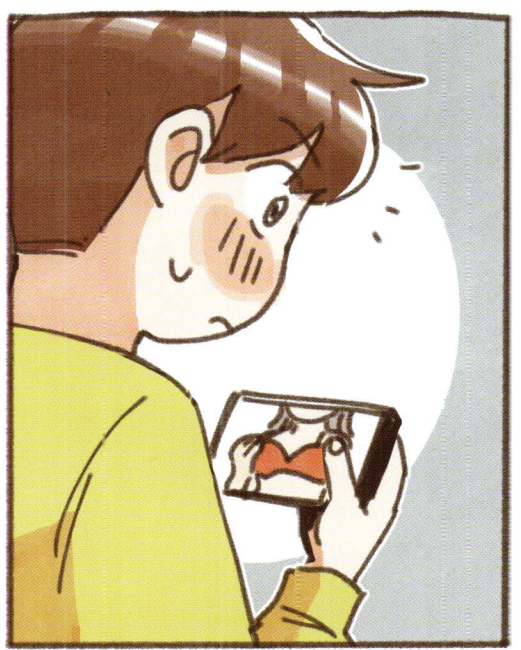
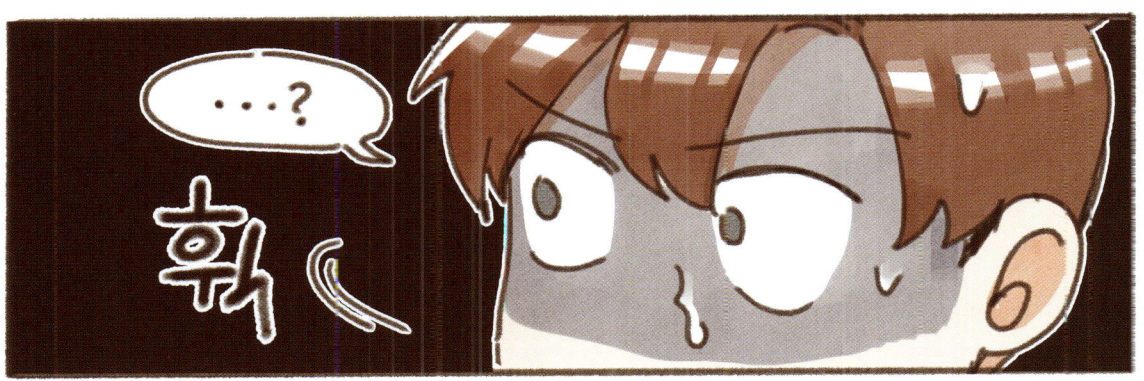
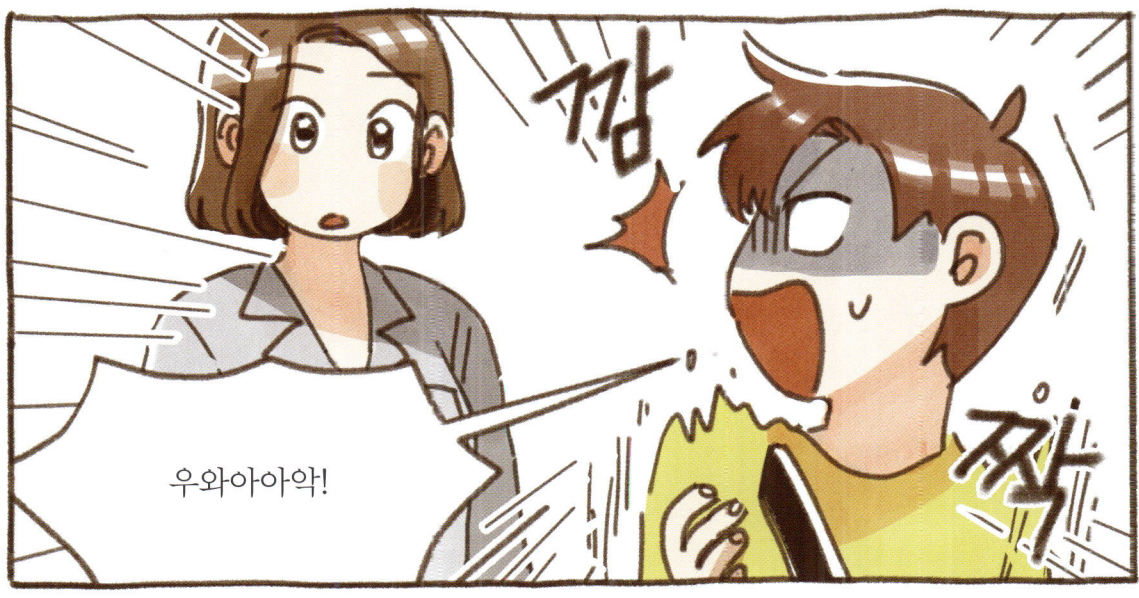

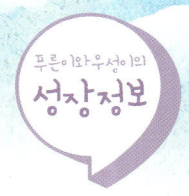

# 음란물에 없는 세 가지

친구들은 하루에도 몇 번씩 뮤직비디오, 게임, 광고에서 성적인 장면을 보게 될 거예요. 스마트폰을 통해서 어른들이 보려고 만든 음란물도 누구나 쉽게 볼 수 있게 됐어요. 하지만 음란물이 보여 주는 것은 진짜 성이 아니랍니다. 왜냐고요?

음란물에는 진짜 성에 꼭 있어야 하는 것들이 없거든요.

### 음란물에 없는 것, 첫 번째는 사랑입니다.

성관계는 두 사람이 함께 하는 것입니다. 두 사람은 성이라는 중요한 일을 함께 나누고 싶을 만큼 서로를 특별하게 느껴요. 이 세상에 단 한 사람, 가장 소중하다고 생각하는 사람이에요. 하지만 음란물에는 이런 관계가 나오지 않아요. 아무하고나 성을 나눌 수 있는 것처럼 보여 줘요.

### 두 번째는 바로 준비예요.

성관계를 하면 임신을 할 수 있고요. 병균에 전염될 수 있어요. 그렇기 때문에 원하지 않는 임신을 막고, 내 건강을 지키고, 나와 상대방이 아프지 않도록 잘 준비해야 해요. 음란물의 제일 나쁜 점 중에 하나는 성관계를 준비 없이 할 수 있는 것처럼 보여 준다는 거예요.

### 마지막, 세 번째는 생명이에요.

성관계를 할 때는 여자와 남자, 성관계로 생길 수 있는 아기의 생명에 대한 존중이 필요해요. 생명의 존중이 있는 곳에는 배려와 친절, 웃음이 넘쳐 나지만 음란물에는 폭력과 이기심, 아픔만이 있어요. 음란물을 만드는 사람들은 정말 성을 하나도 모르는 사람들이에요. 행복하고 건강한 성을 아는 사람들이라면 음란물을 만들지도 않고, 음란물이 저런 내용일 수도 없을 거예요. 음란물은 진짜 돈만 아는 성 바보들이 만든 것이랍니다.

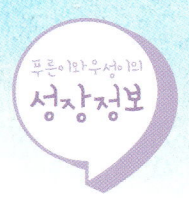

# 우리가 할 수 있는 일이 있어요!

스마트폰을 많은 사람들이 사용하게 되면서 몰래 사진이나 영상을 찍는 범죄도 엄청나게 많아졌어요. 피해자들을 가장 힘들게 하는 것은 자신이 찍힌 영상을 수많은 사람들이 보고 있다는 사실이에요. 그중에는 친구, 선생님, 길거리를 지나가는 사람들도 있을 수 있지요.
그렇기 때문에 영상을 불법으로 촬영하는 것뿐만 아니라 인터넷에 올리고, 친구들과 함께 보고, 댓글을 남기는 것은 정말 큰 잘못이에요. 많은 피해자들이 이런 일들 때문에 큰 상처를 받고 있습니다. 그래서 친구들이 우연히 성적인 영상을 보게 되었을 때 보지 않는 것만으로도 피해자를 돕고, 몰카 범죄를 줄이는 역할을 할 수 있는 거예요.
다른 친구들이나 동생들이 보지 않도록 영상을 신고하는 것도 여러분이 할 수 있는 일입니다.

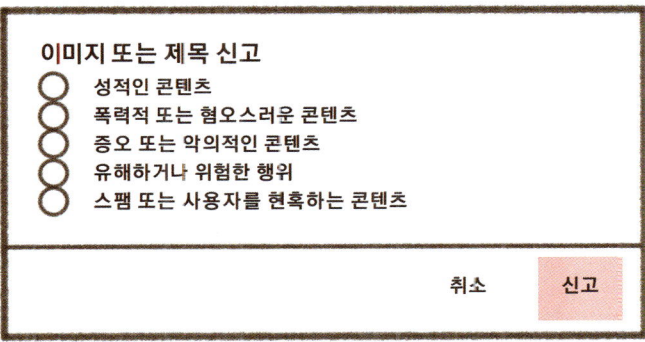

# 야동은 야! 동!

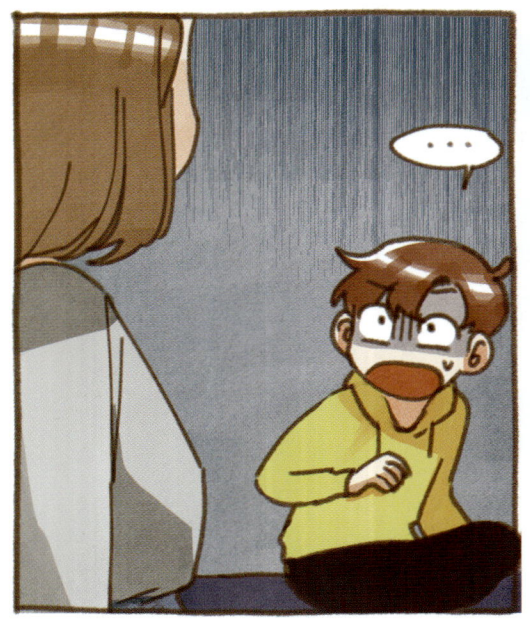
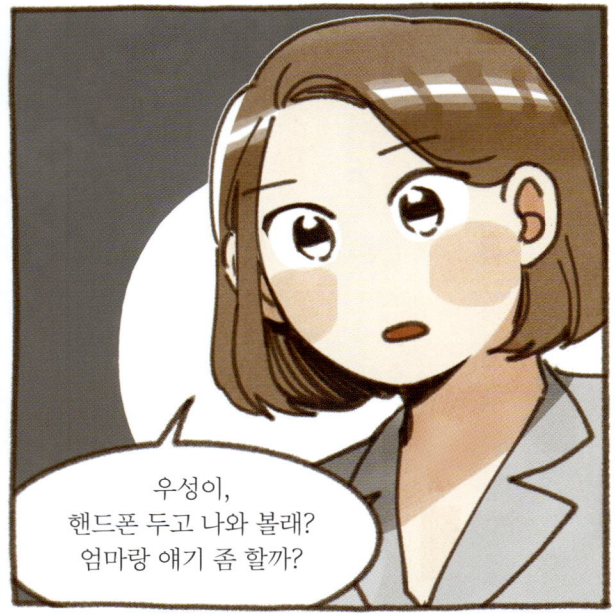

우성이, 핸드폰 두고 나와 볼래? 엄마랑 얘기 좀 할까?

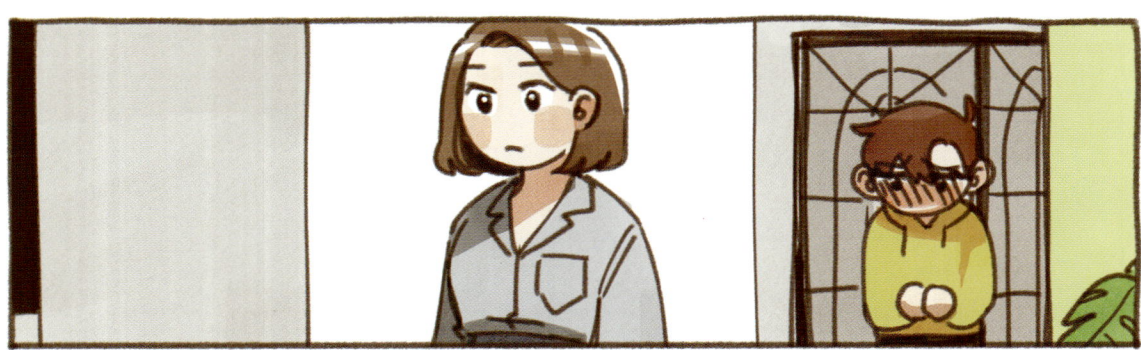

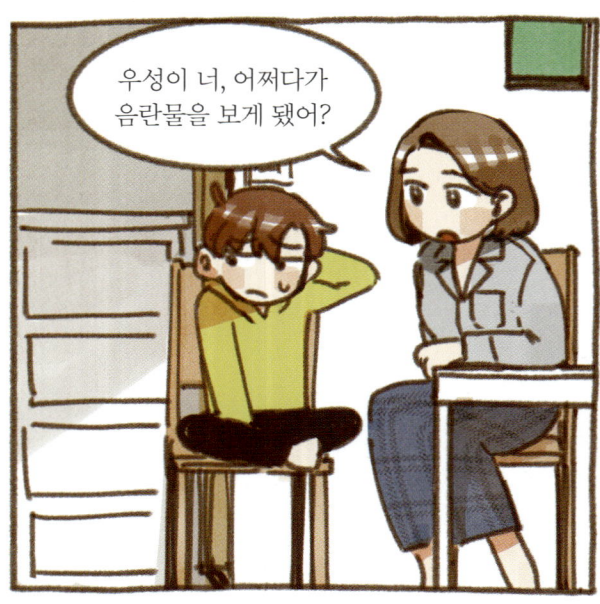

우성이 너, 어쩌다가 음란물을 보게 됐어?

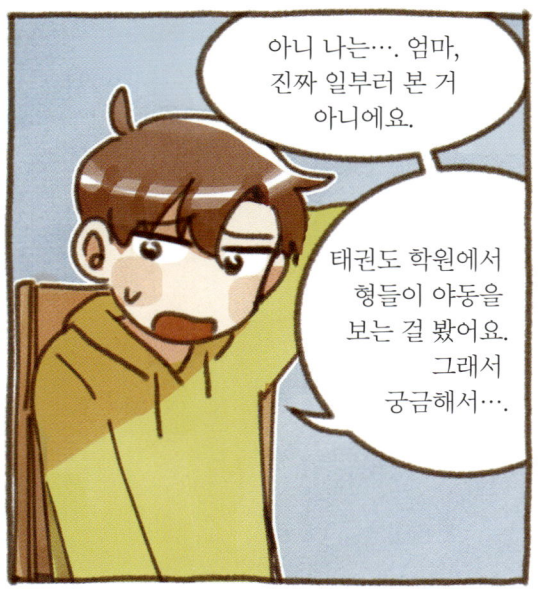

아니 나는…. 엄마, 진짜 일부러 본 거 아니에요.

태권도 학원에서 형들이 야동을 보는 걸 봤어요. 그래서 궁금해서….

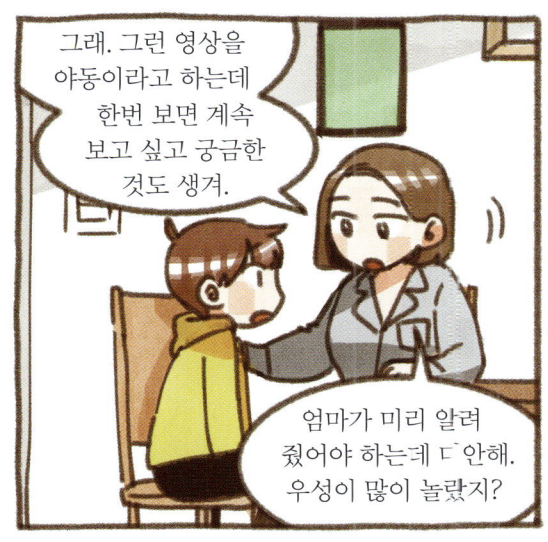
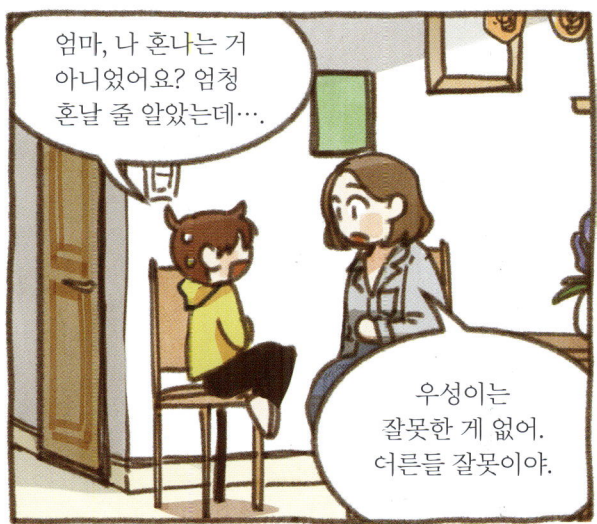
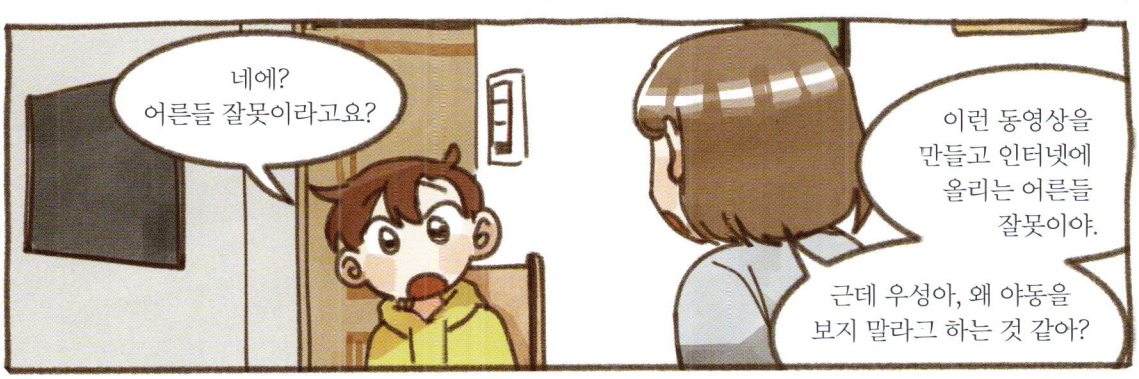
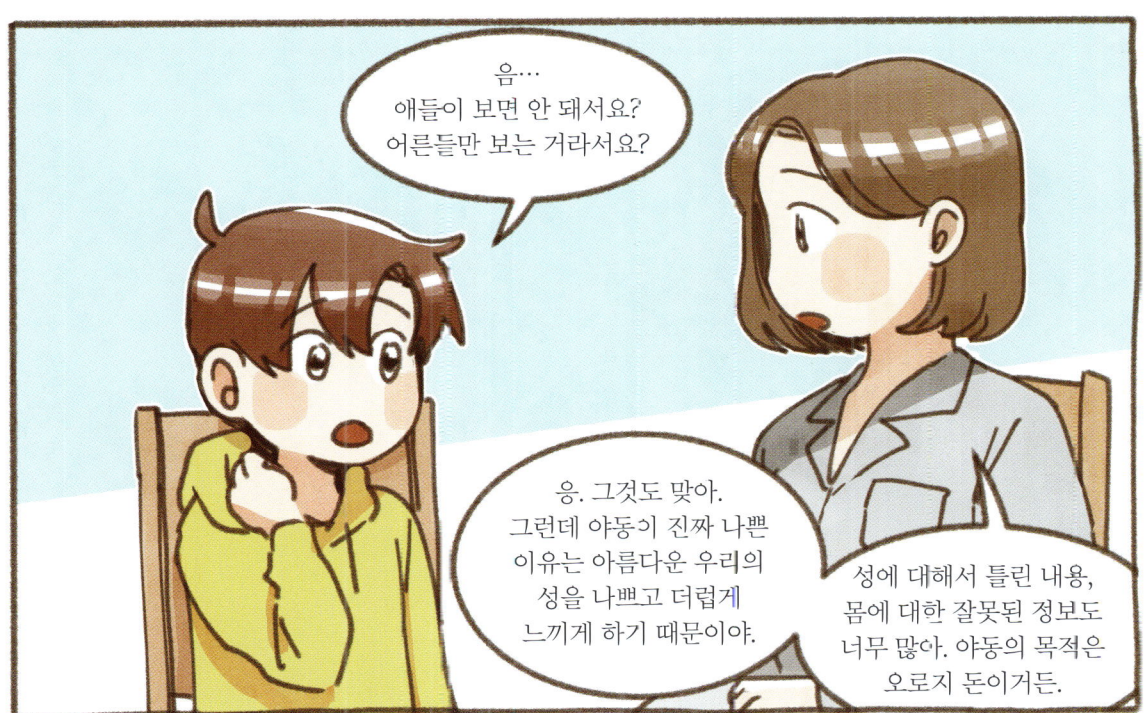

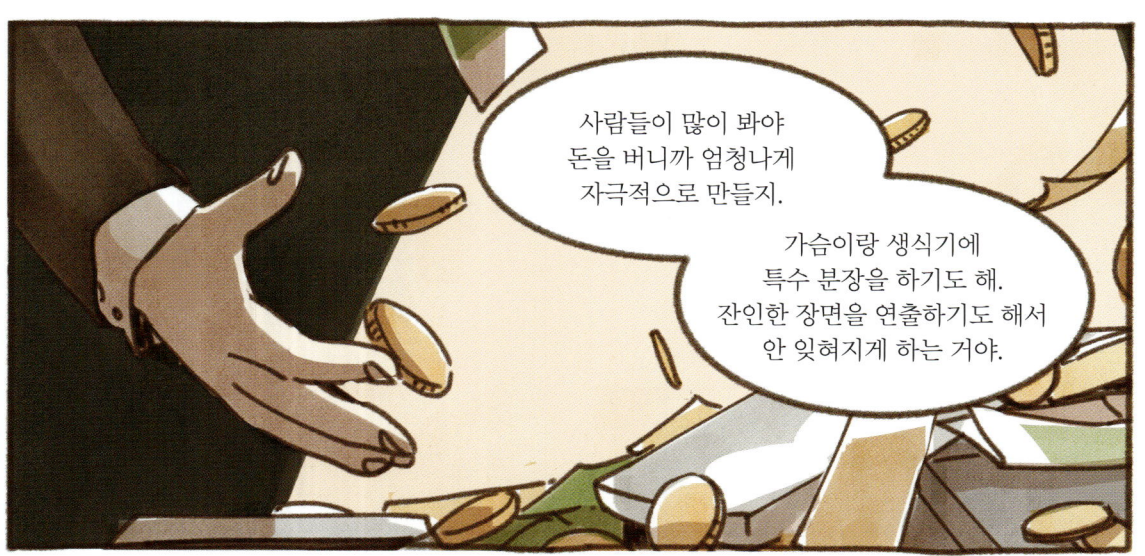
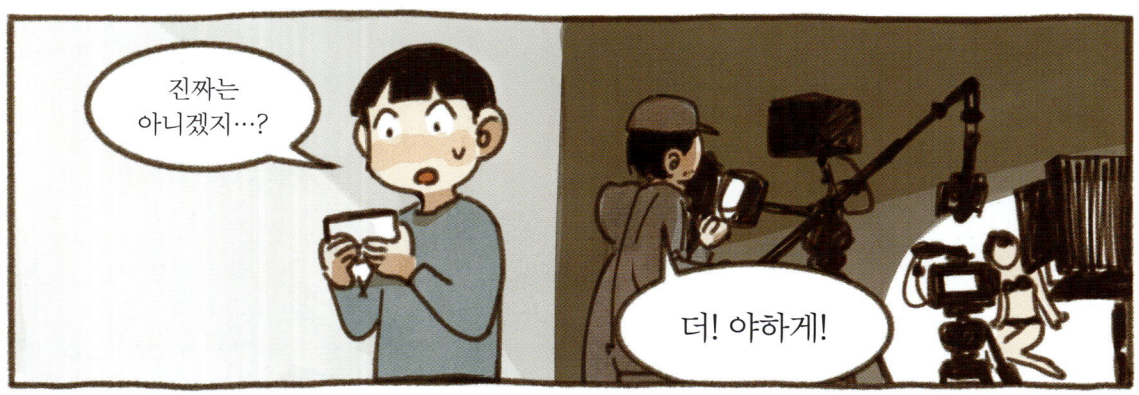
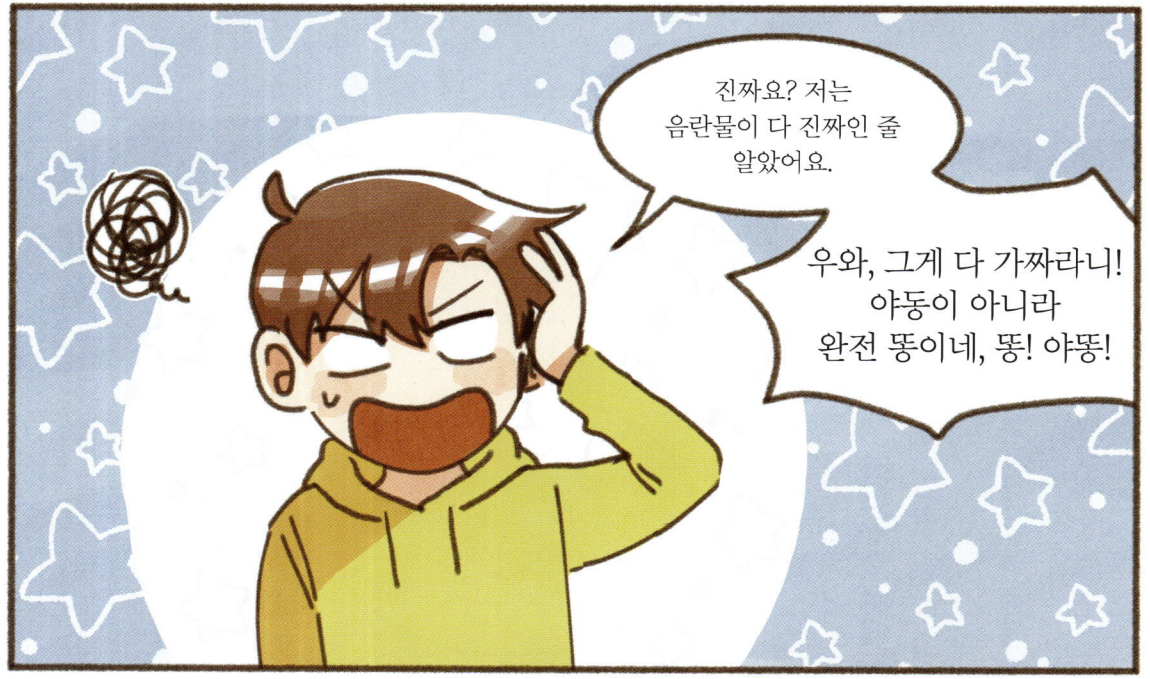

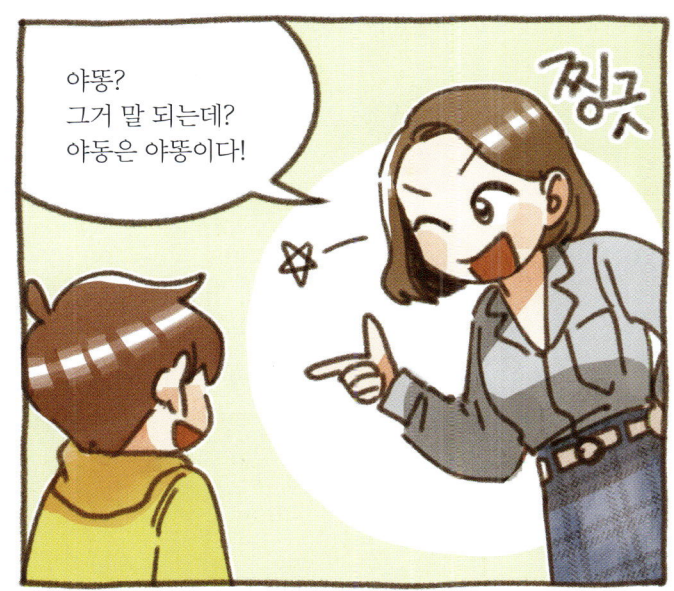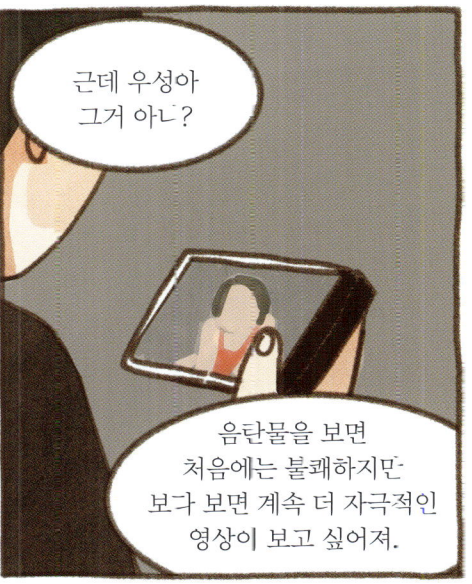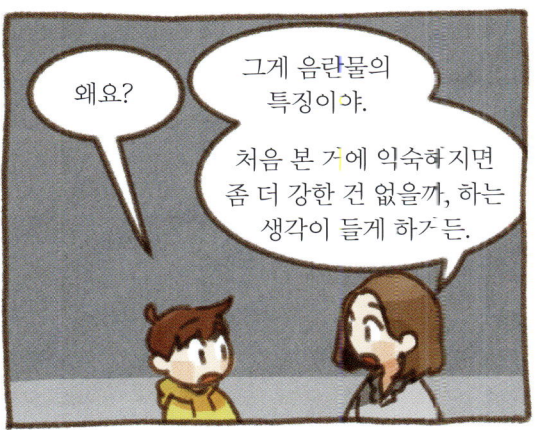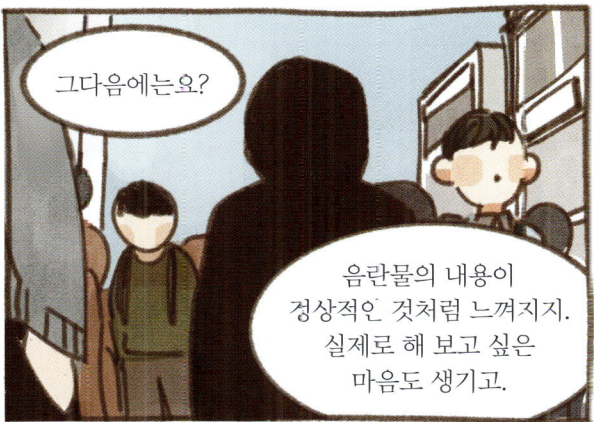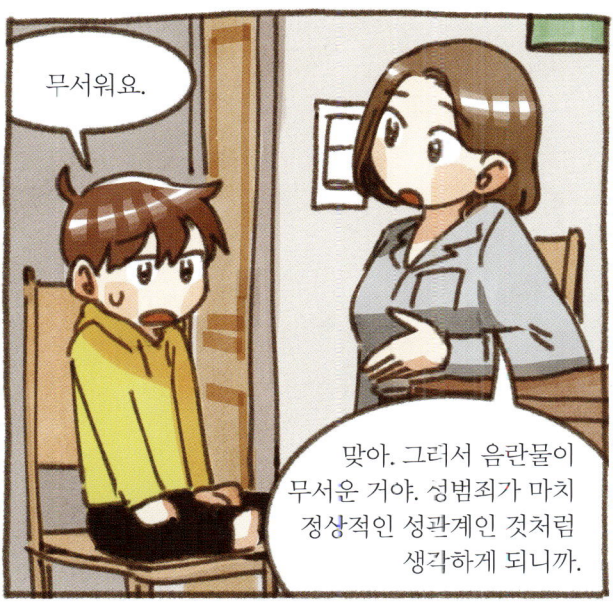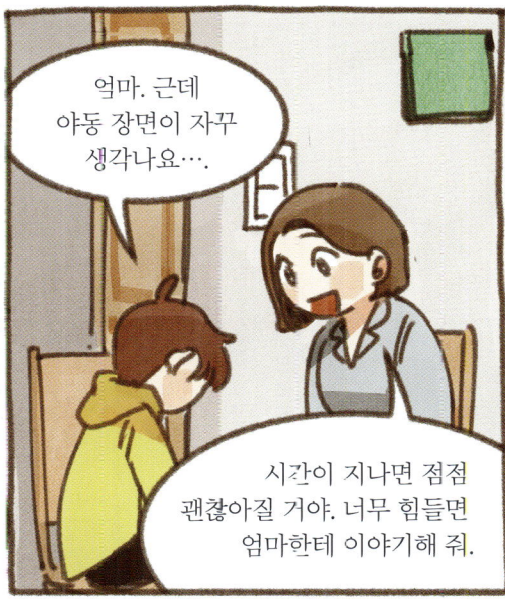

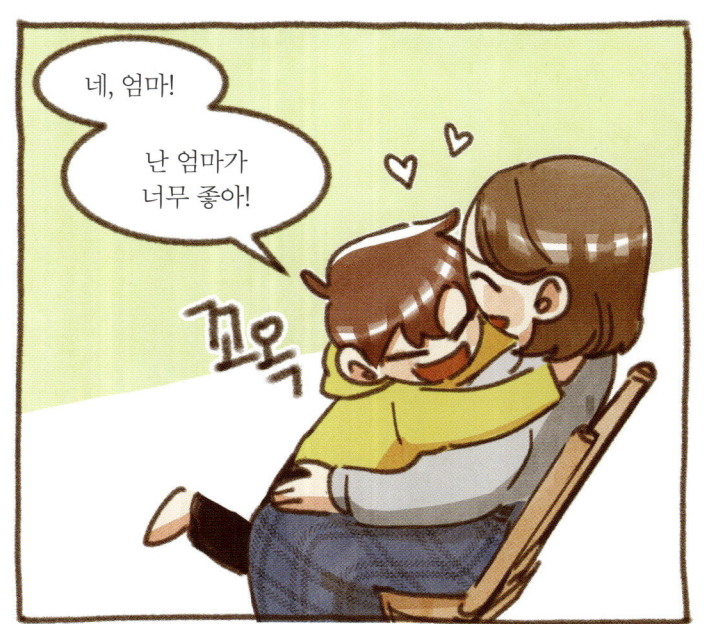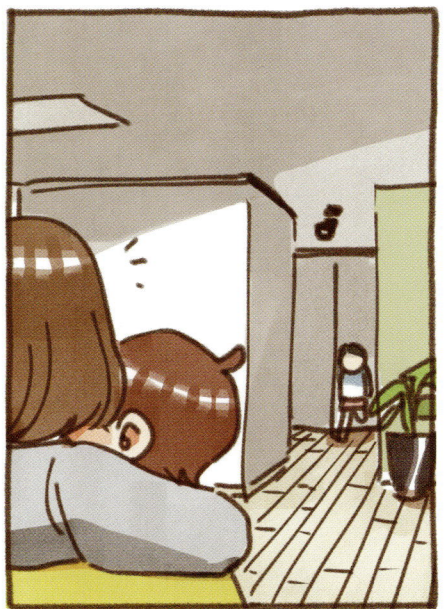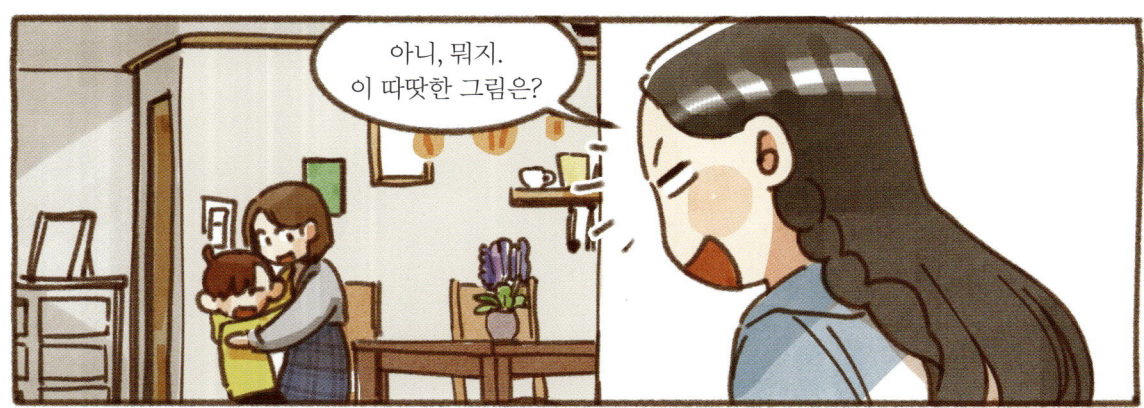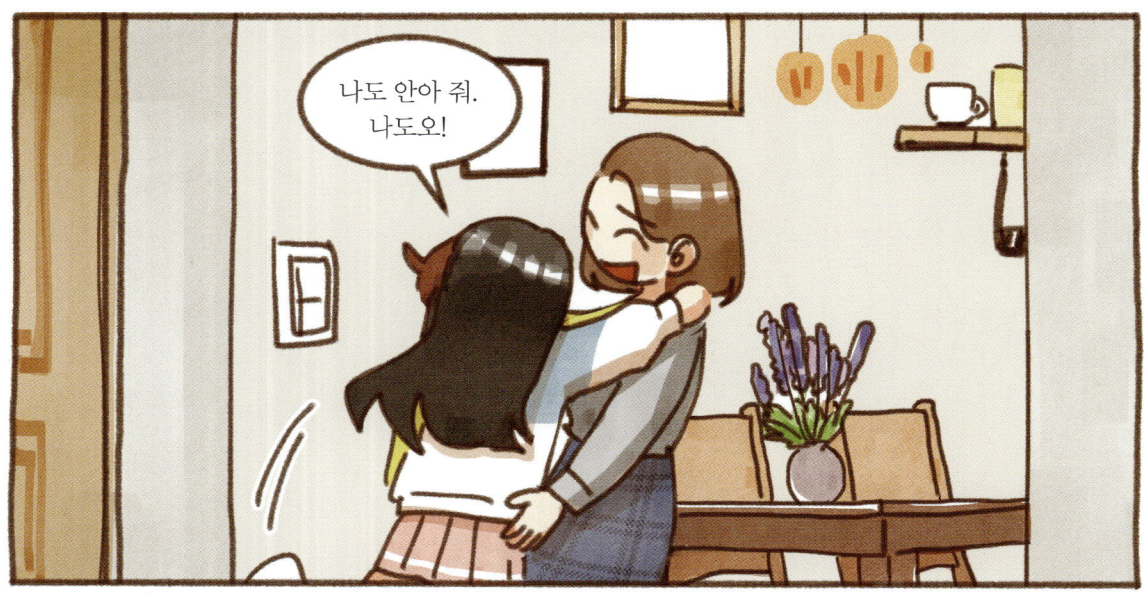

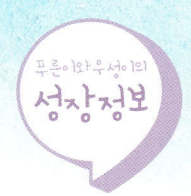

# 음란물로부터 우리 마음을 지켜야 해요.

음란물은 성에 대한 잘못된 정보를 주는 것만으로
끝나지 않아요. 음란물에 관한 실험 하나를 소개할거요.
먼저 사람들을 두 그룹으로 나누어서
한 그룹에게는 음란물을, 다른 그룹에게는 자연 영상을
보여 주었어요. 그러고 나서 각각 사람 얼굴과 물건이
그려진 다트에 화살을 던지게 했어요. 결과는 어땠을까요?
자연 영상을 본 사람들은 얼굴 그림에 다트를 던지지 않기로 결정했어요.
그림이어도 사람에게 공격적인 행동을 하고 싶지 않았던 거죠.
반면, 음란물을 본 사람들은 잠깐 주저하다가 사람 사진에도 다트를 던지기 시작했어요.
여기서 놀라운 것은 폭력적인 음란물을 본 사람들이 일반 음란물 시청자보다 사람 사진에 다트를
더 잘 던졌다는 것이에요. 그리고 음란물을 본 사람들은 여성에 대해서 싫다, 날카롭다,
정복해야 한다고 부정적인 감정을 이야기했답니다. 이렇게 음란물은 여러분의 생각과 마음을
더 공격적으로 만들어서 친구, 엄마, 선생님과의 관계에도 영향을 줄 수 있어요.
우리는 우리가 자주 보는 것을 닮아 가게 된답니다.
음란물이 친구들의 생각과 마음, 행동을 지배하도록 두지 마세요.

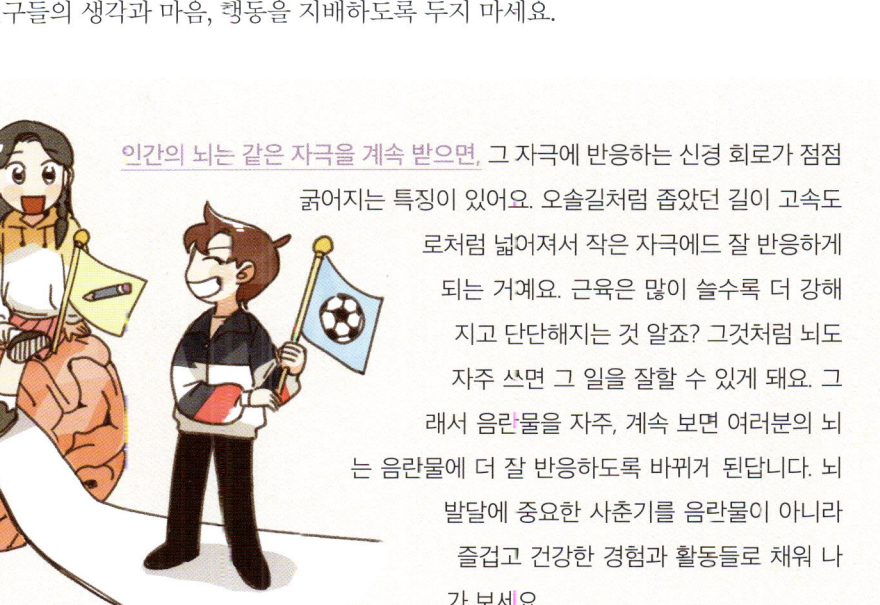

인간의 뇌는 같은 자극을 계속 받으면, 그 자극에 반응하는 신경 회로가 점점 굵어지는 특징이 있어요. 오솔길처럼 좁았던 길이 고속도로처럼 넓어져서 작은 자극에도 잘 반응하게 되는 거예요. 근육은 많이 쓸수록 더 강해지고 단단해지는 것 알죠? 그것처럼 뇌도 자주 쓰면 그 일을 잘할 수 있게 돼요. 그래서 음란물을 자주, 계속 보면 여러분의 뇌는 음란물에 더 잘 반응하도록 바뀌게 된답니다. 뇌 발달에 중요한 사춘기를 음란물이 아니라 즐겁고 건강한 경험과 활동들로 채워 나가 보세요.

# BJ를 따라 하는 우성이

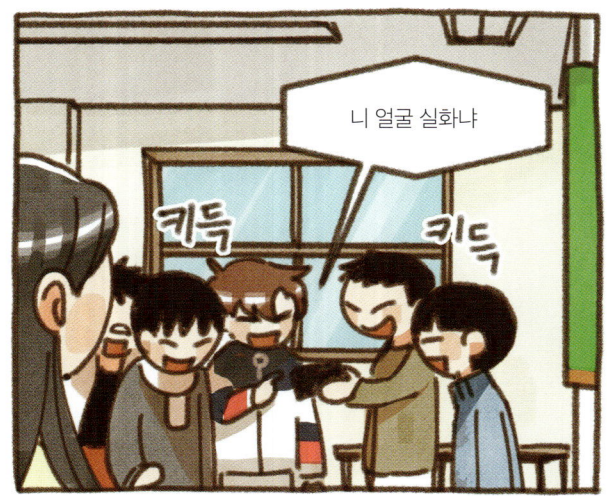
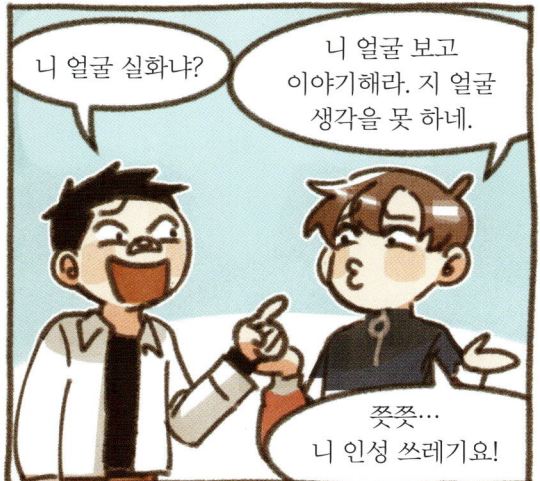
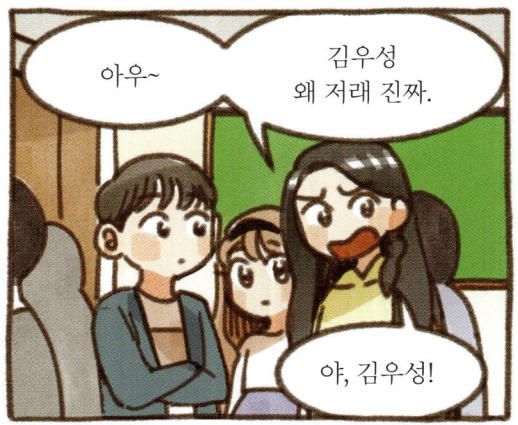
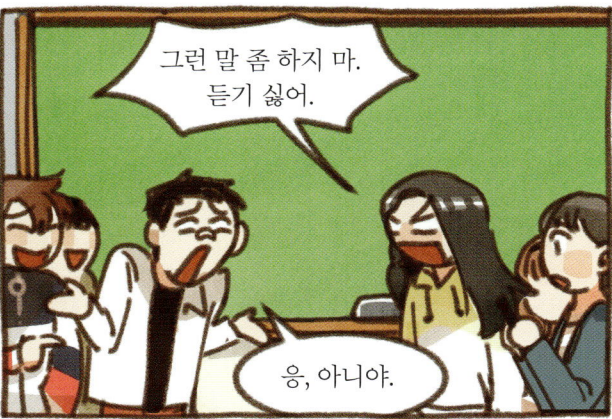
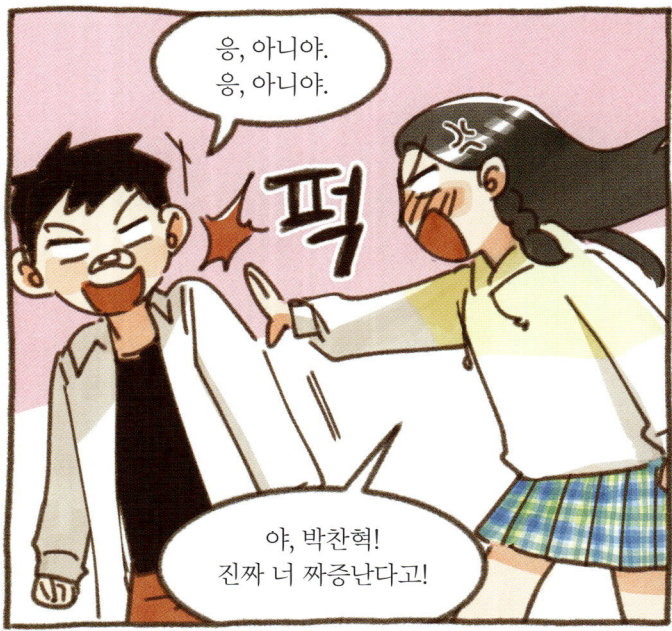
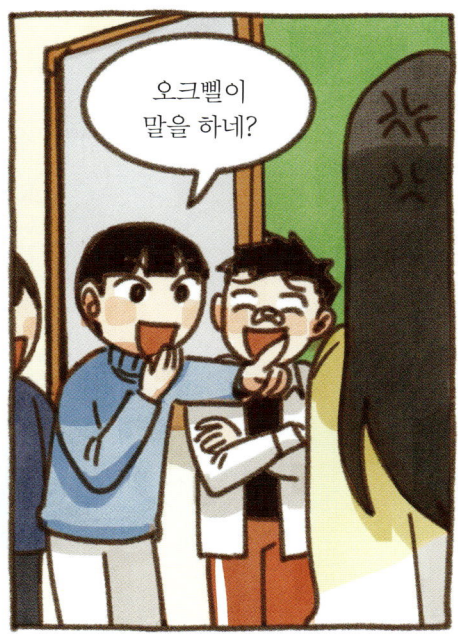

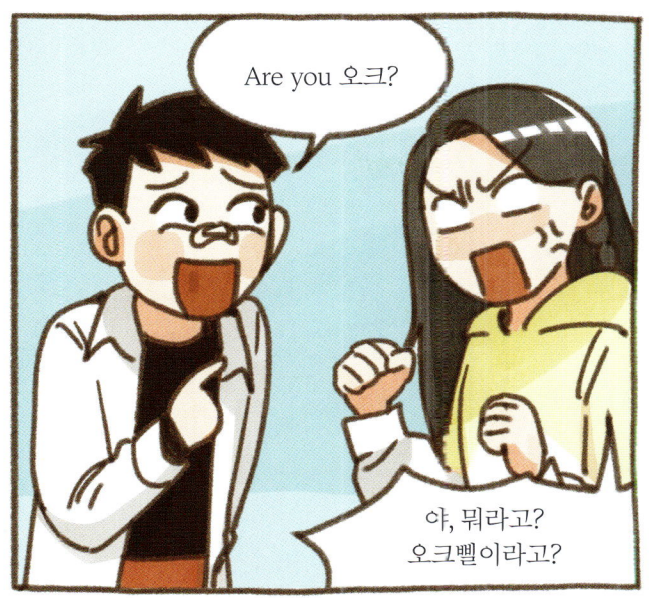
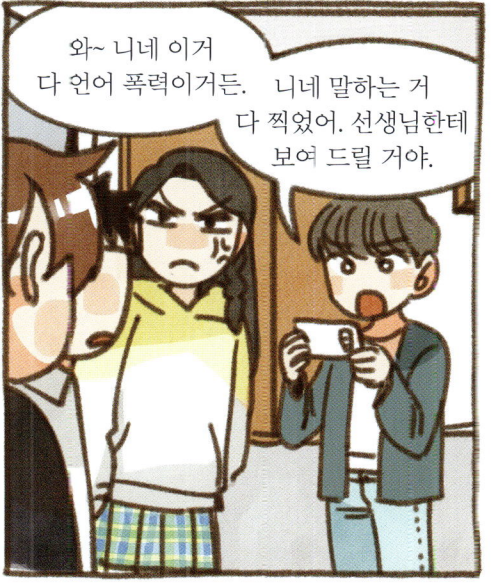
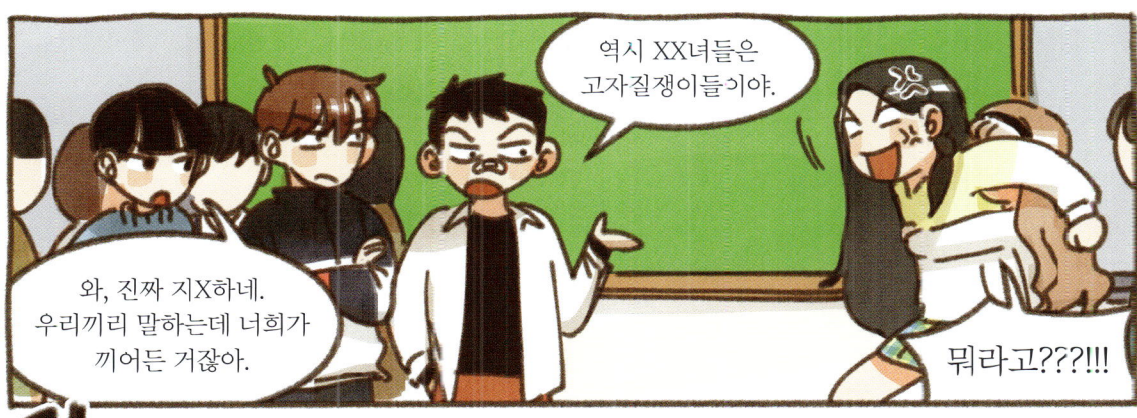
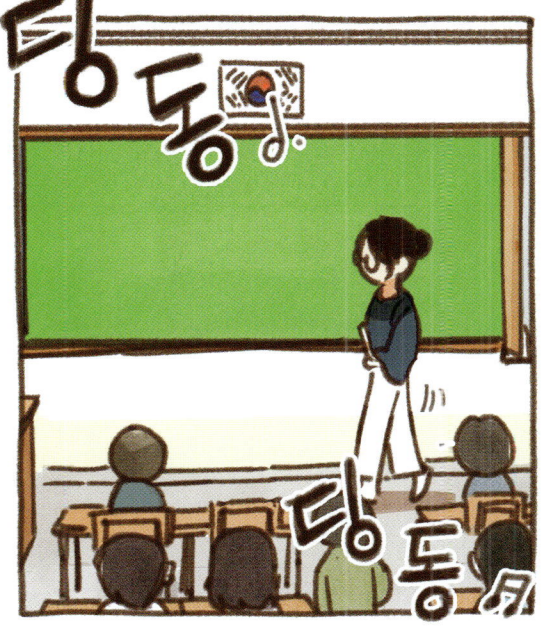
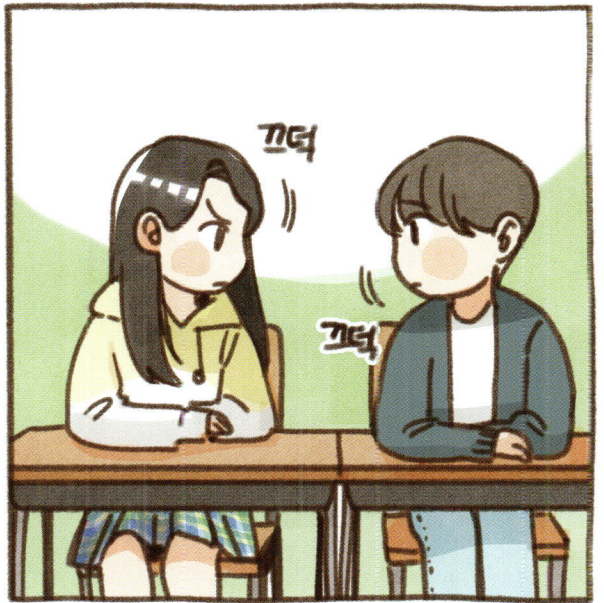

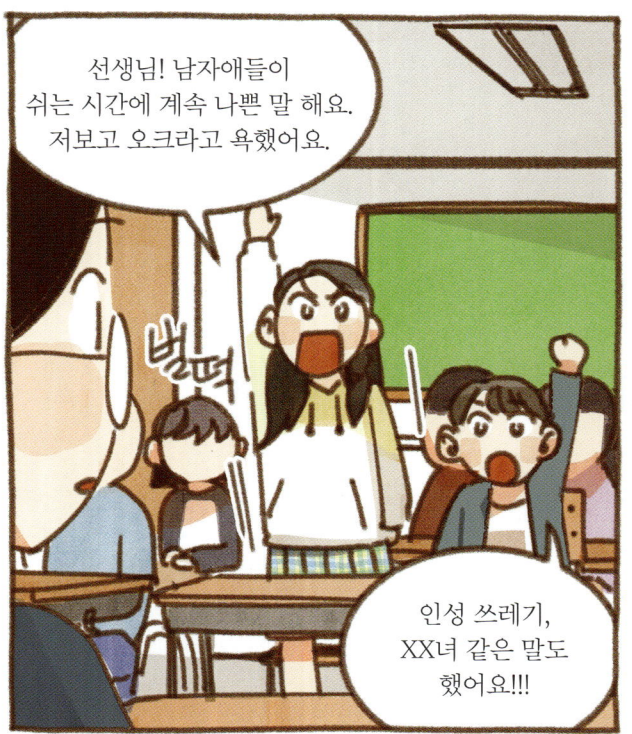
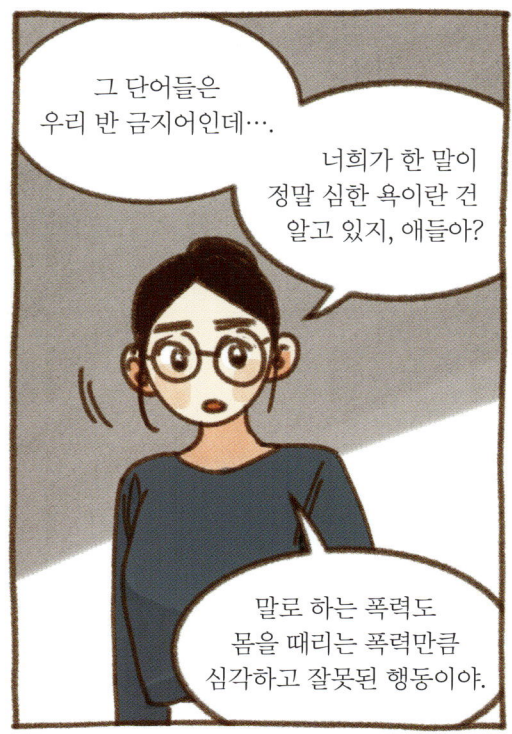
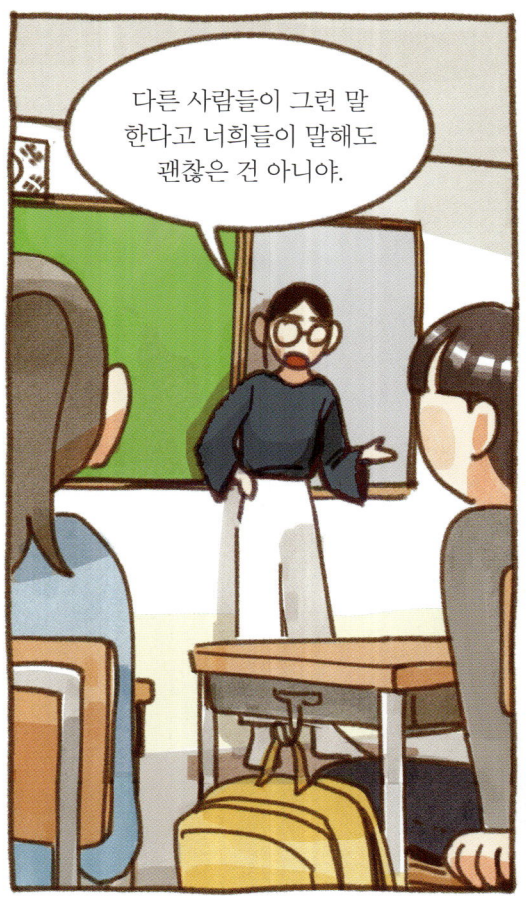
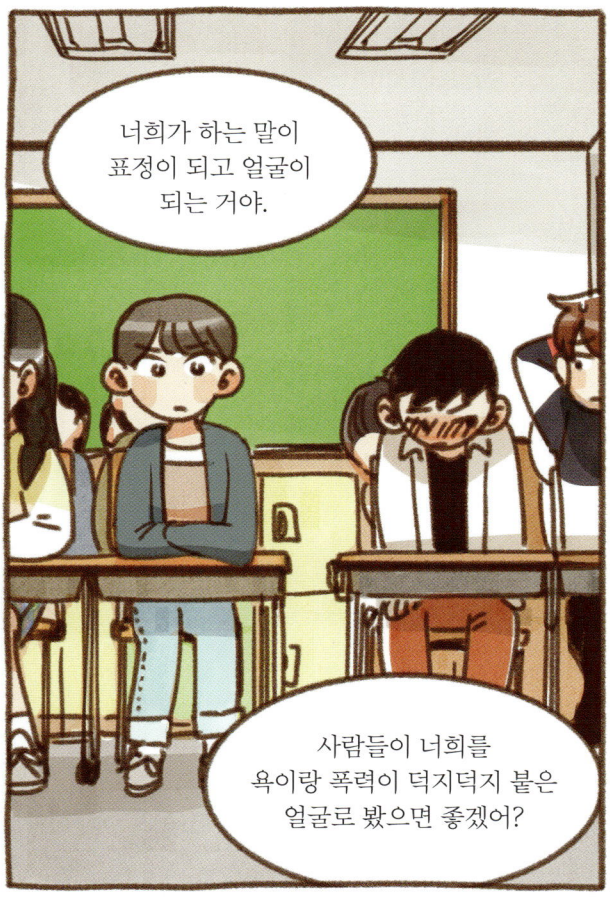

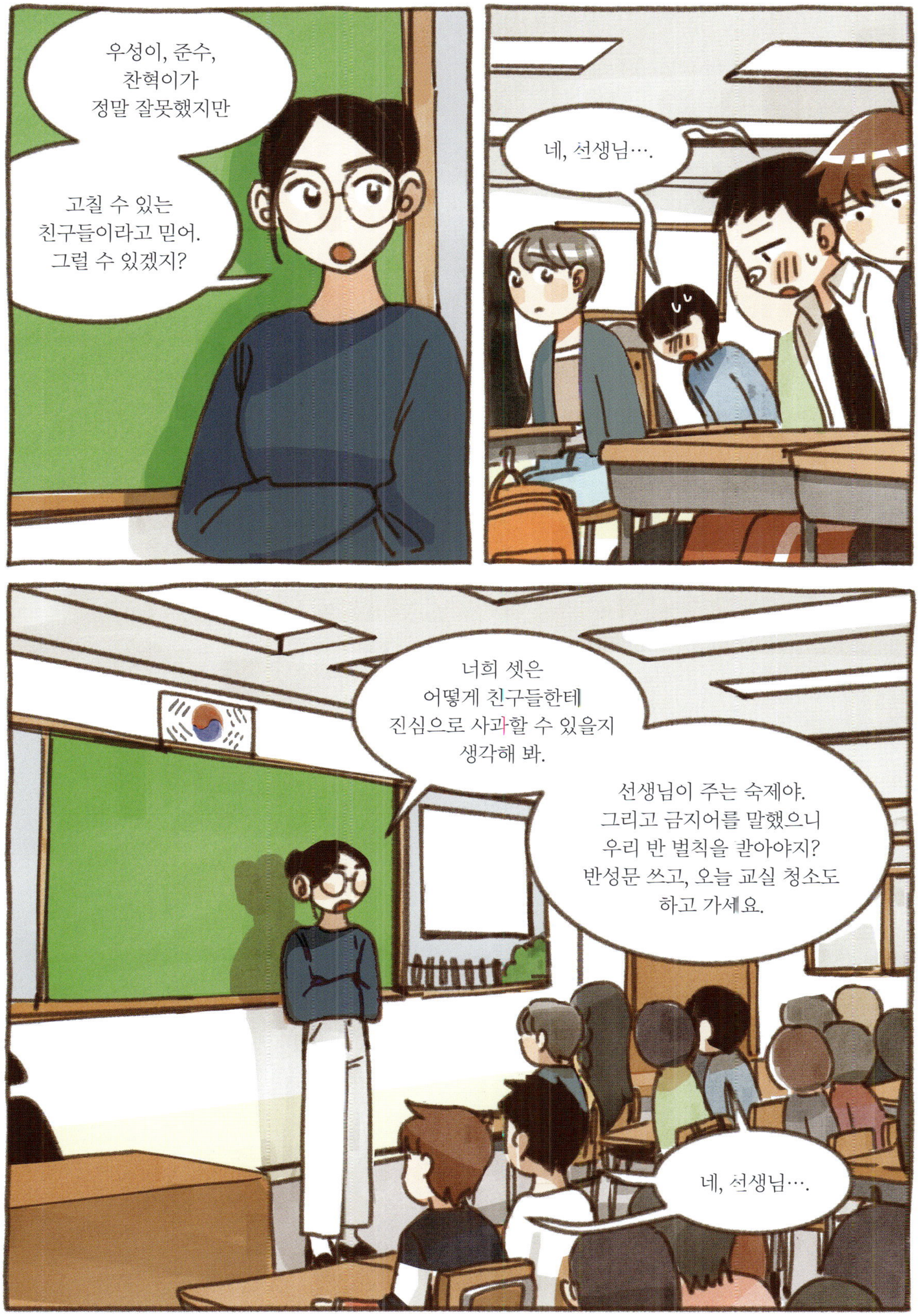

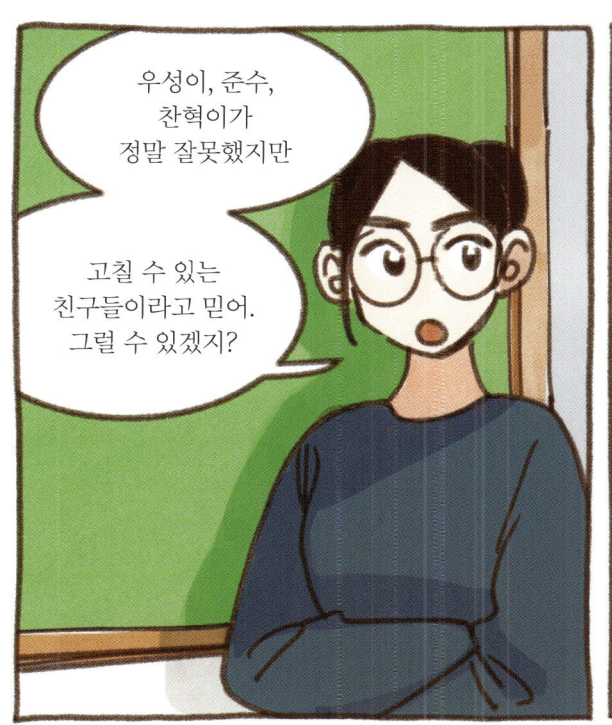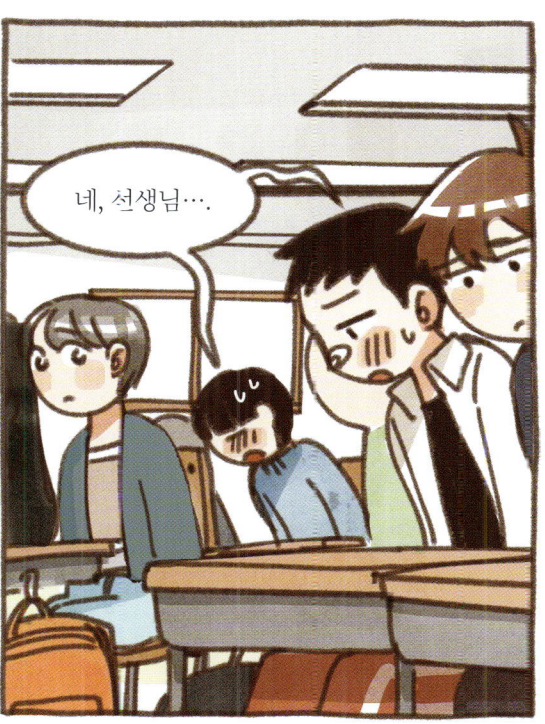

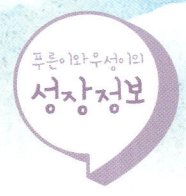

# 언어 폭력이 뭐예요?

심한 욕을 하거나 신체적 특징을 우스꽝스럽게 흉내 내고, 별명을 붙여 부르거나
뒤에서 나쁜 말을 하는 것, 거짓말을 퍼뜨리거나 의견을 냈을 때 무시하는 것이 언어 폭력이에요.
언어 폭력은 학교, 학원, 가족, 인터넷 등 모든 곳에서 일어날 수 있어요.
혹시 내가 언어 폭력을 당하고 있거나, 언어 폭력으로 다른 사람을 괴롭히고 있지는 않은지
살펴보세요. 특히 요즘은 유튜브나 인터넷 방송의 BJ가 하는 말, 게임에서 쓰는 단어,
유행어로 주변 사람들을 놀리거나 괴롭히는 경우가 많아서 더욱 주의해야 해요.
정확하게 무슨 뜻인지, 얼마나 나쁜 말인지 잘 모르고 따라 할 수도 있어요.
하지만 이런 말들은 대부분 여성이나 장애인, 외국인, 자신과 다른 사람을 웃음거리로 만들고
무시하는 심각한 말들이랍니다. 인터넷에서 배운 말이 무슨 뜻인지 잘 모르겠다면
재밌고 웃기는 말이더라도 따라 하지 마세요. 장난이라고 생각한 말이 다른 사람의 마음을
아프게 하고 오랫동안 괴롭힐 수 있는 <u>심각한 행동이자 범죄가 될 수 있다는 걸 기억하세요.</u>

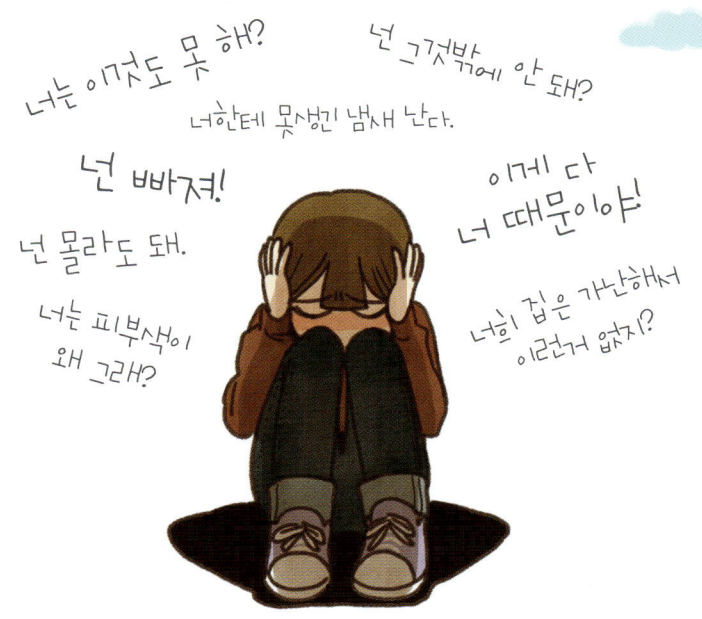

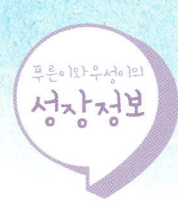

# 미디어 리터러시 활동 하기

미디어 리터러시는 사진이나 영상 같은 시청각 콘텐츠를 잘 이해하고 사용하는 능력입니다.
지금은 영상으로 공부하고, 놀고 친구도 사귀기 때문에 미디어 리터러시를 잘할 수 있어야 해요.
사진과 영상은 누군가 목적을 가지고 촬영하고 편집하게 됩니다.
그래서 누가, 왜 영상을 만드는지 따져 보는 게 중요해요.
자신이 보는 채널이나 영상을 좋은 콘텐츠와 나쁜 콘텐츠로 나눠 보는 것도 좋은 방법이에요.
아래 가이드라인을 보고 여러분이 구독하는 유튜브 채널이나 좋아하는 프로그램을
좋은 콘텐츠와 나쁜 콘텐츠로 나눠 보세요.

### 좋은 콘텐츠

- ☐ 다른 사람들에게 도움이 되는 정보와 내용을 담고 있다.
- ☐ 사람들이 많이 보게 하기 위해서 욕이나 폭력을 사용하지 않는다.
- ☐ 사람들을 웃기기 위해서 다른 사람을 놀리거나 깎아 내리지 않는다.
- ☐ 시청자들의 비판이나 의견을 잘 듣고, 발전하기 위해서 노력한다.
- ☐ 주위 사람들도 나쁜 콘텐츠라고 생각하지 않는다.

### 나쁜 콘텐츠

- ☐ 특정 성별, 외국인, 장애인, 성소수자를 무시하거나 혐오하는 표현을 한다.
- ☐ 거짓말을 하거나 확인되지 않은 내용을 사실처럼 이야기한다.
- ☐ 더 많은 사람들이 보게 하려고 폭력이나 위험한 행동, 불법적인 일을 한다.
- ☐ 이 영상 때문에 상처를 받거나 피해를 받은 사람들이 있을 것 같다.
- ☐ 댓글에 폭력적인 말이나 욕설, 다른 사람을 깎아내리는 단어나 표현이 많다.

# 인터넷은 우리가 한 모든 일을 알고 있다

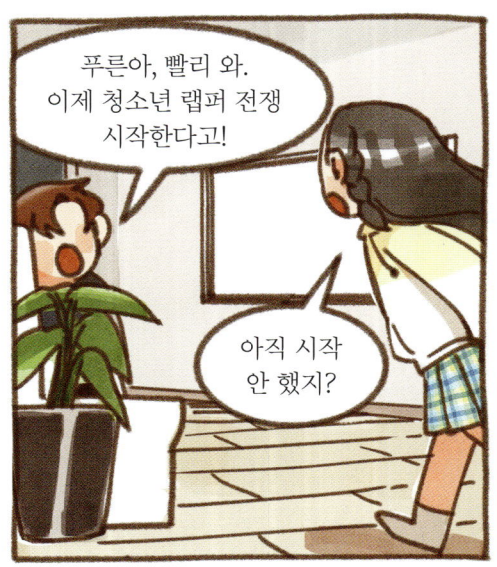

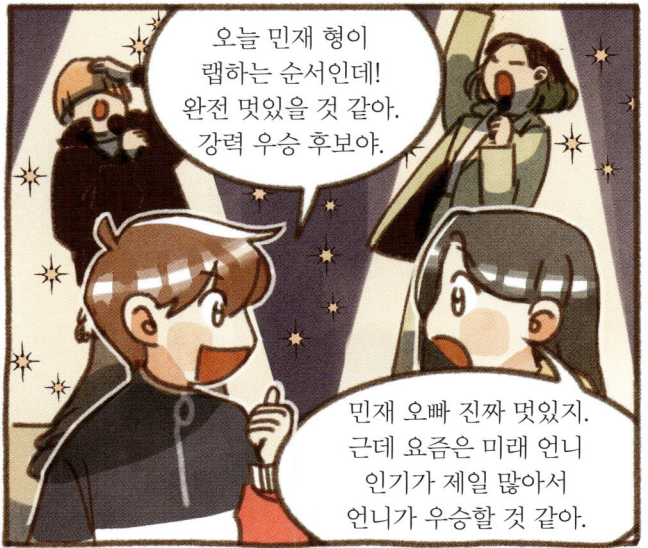

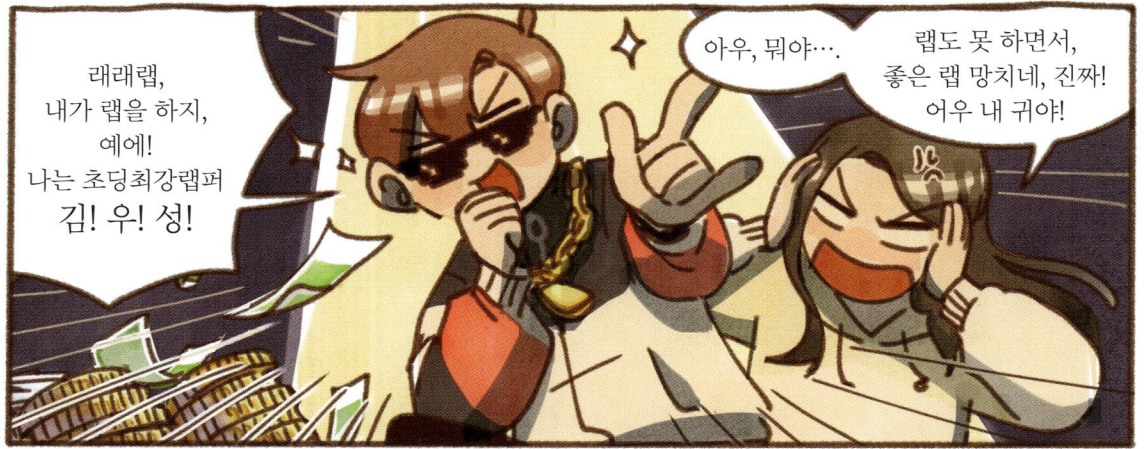

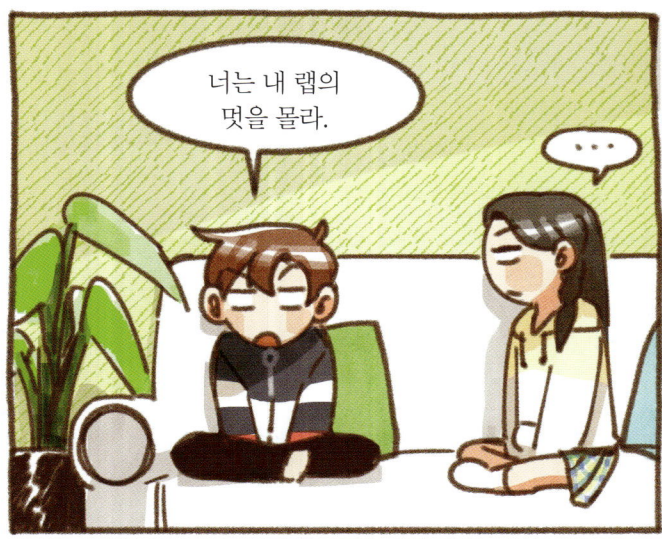

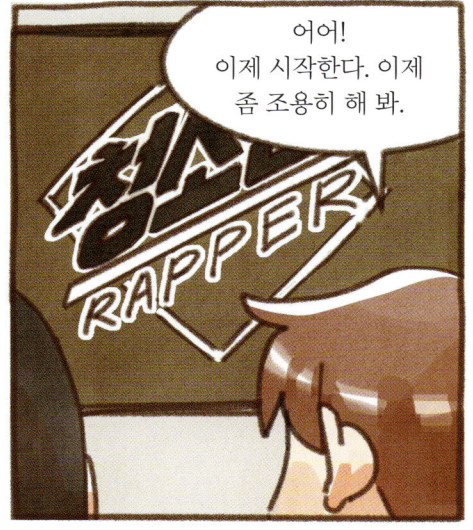

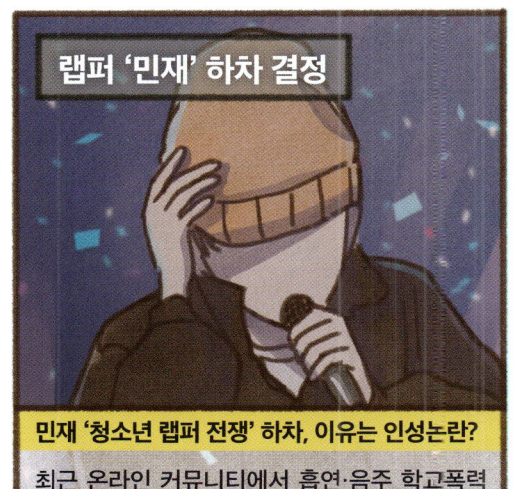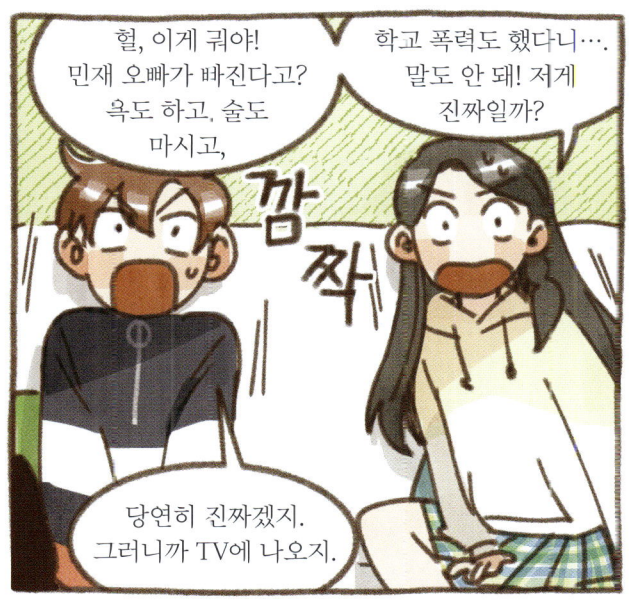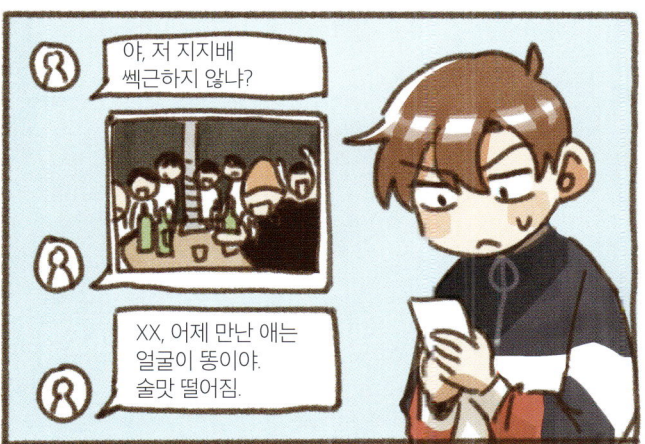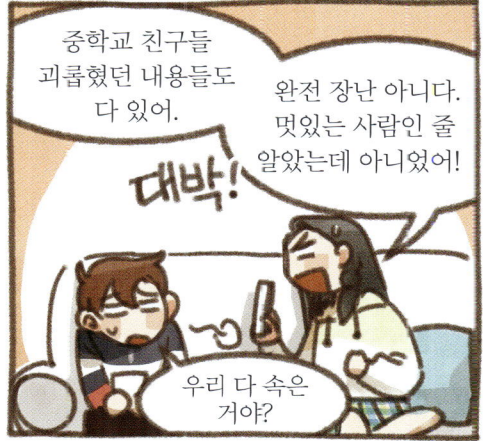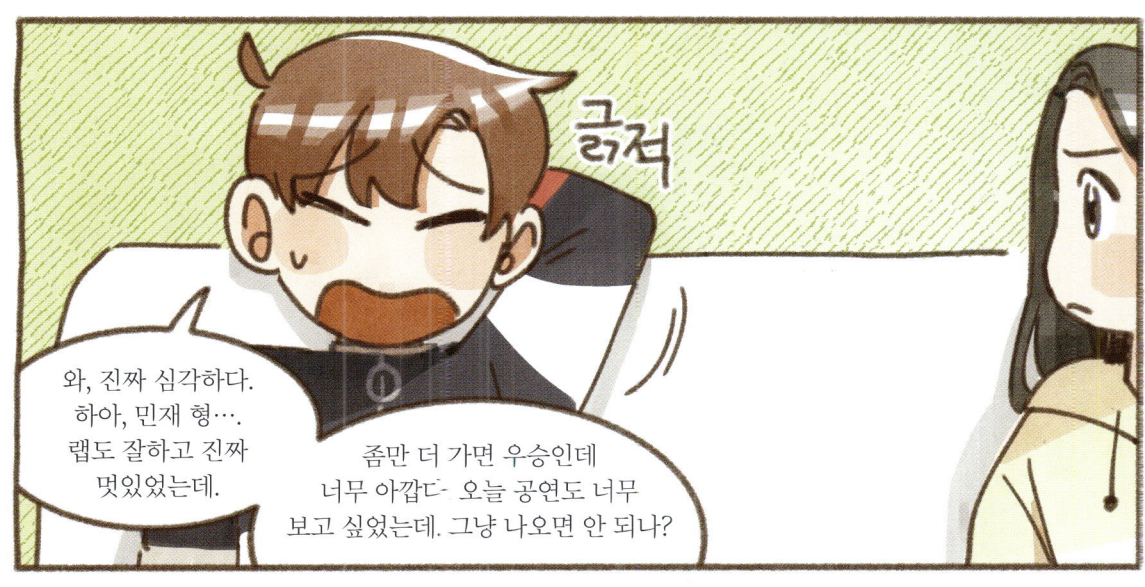

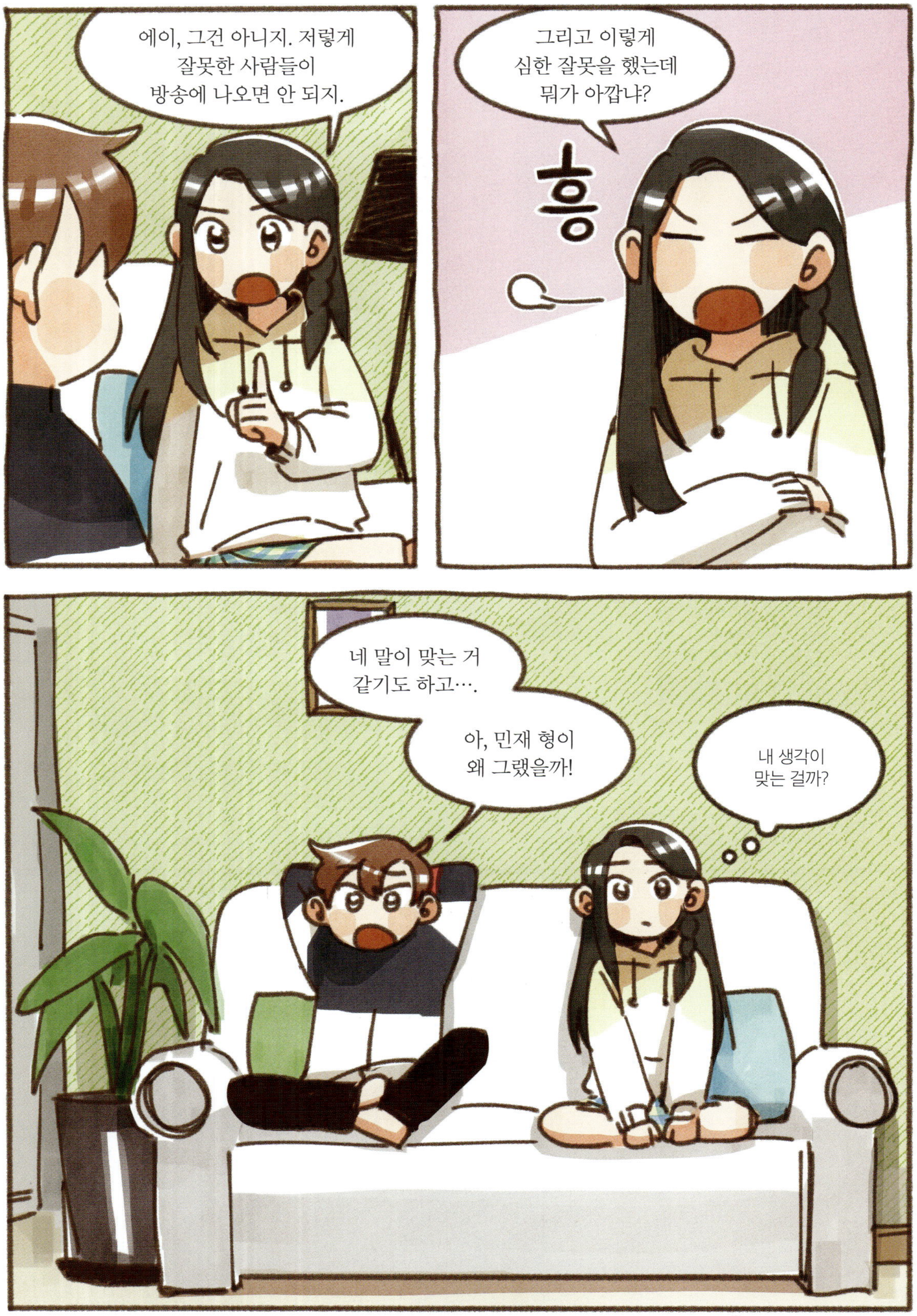

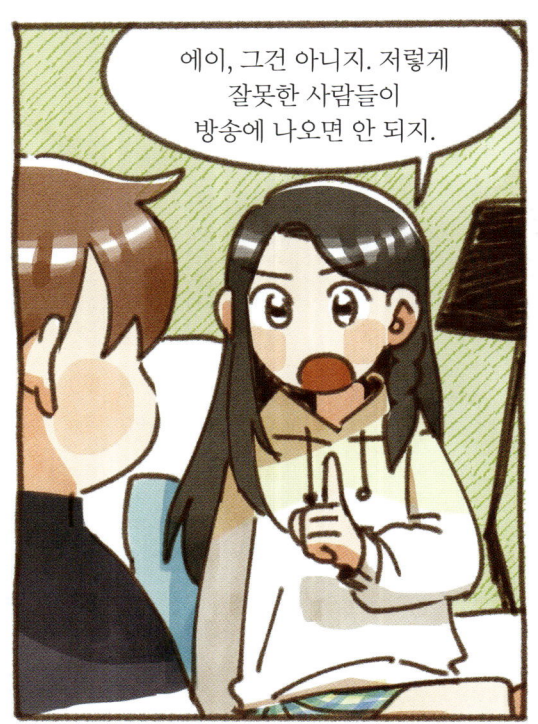
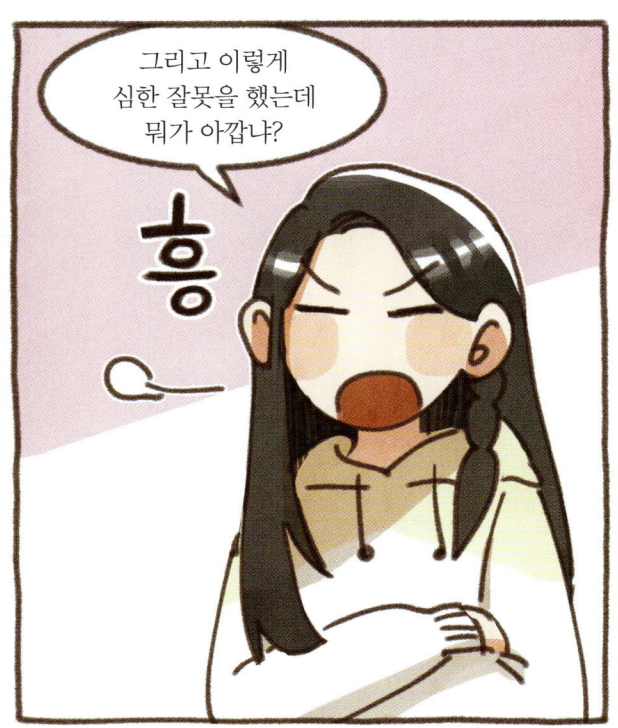

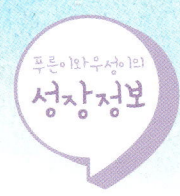

# 디지털 발자국은 어떻게 관리해야 할까요?

디지털 발자국은 여러분이 온라인에서 활동하면서 만들어 낸 정보입니다.
각종 사이트에 남긴 댓글, 소셜미디어, 구독 정보, 인터넷 검색, 구매, 게시물에 누른 좋아요,
메일, 채팅으로 보낸 메시지와 파일 모두 어딘가에 저장되고 있어요.
이런 정보는 여러분이 어떤 사람이고, 무엇을 좋아하는지 알려 주기 때문에
기업들에게 중요한 자료랍니다. 여러분이 나중에 가려는 대학이나 회사도 여러분의
디지털 발자국을 보고 여러분을 판단합니다.
여러분도 새로운 친구나 관심있는 사람의 SNS를 보거나 아이디를 검색해 본 적이 있을 거예요.
인터넷에서 보내는 시간이 길수록 디지털 발자국을 많이 남기기 때문에
디지털 발자국을 잘 알고 관리할 수 있어야 해요.

아래는 친구들이 인터넷에 글, 사진, 영상을 올리거나, 다른 사람에게 보내기 전에
확인하고 점검해 봐야 할 내용들이에요. 아래 항목에서 지킬 수 없는 내용이 있다면
나중에 문제가 될 수 있는 디지털 발자국이기 때문에 인터넷에 올리거나 다른 사람들에게
보내지 않도록 합니다.

① 틀린 정보가 있는지 확인한다. 거짓말은 쓰지 않는다.

② 인종, 성별, 성 정체성, 장애, 특정 나라를 비웃거나 차별하는 표현이 없다.

③ 내 게시물을 가족, 미래의 여자(남자)친구, 대학 입학 담당자, 회사 채용 담당자,
나의 약점을 이용하고 싶은 사람이 봐도 안전하다.

④ 아이디, 이메일 주소, 집, 학교, 내가 자주 가는 곳을 알 수 있는 정보가 없다.

⑤ 내 게시물을 볼 수 있는 사람들의 설정 정보를 알고 있다.

⑥ 많이 화가 나거나 우울할 때는 인터넷에 글을 남기거나 메시지를 보내지 않는다.

## 푸른이와 어떤 오빠

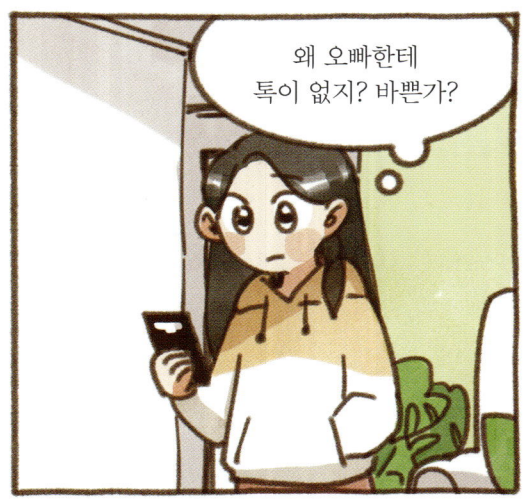
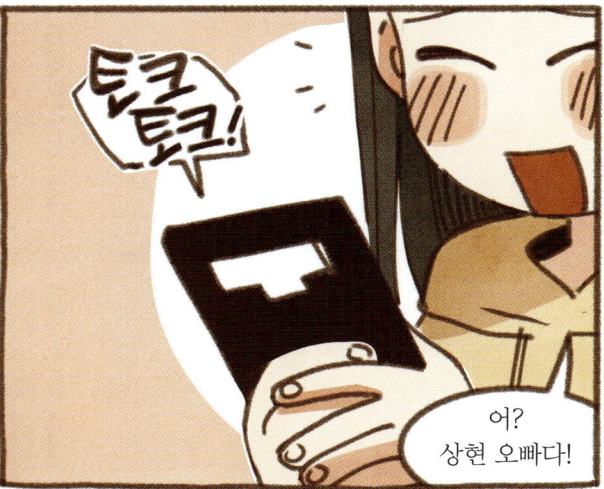
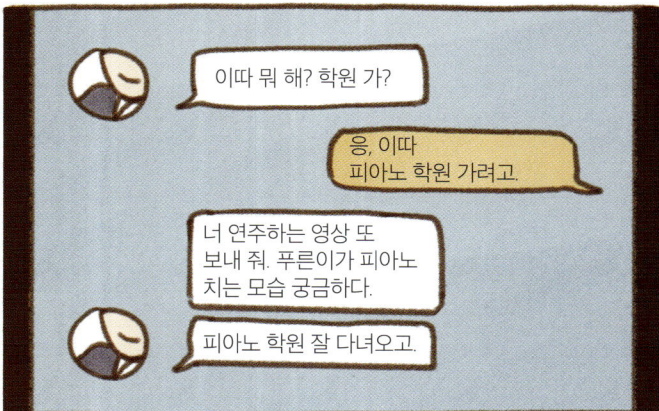
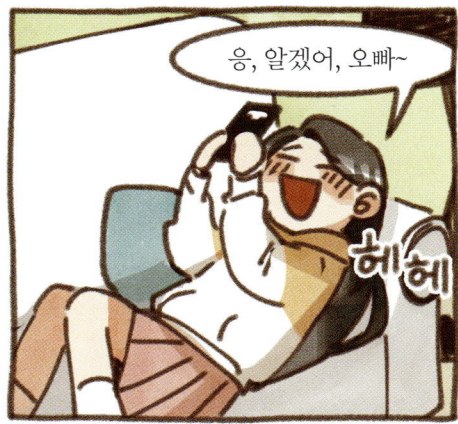
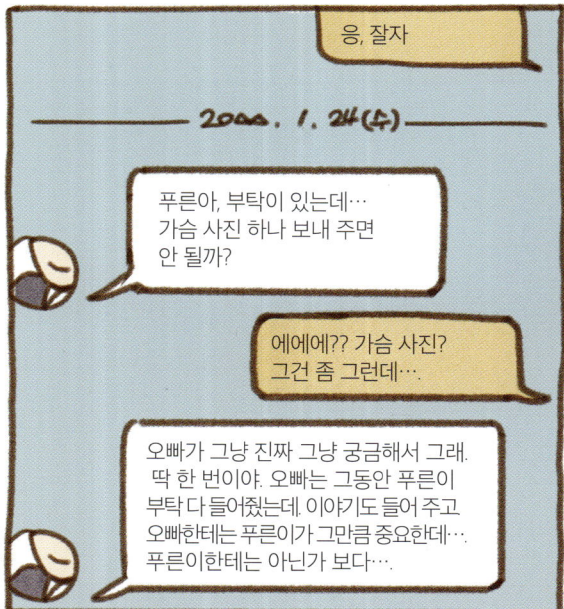
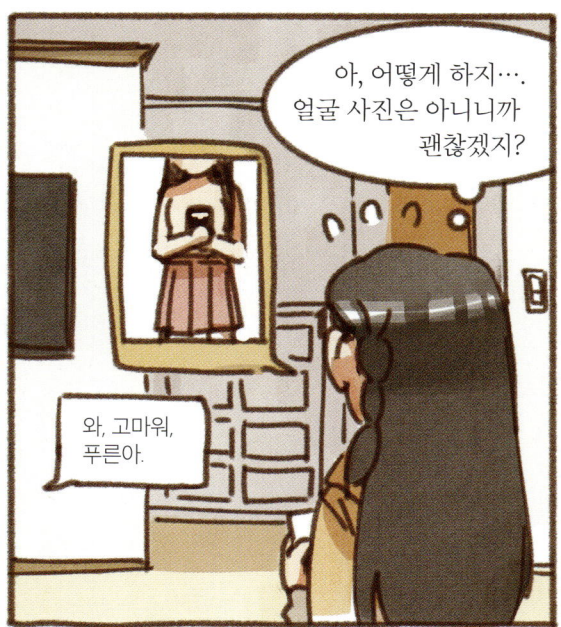

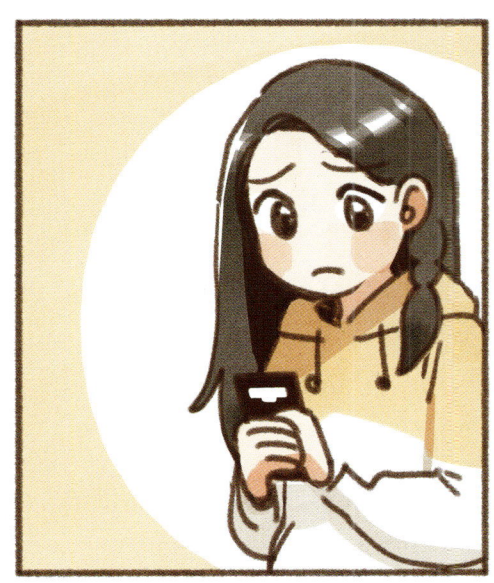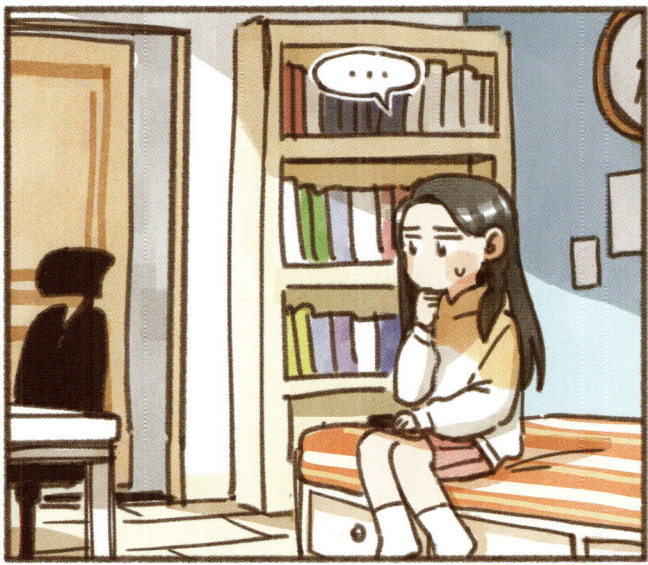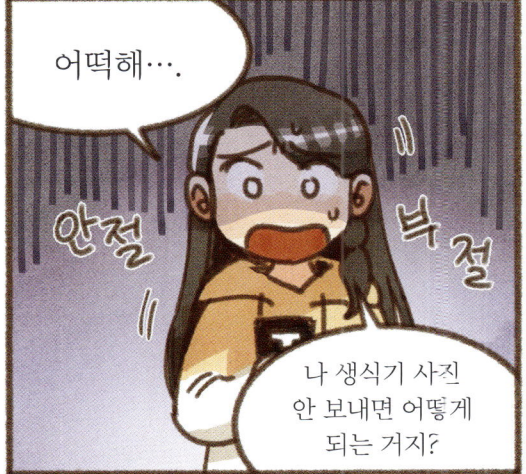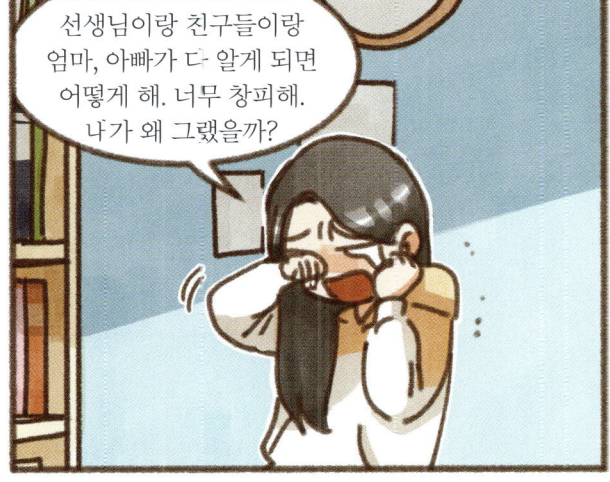

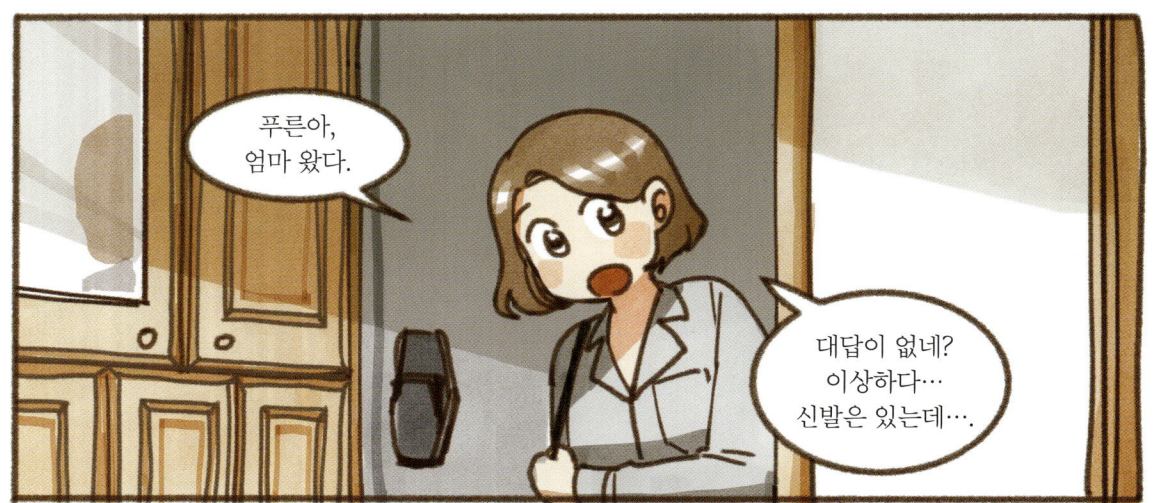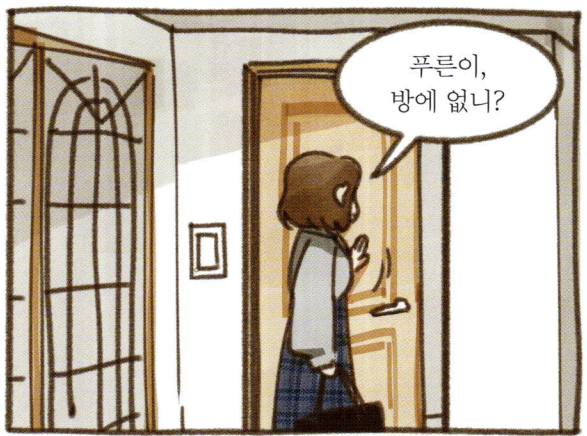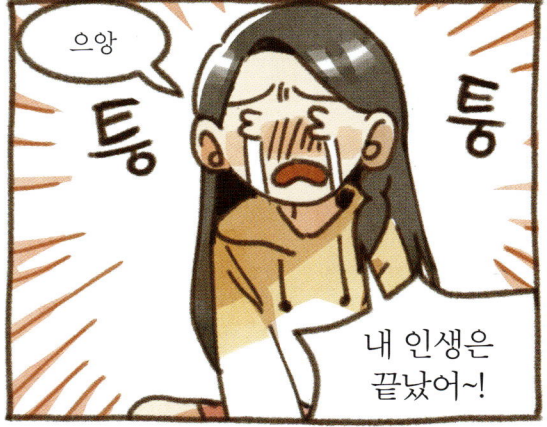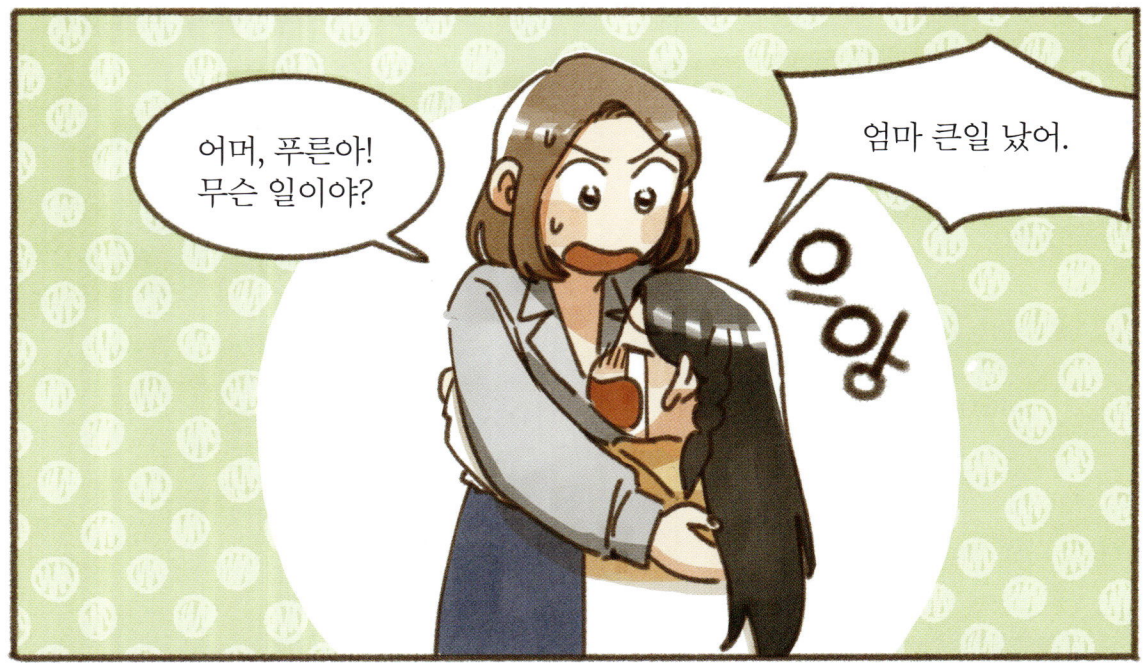

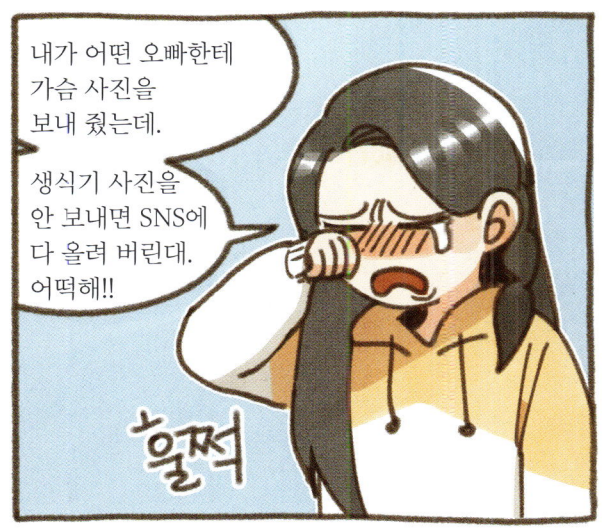
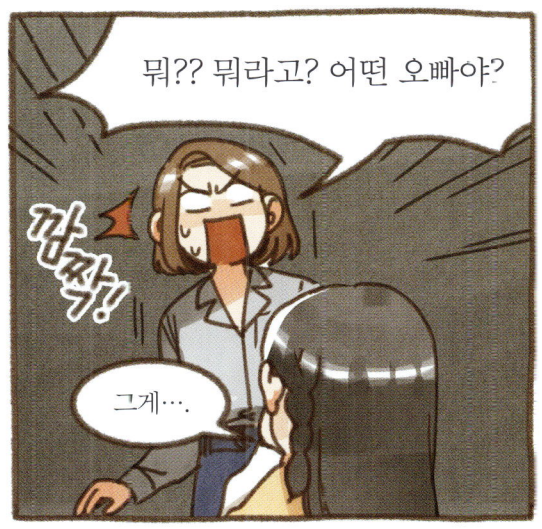
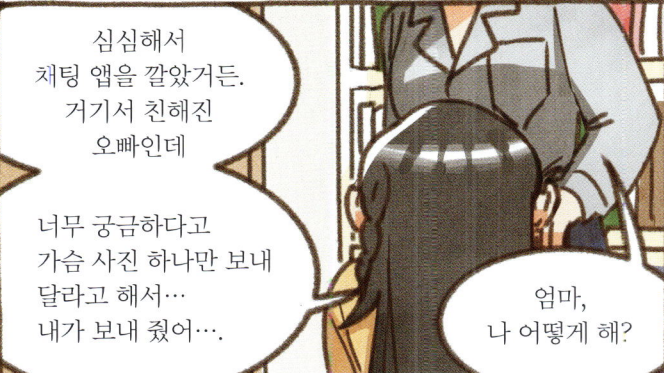
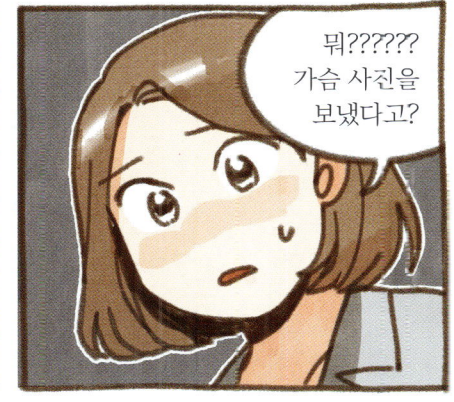
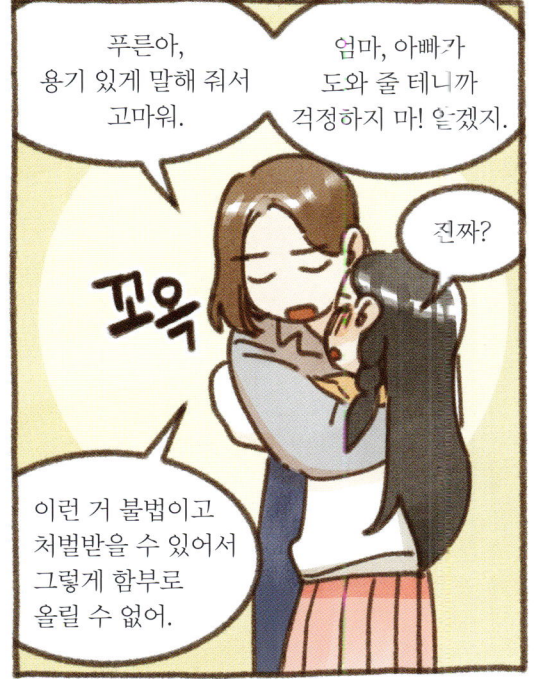
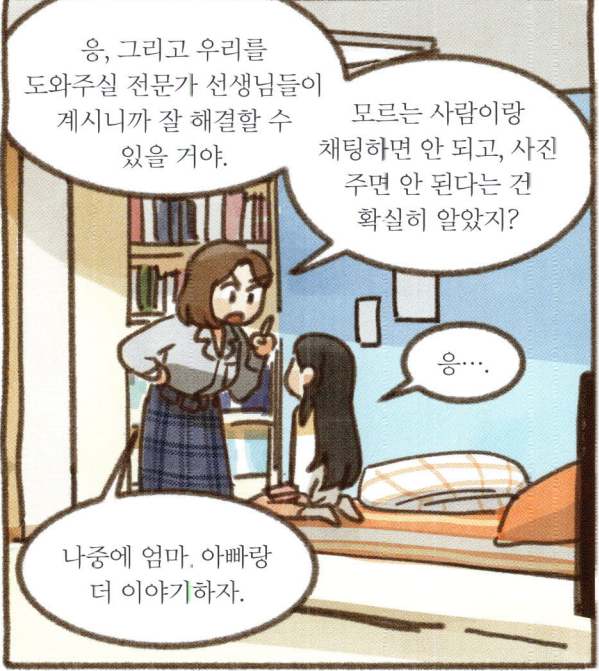

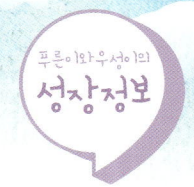

## 랜덤 채팅에는 성 범죄자들이 가득해요.

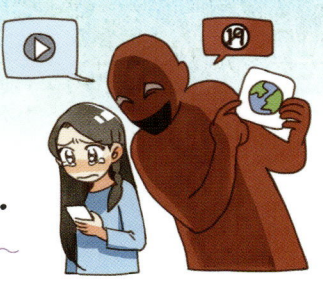

스마트폰 세상에서는 나쁜 의도를 가진 사람들이 언제든지 친구들에게 접근할 수 있어요. 그 도구 중 하나가 바로 랜덤 채팅이에요. 그들의 특징은 처음에는 아주 매너가 좋고 친절하다는 거예요. 친구들의 이야기도 잘 들어 주고, 칭찬도 해 주고, 정말 잘해 줘요.
그러다 여러분이 상대방을 믿고 의지하게 되면 서서히 본색을 드러내지요.
얼굴과 몸이 궁금하니 사진을 보내라고. 한번 사진을 보내 주면 그다음에는 가슴, 생식기 사진, 동영상을 보내 달라고 합니다. 더 이상 사진을 보내 주기 싫다고 하면 그때부터 협박이 시작돼요.
'이미 받은 사진과 동영상을 가족이랑 친구들한테 보낸다'고 할 거예요.
신고하겠다고 하면 '직접 사진을 찍어서 보냈기 때문에 너도 벌을 받는다'고 거짓말을 할 거예요. 사진을 삭제하기 위해서 직접 만났다가 성폭력을 당하는 사례도 있다고 해요.
랜덤 채팅, 참 위험해 보이지요? 나쁜 성범죄자들이 여러분에게 접근하기 위해 이용하고 있는 <u>랜덤 채팅은 피해야 합니다.</u> 혹시 모르는 사람과 채팅을 하게 된다면 절대로 개인정보를 주지 않아요. 개인정보에는 전화번호나 집 주소 외에도 카톡이나 라인처럼 친구들이 사용하는 채팅 아이디, SNS 계정도 포함돼요. 직접 만나는 것은 절대 안 됩니다. 꼭 명심하세요.

### 협박을 당하고 있어요. 어떻게 해야 할까요?

자신의 사진이나 영상으로 협박을 받고 있다면 고민하지 말고 바로 전문가 선생님들의 도움을 받으세요. 범죄 수법을 잘 알고 상담 경험도 많은 전문가 선생님들이 여러분을 도와주기 위해서 기다리고 있어요. 카톡/라인 상담도 가능하고, 문자로도 도움을 요청할 수 있습니다. 다른 친구들도 상담 선생님들의 도움을 받아서 더 큰 피해를 막을 수 있었어요. 주변 사람들이나 인터넷에 고민을 올렸다가 오히려 이용당하거나 소문이 나서 어려움을 겪는 경우도 있어요. 믿을 수 있는 전문가 선생님들께 상담을 요청하는 것이 가장 안전하고 좋은 방법입니다.

십대여성인권센터는 성 착취로부터 아동·청소년을 보호하고, 피해자들을 지원하는 곳입니다. 여자 아동·청소년들이 심리 상담과 법률 지원, 의료 지원 등 꼭 필요한 도움을 받을 수 있는 전문 기관입니다.

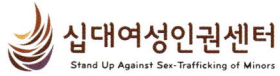 **전화** 02-6348-1318, 010-3232-1318 **문자** 010-3232-1318
**카톡/라인** 10upsns **페이스북** '십대여성인권센터' 검색 후 페메

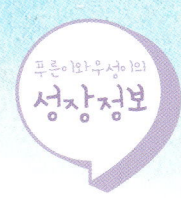

## 나쁜 사람들은 어떻게 친구들의 정보를 알고 있을까요?

성을 이용하려고 하는 나쁜 어른들은 여러분이 올린 SNS와 상태 메시지, 사진과 인터넷 활동으로 무엇을 좋아하고 관심이 있는지 미리 찾아봅니다. 인터넷만으로도 친구들이 좋아하는 가수, 취미, 반려동물, 자주 가는 장소, 학교, 사는 동네를 파악할 수 있어요.

좋아하는 이야기, 요즘에 하는 고민과 기분을 잘 알고 대화를 하기 때문에 빨리 친해지게 됩니다. 만나 본 적 없는 사람이 나에 대해서 알고 있는 내용이 있다면 주의해야 합니다.

너무 겁낼 필요는 없지만 이런 일들이 벌어지고 있다는 것은 알아 둘 필요가 있어요.

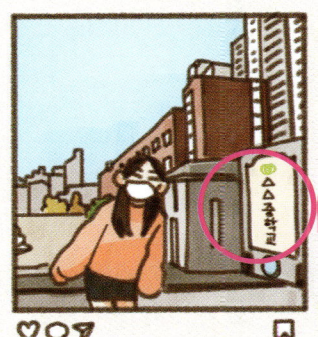

오늘도 단축수업이지..
**댓글 10개 모두보기**
jiyiun @su_Hyeon 미친 아 ㄴ낙학교 ㄴ웩

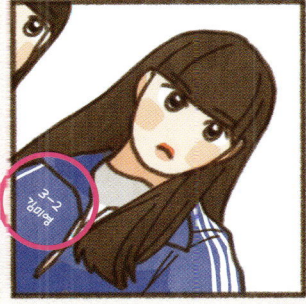

좋아요 102
히요니와~
#삼○중학교 #3학년 #떨어지지마

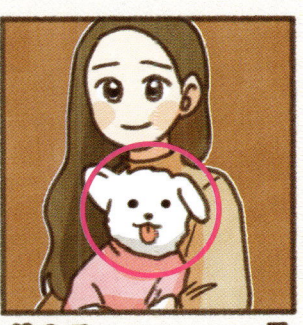

댕댕이 꼬까옷 입고
**댓글 5개 모두보기**
#댕댕이 #커플룩

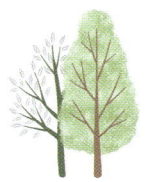

# 몸캠 피싱을 당했어요

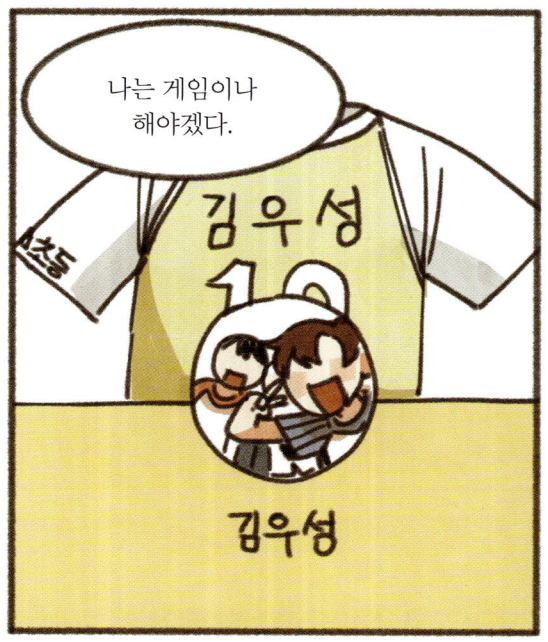
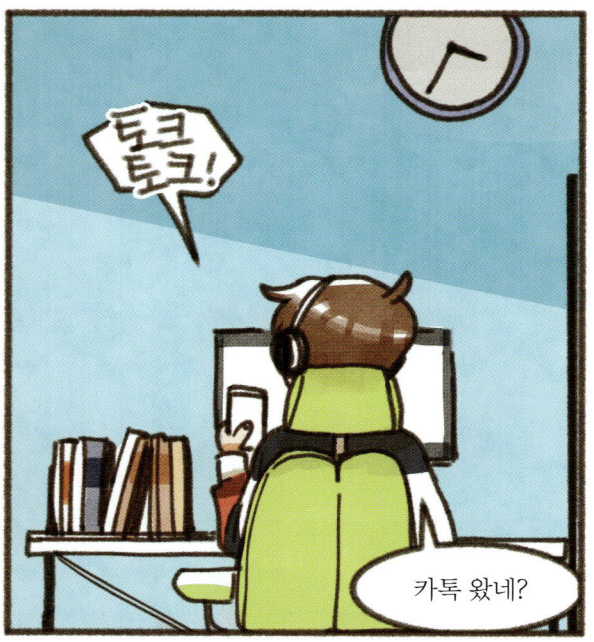
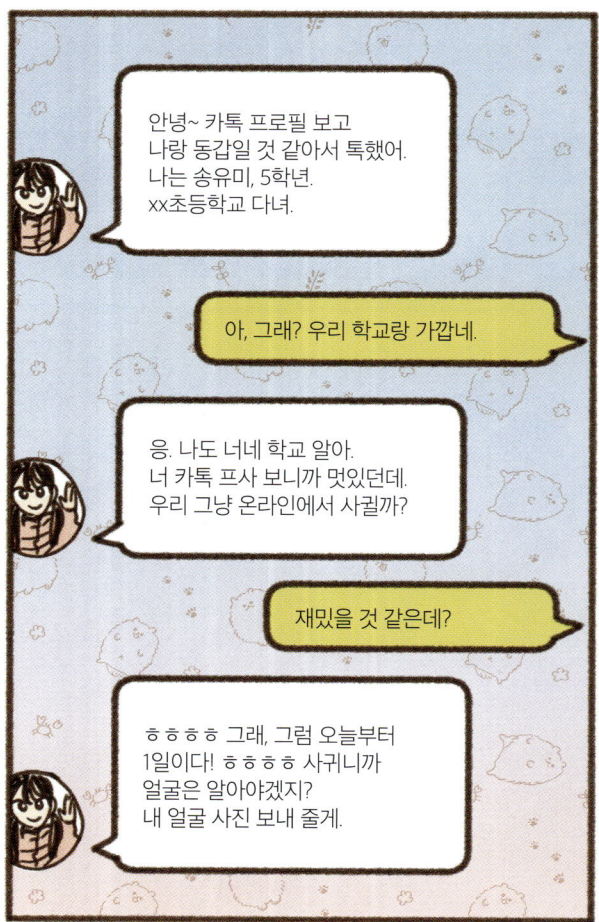
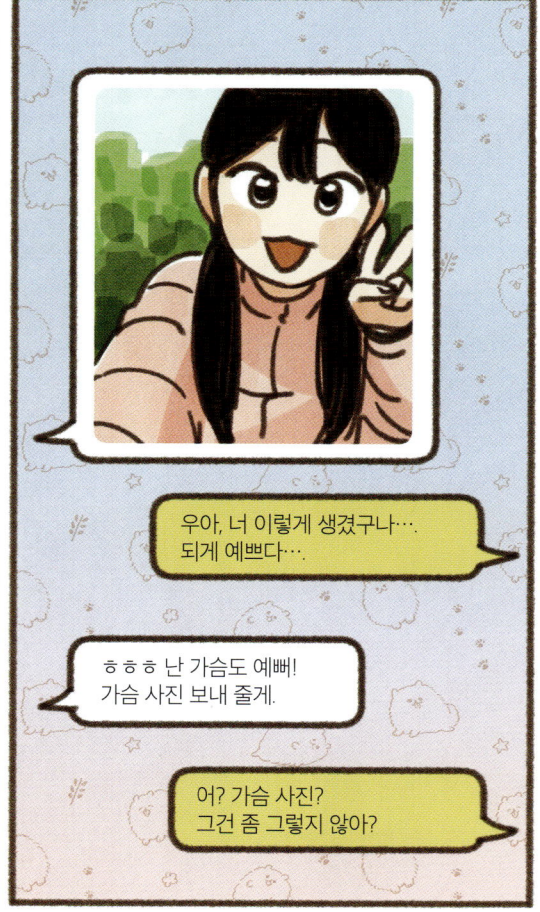

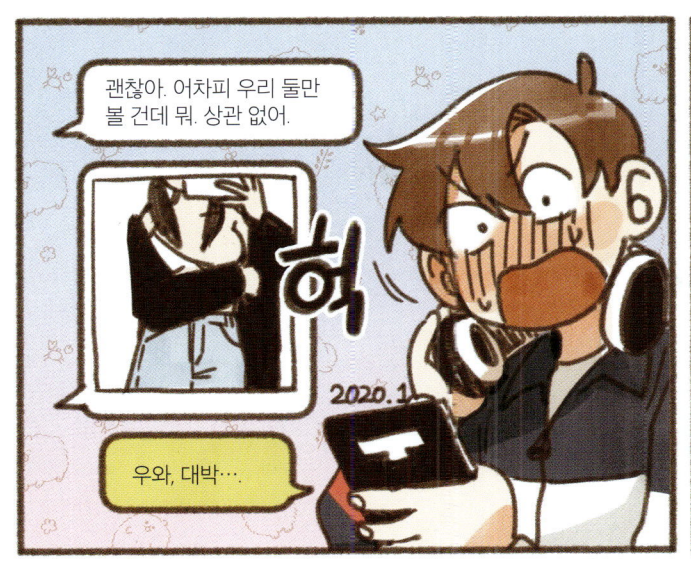
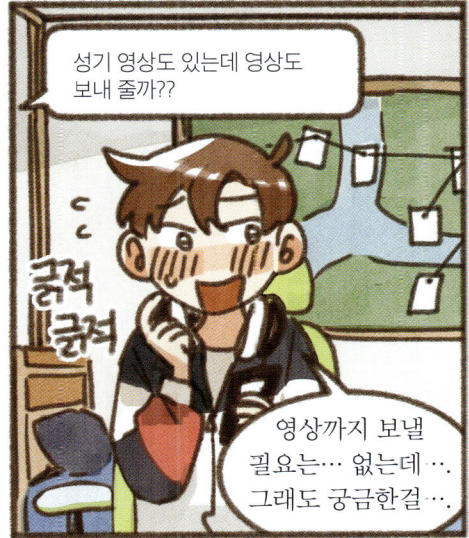
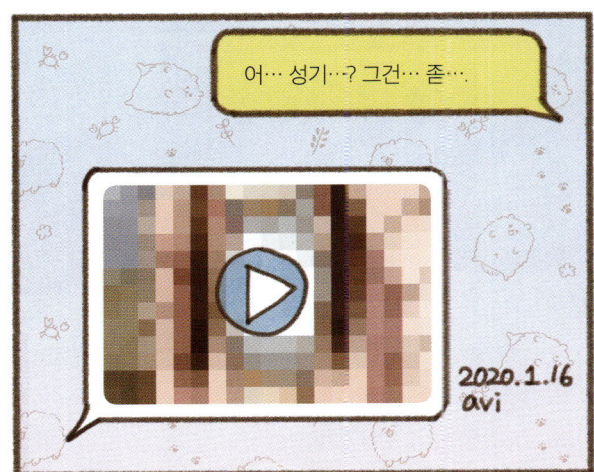
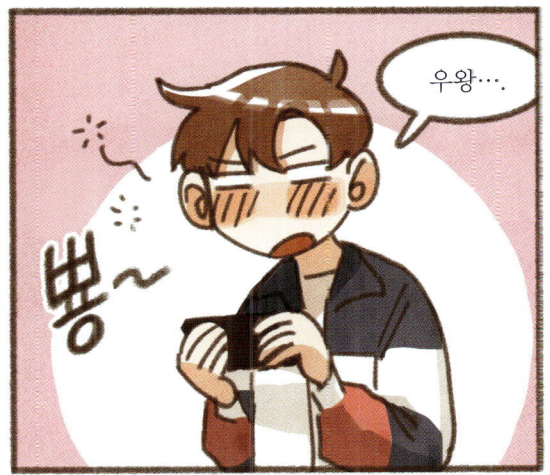
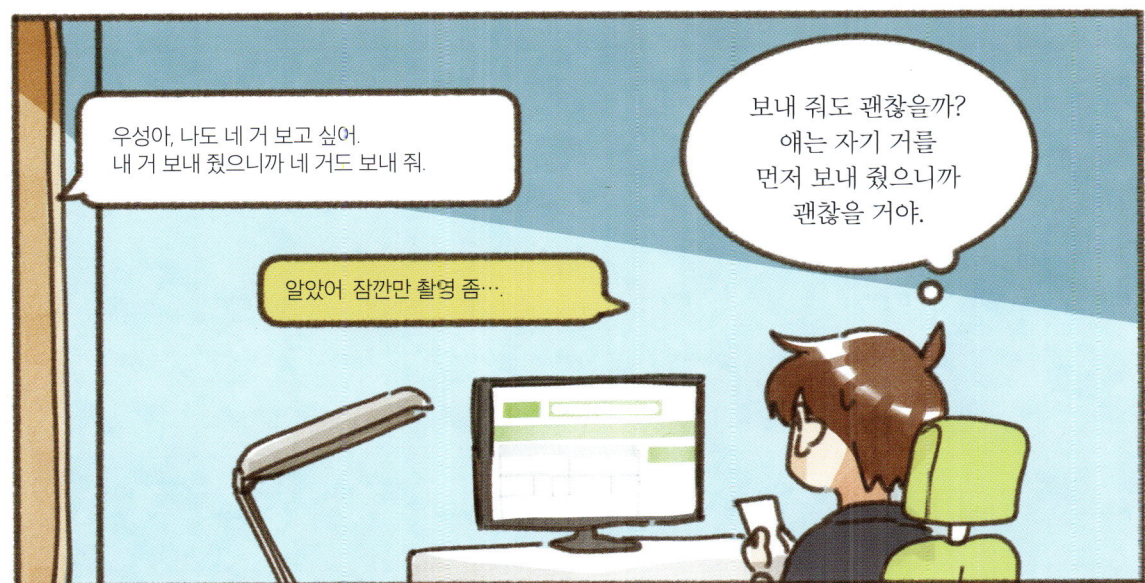

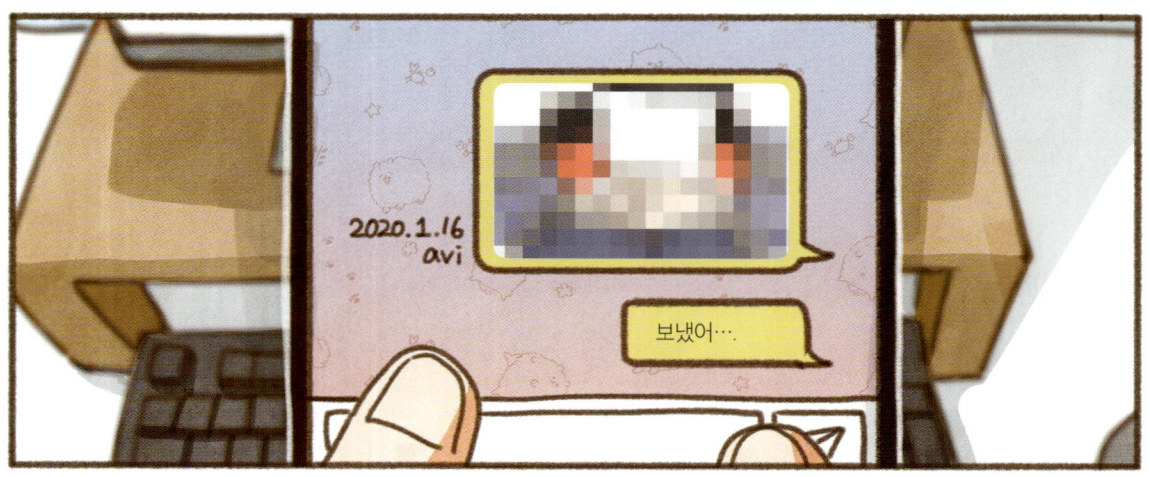
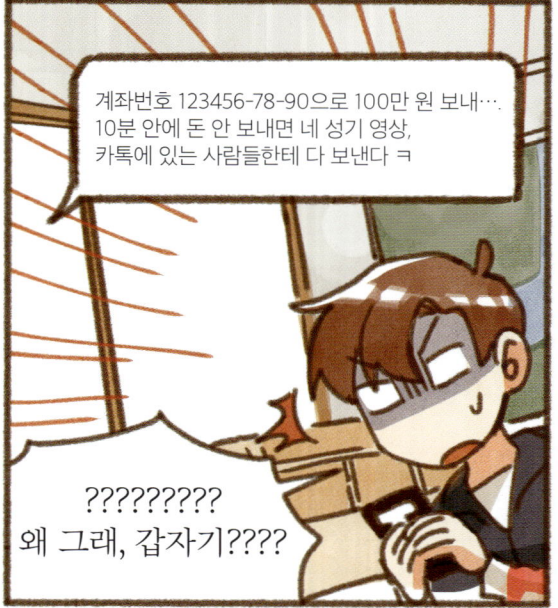
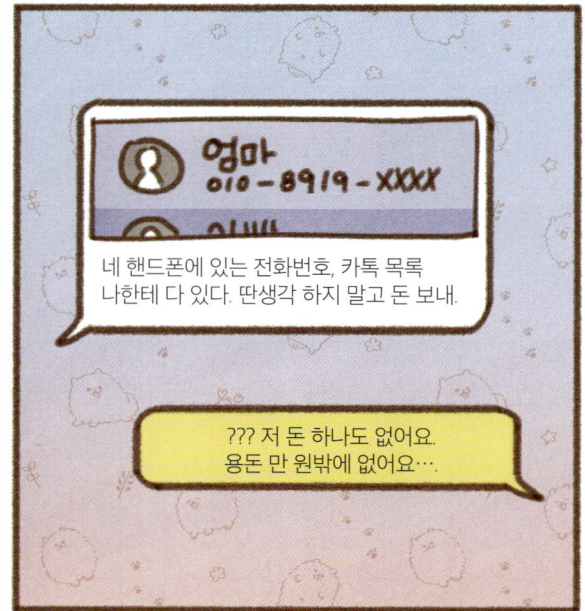
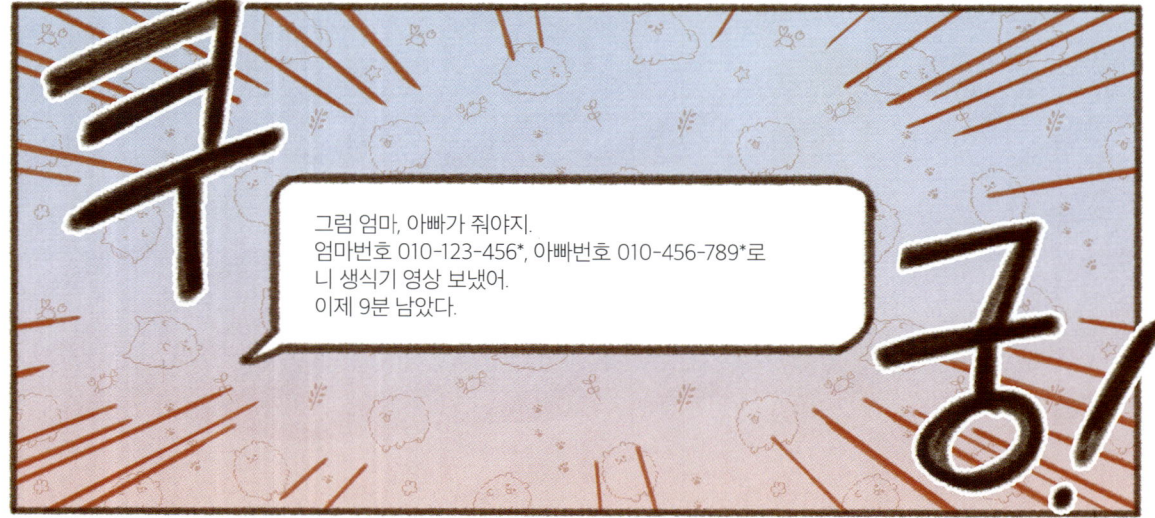

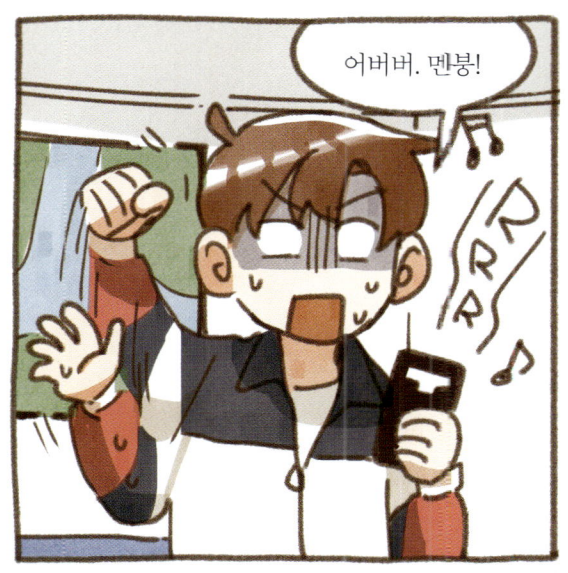
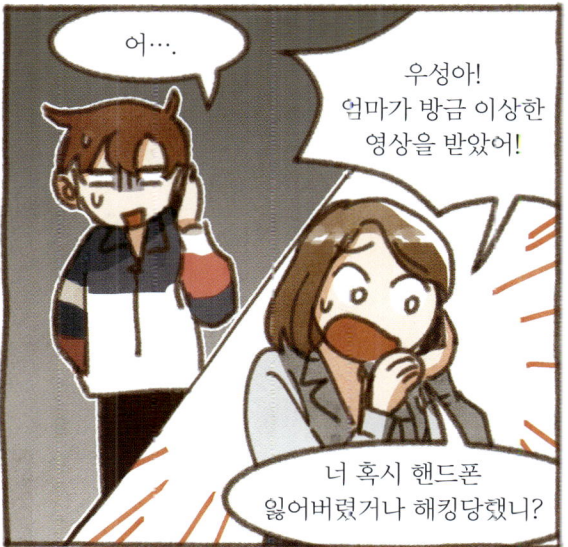
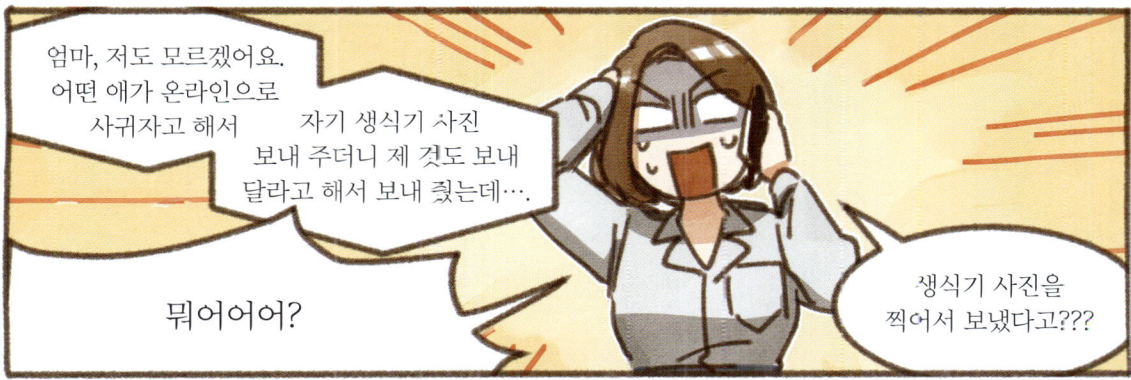
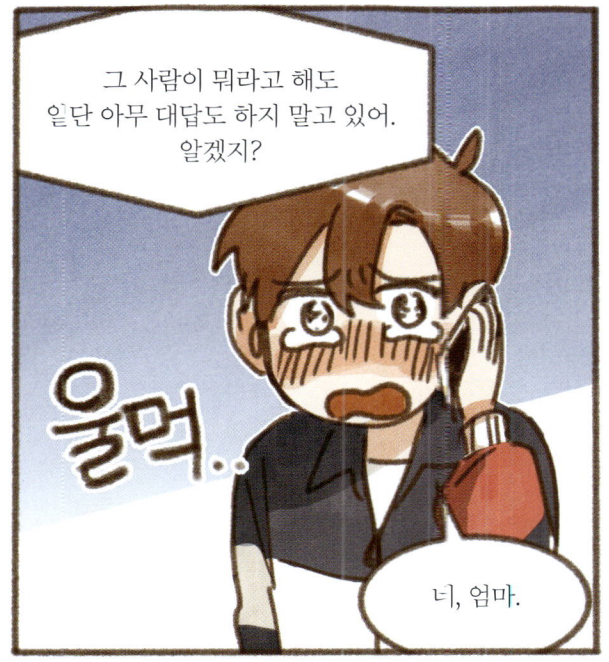
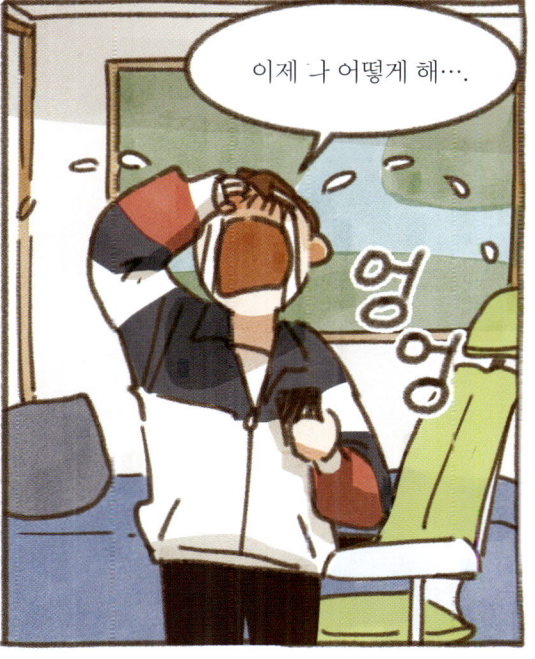

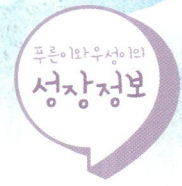

# 몸캠 피싱 범죄 유형 알기!

몸캠 피싱은 상대방에게 성적인 행동을 하게 한 뒤 그 화면을 녹화해서 돈을 빼앗는 사이버 성범죄로, 주로 남성들을 대상으로 이루어집니다. 보통 어떤 식으로 이루어지는지 순서대로 적어 볼게요.

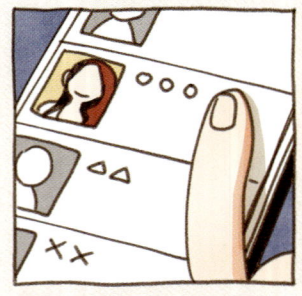

❶ 호기심으로 낯선 여성과 화상 채팅을 시작합니다.

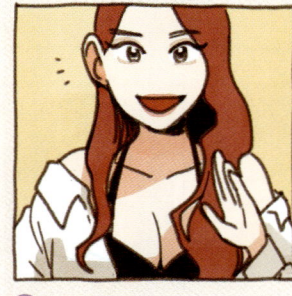

❷ 아름다운 여성이 노출이 심한 옷을 입고 있습니다.

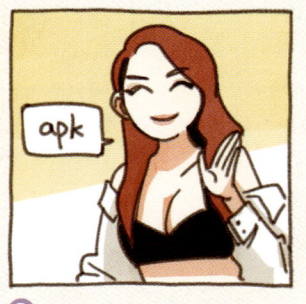

❸ 영상 통화를 재미있게 하다가 소리가 잘 안 들린다며 새로운 사이트 링크를 주거나 파일을 전송해서 깔라고 합니다.

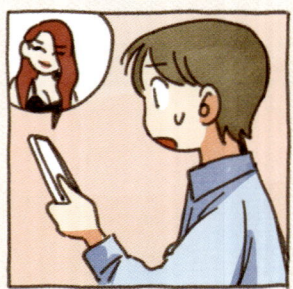

❹ 여성이 본인의 몸을 보여 주면서 남성에게도 성기를 만지거나 보여 달라고 요구합니다.

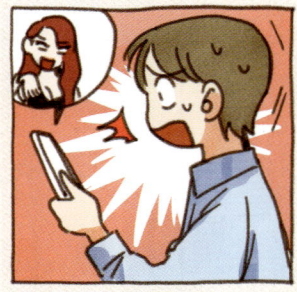

❺ 남성이 요구대로 해 주면 '모든 화면이 녹화되었다'며 돈을 요구합니다.

상대방이 보내 준 파일은 해킹 파일입니다. 영상 통화를 한 사람은 실제 여성이 아니라 미리 녹화해 놓은 영상이에요. 자연스럽게 악성 파일을 설치해서 전화번호, 사진, 개인 정보를 해킹한 다음 친구들의 얼굴이 나온 영상을 유포한다고 협박합니다. 여러분은 돈이 없기 때문에 부모님에게 바로 영상을 보내는 경우도 있어요. 모델, 연예인, 고액 아르바이트라고 속이고 영상을 찍게 하는 경우도 있어서 더욱 조심해야 합니다.

부모님 협박은 이렇게 진행됩니다. 부모님과 아들을 채팅방에 함께 초대해서 협박합니다.
<u>이때 아들의 얼굴이 들어간 영상을 클릭하면 부모님의 핸드폰에 있는 정보도 해킹되기 때문에
링크를 클릭하지 않아야 더 큰 피해를 막을 수 있습니다.</u>

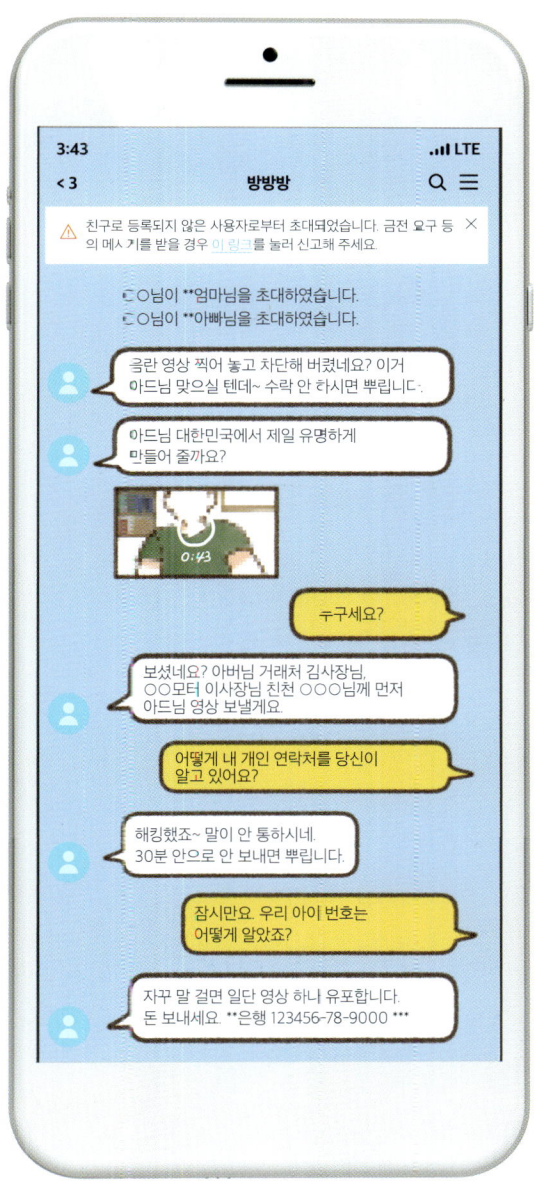

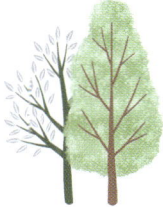

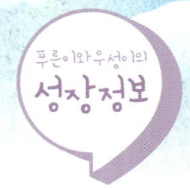

# 몸캠 피싱, 최고의 대처는 예방이다.

몸캠 피싱을 예방하기 위해서 모르는 사람과는 채팅을 하지 않습니다.
꼭 낯선 사람이 아니어도 나의 성적인 사진이나 영상은 절대 아무에게도 보내 주지 않아야 합니다. 상대방에게 준 파일은 100% 지우거나 없앨 수 있는 방법이 없어요.
상대방이 범죄자가 아니고 나쁜 의도가 없었더라도, 실수로 파일을 다른 사람에게 전송하거나 핸드폰을 잃어버리면 사진과 동영상이 다른 사람에게 노출될 수 있어요.
좋아하는 친구이거나 사귀는 사이여서 주었더라도 이후에 약점이 돼서
괴롭힘을 당할 수 있습니다.

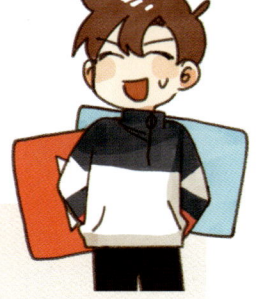

**❶ 돈을 보내 주지 않기**
돈을 주는 것은 끝이 아니라 시작입니다. 돈을 주면 점점 더 높은 금액을 요구하고 협박이 집요해집니다.

**❷ 협박 링크와 파일을 다운받지 않기**
협박 동영상을 받았을 때 링크나 파일을 클릭하지 마세요. 그 영상으로 악성 파일을 심어서, 부모님 핸드폰에 있는 개인 정보까지 해킹되는 피해 사례가 늘어나고 있습니다.

**❸ 도움 요청하기**
한국여성인권진흥원 디지털성범죄 피해자 지원센터
02)735-8994

**❹ 계정 관리**
경찰에 모든 증거를 제출한 다음, 경찰의 안내에 따라 핸드폰에 연결되어 있는 앱, SNS 계정을 삭제합니다. 앱을 삭제하는 것이 아니라 계정 자체를 없애야 합니다. 새로 가입할 때는 비슷한 아이디나 비밀번호를 사용하지 않습니다.

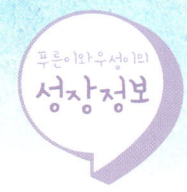

## 네 잘못이 아니야.

사춘기부터 본격적으로 몸이 성숙해지면서 성에 대한 마음과 호기심도 자라게 됩니다. 하지만 성은 왠지 부끄럽고 나와는 잘 어울리지 않는 것 같죠. 성에 대해 알고 싶다고 하면 부모님이 곤란한 표정을 짓거나 어색하게 행동하시기도 하고요. 선생님은 성이 좋고 아름다운 거라고 하지만 성을 표현하면 큰 실수가 되고 나쁜 아이가 될까 봐 걱정될 거예요. 그래서 성에 대해 더 숨기게 됩니다.

나를 아는 사람들이 없는 SNS와 채팅방이 성을 표현하고, 궁금증을 창피하지 않게 물어볼 수 있는 안전한 장소처럼 느껴질 거예요. <u>문제는 어린이들이 성 행동을 했다는 걸 부모님에게 말하기 싫어서 협박을 당해도 도움을 청하지 않는다는 걸</u> 성범죄자들이 잘 알고 있다는 거예요. 그래서 이런 일이 생겼을 때 가장 중요한 건 여러분 잘못이 아니라는 걸 믿는 마음이에요. <u>친구들이 아니라 다른 사람의 성을 이용하는 사람들이 잘못한 거예요.</u> 아이들을 보호해야 할 책임이 있는 어른들이 어린이의 성을 이용한다는 걸 창피하고 부끄러워해야 합니다. 내 잘못이 아니라는 걸 알아야 부모님과 전문 기관에 도움을 청할 수 있어요. 더 큰 위험에서 나를 보호할 수 있는 유일한 방법입니다.

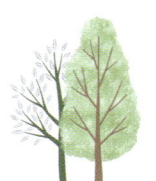
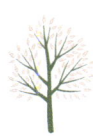

# 스마트폰 사용 동의서를 쓰다

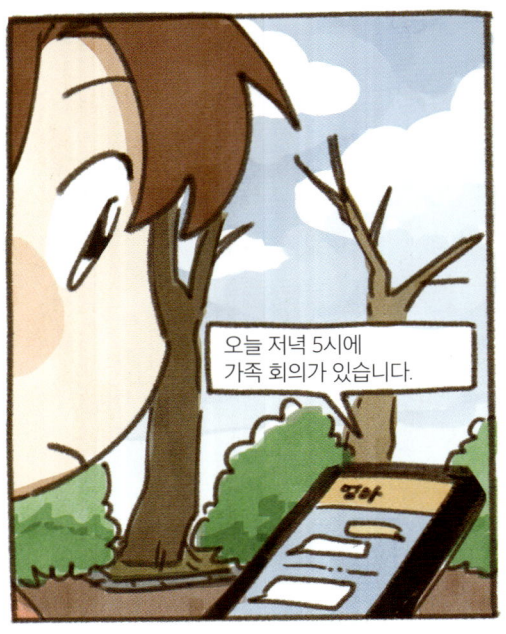
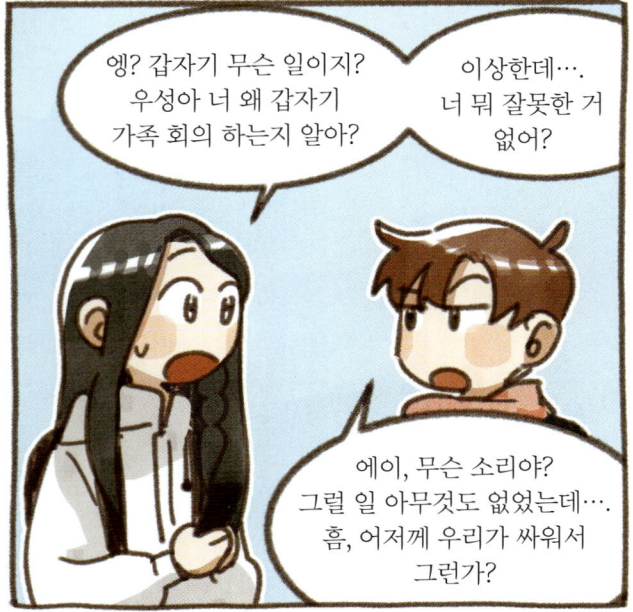
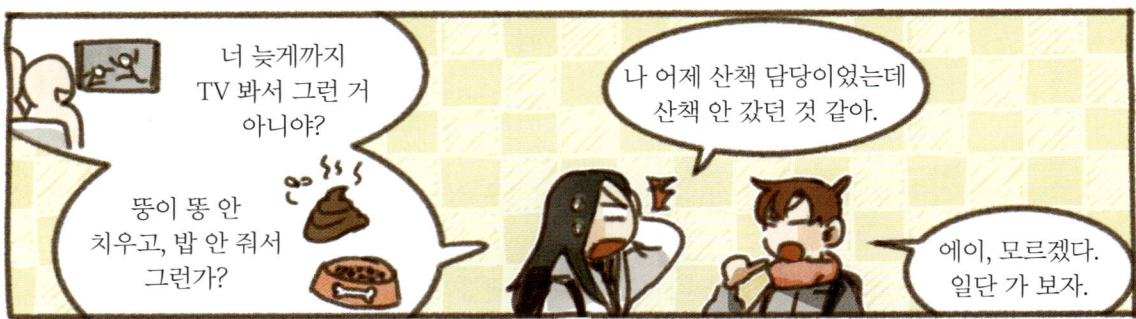
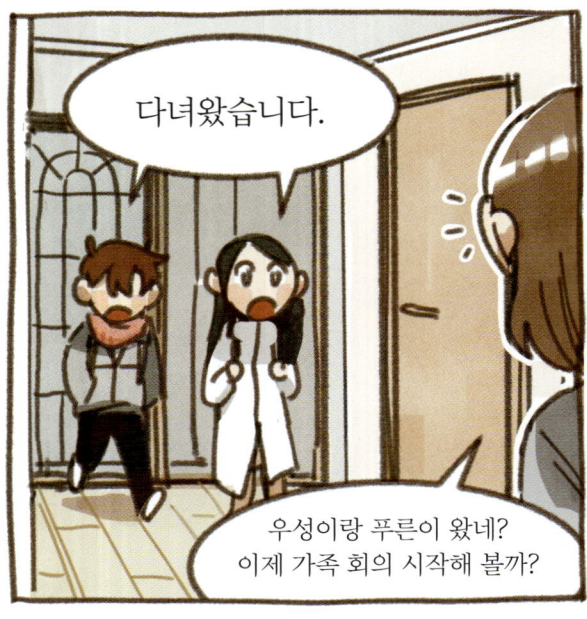
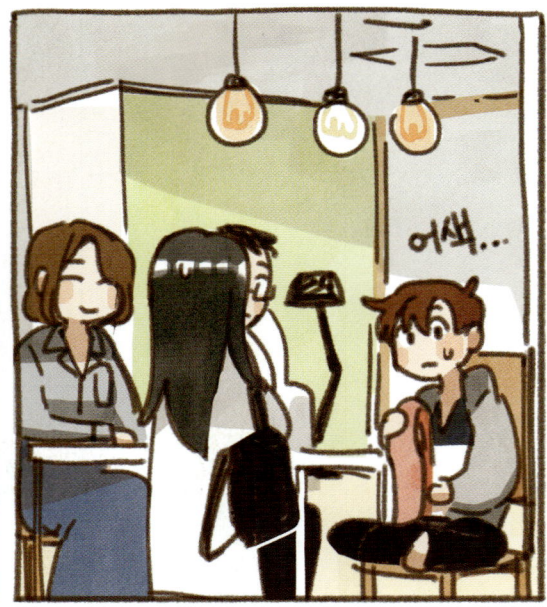

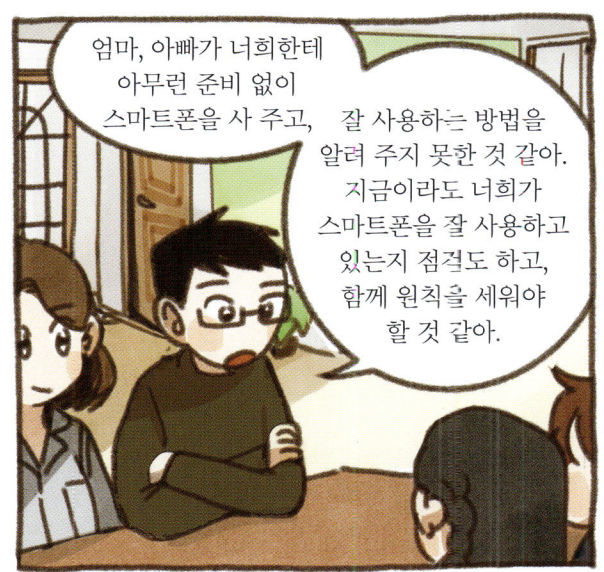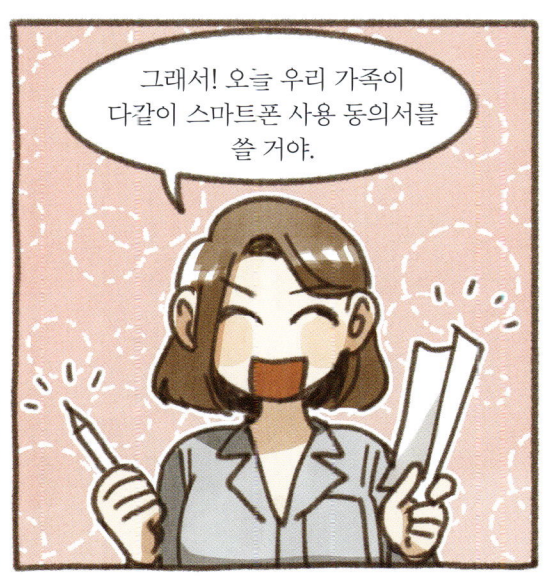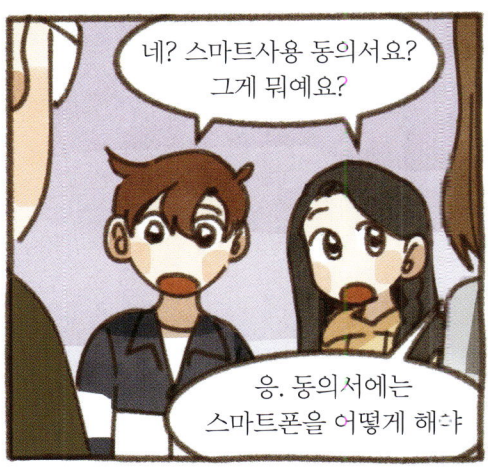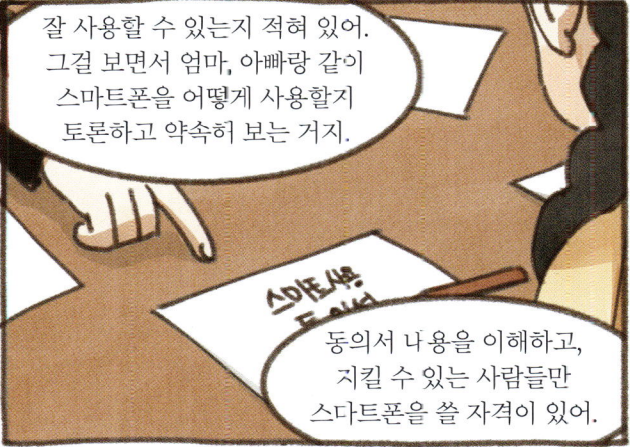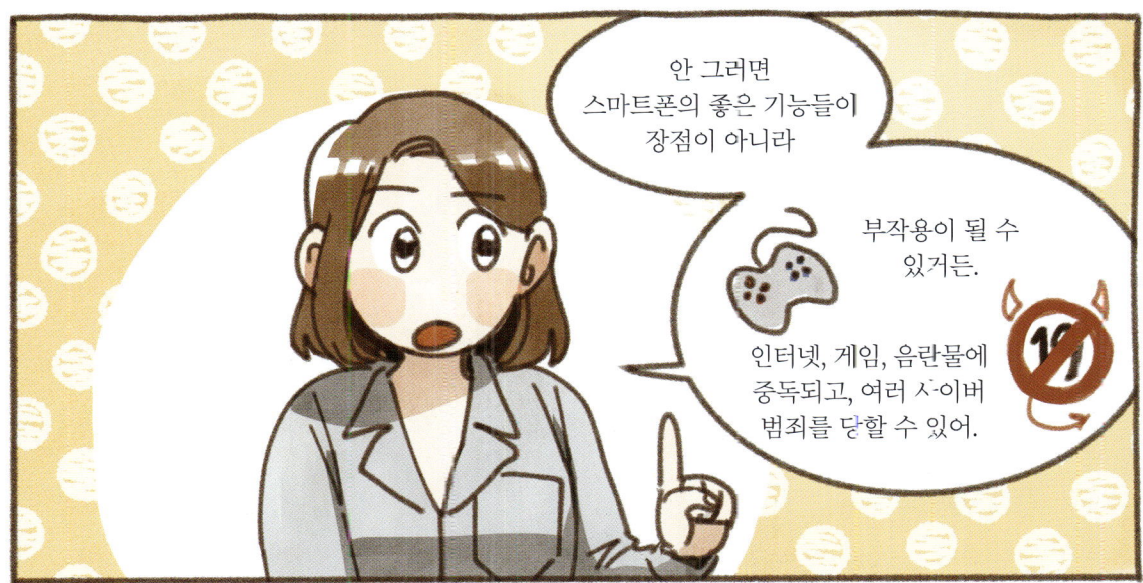

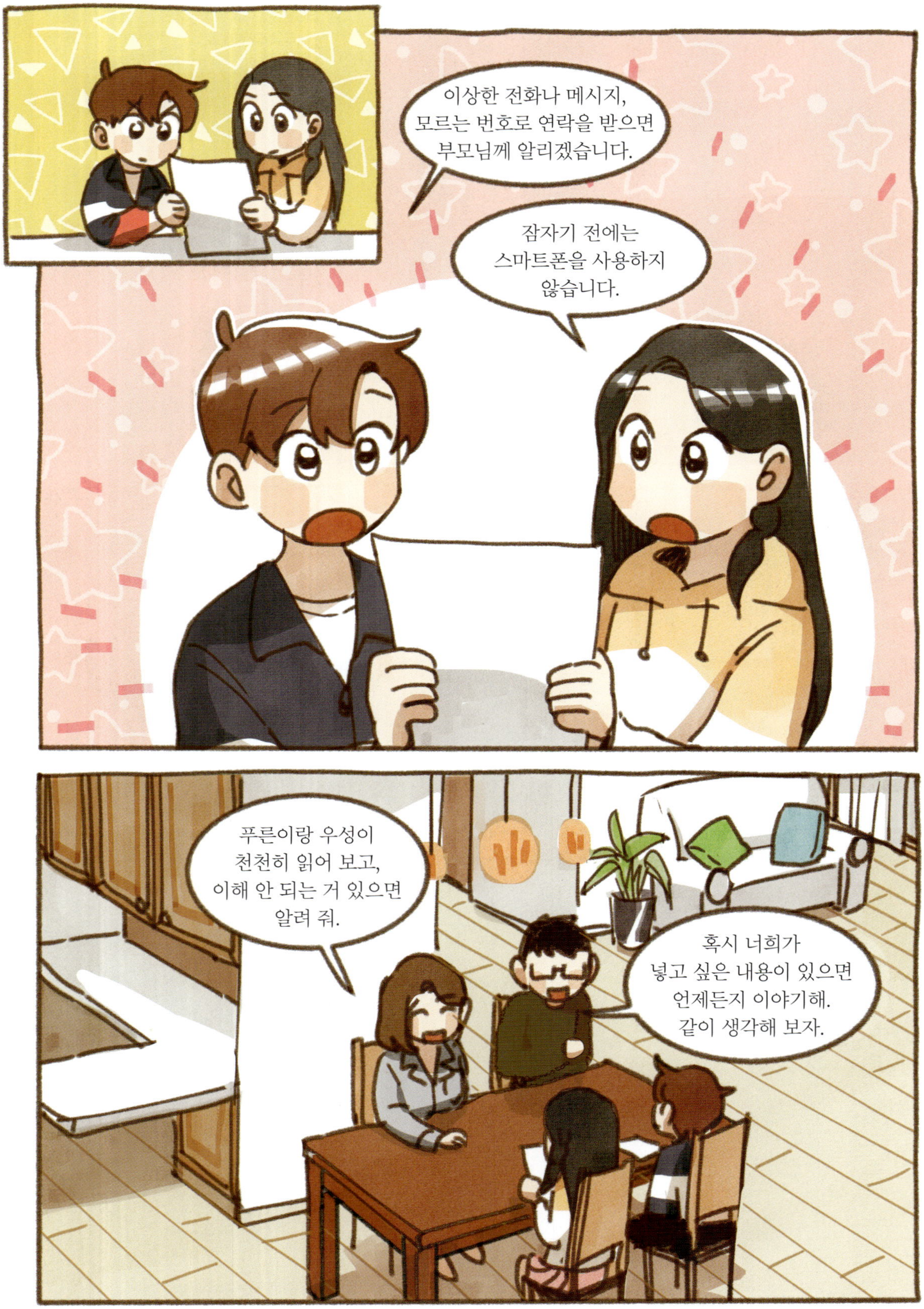

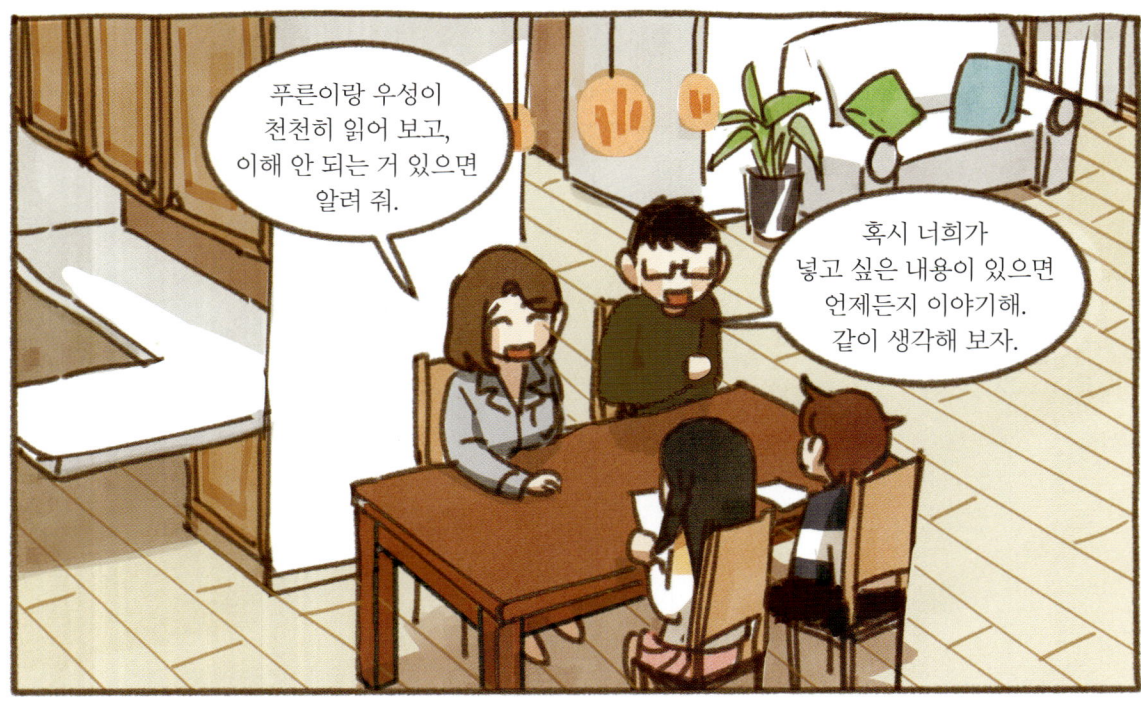

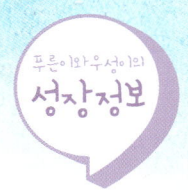

## 스마트폰 사용 동의서가 뭐예요?

스마트폰 사용 동의서는 스마트폰을 안전하게 잘 사용할 수 있도록 만든 자료입니다. 스마트폰 사용 동의서를 천천히 읽어 보면서 이해가 안 되거나, 여러분의 생각과 다른 부분을 찾아보세요. 부모님과 약속을 하기 전에 나와 우리 가족에 맞게 바꿔야 할 부분이 있는지 살펴보고, 우리 가족만의 스마트폰 사용 동의서를 만들어 보세요. 이렇게 스마트폰 사용 동의서 내용을 이해하고 실천할 수 있어야 스마트폰을 사용할 준비가 됐다는 뜻입니다. 스마트폰 사용 동의서를 읽고 적어 보면서 스스로 스마트폰을 안전하게 잘 쓸 수 있는지도 생각해 보세요.

### 스마트폰 사용 동의서 어떻게 써야 할까요?

스마트폰 사용 동의서는 스마트폰을 안전하고 즐겁게 사용하기 위한 약속입니다.
판단력을 담당하는 전두엽이 완성되는 중학생까지는 부모님의 지도를 받아야 합니다.
스마트폰을 사용하기 전에 알아야 할 안전 규칙을 확인하고 동의서를 작성해 보세요.

1. 몸, 얼굴 사진과 동영상을 다른 사람에 보내 주지 않는다.
2. 인터넷에서 알게 된 사람은 직접 만나지 않는다.
3. 모르는 사람에게 개인 정보를 알려 주지 않는다. (주소, 전화번호, 이름, 학교, SNS 아이디)
4. 나의 안전을 위해서 부모님이 요청할 경우, 스마트폰을 볼 수 있도록 협조한다.

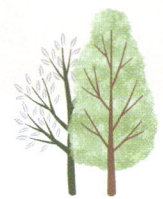

# 맺는 말

안녕하세요,
푸른이와 우성이의 엄마와 아빠예요.

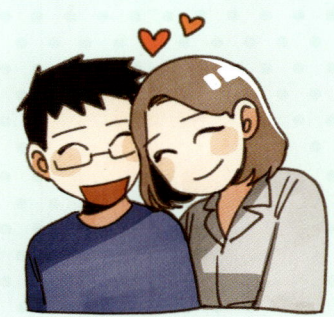

부모는 아이와 함께 태어나 아이와 함께 성장한다는 말이 있죠. 그 말처럼 저희는 푸른이와 우성이가 태어나던 날 부모가 되었고, 아이들의 사춘기를 함께 겪으면서 성장했어요.

하루가 다르게 몸과 마음이 성숙해지는 아이들을 보면서 성에 대해 빨리, 잘 알려 줘야 한다는 생각에 마음이 급해졌어요. 한편으로는 혹시 잘못 알려 줘서 성에 대해 지나친 관심을 부추기는 게 아닐까 걱정했어요. 솔직히 아이들이 성에 대해 잘 몰랐으면, 부모에게 물어보지 않았으면 하고 바랐던 적도 많고요.

하지만 아이들은 우리가 알려 주지 않아도 SNS와 유튜브로 음란물과 야한 사진, 어른들의 성을 만나고 배웠어요. 이미 성은 나쁘고 더러운 것, 말하면 안 되는 것이라고 느끼고 있는 푸른이와 우성이에게 참 미안했어요. 성은 좋은 것이고 건강한 것이라는 걸 어떻게 알려 줘야 할지 고민했고요. 랜덤 채팅과 몸캠 피싱으로 우리 아이들의 성을 이용하는 사람들을 만났을 땐 이런 일이 우리 가족에게 일어났다는 걸 믿을 수 없었어요. 화가 나고 눈물이 났고요. 지금도 어디에선가 어른들에게 이용당하고 있을 아이들 생각하면 마음이 아프고, 사회의 일원이자 어른으로서 큰 책임감을 느껴요.

사춘기 아이들을 키우려면 무엇보다 부모인 내가 내 몸과 성에 대해 잘 알고 있는지부터 돌아봐야 할 것 같아요. 저희가 성을 나쁘게 생각하고 있다면, 아이들에게 성을 제대로 가르쳐 줄 수 없고, 좋은 성의 모델도 될 수 없다는 걸 깨달았거든요. 어른이라고 성을 다 아는 것도 아니고, 나이를 먹는다고 알게 되는 것도 아니니 계속 배우고 질문하고 공부해 보려고요.

지난 봄, 여름, 겨울, 겨울을 지내며 부모로서, 한 여자와 남자로서 성장할 수 있었어요. 이 이야기가 다른 사춘기 소녀, 소년들과 가족들에게 도움이 되길 바랍니다. 지금까지 긴 이야기를 들어 주셔서 고맙습니다.

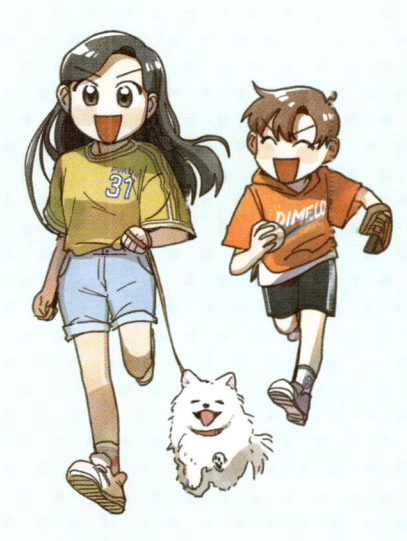

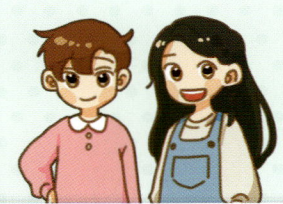

## 푸른이와 우성이의 性장일기 - 단짝단짝 성교육

**초판9쇄 발행** | 2025년 06월 27일

**글** | 푸른아우성  **그림** | 이수연  **감수** | 구성애  **기획 편집** | 권미나  **책임 편집** | 박송이  **디자인** | 윤은희
**펴낸곳** | 올리브앤비  **출판등록** | 제 22-2372호 (2003년 7월 14일)  **주소** | (07030) 서울시 동작구 사당로 164 607호
**전화** | 02-3477-5129  **팩스** | 02-599-5112  **홈페이지** | www.olivemnb.com  **값** | 13,000원

**ISBN** 978-89-90673-38-1(77510)

ⓒ 푸른아우성, 2020

이 책의 권장 연령은 11~13세 입니다. 잘못된 책은 구입하신 서점에서 바꾸어 드립니다.
이 책의 저작권은 저작권자와 올리브M&B에 있습니다. 양측의 서면 동의 없이는 무단 전재 및 복제를 금합니다.

이 도서의 국립중앙도서관 출판예정도서목록(CIP)은 서지정보유통지원시스템 홈페이지(http://seoji.nl.go.kr)와 국가자료공동목록시스템
(http://www.nl.go.kr/kolisnet)에서 이용하실 수 있습니다.(CIP제어번호: CIP2018009119 )